同効薬おさらい帳

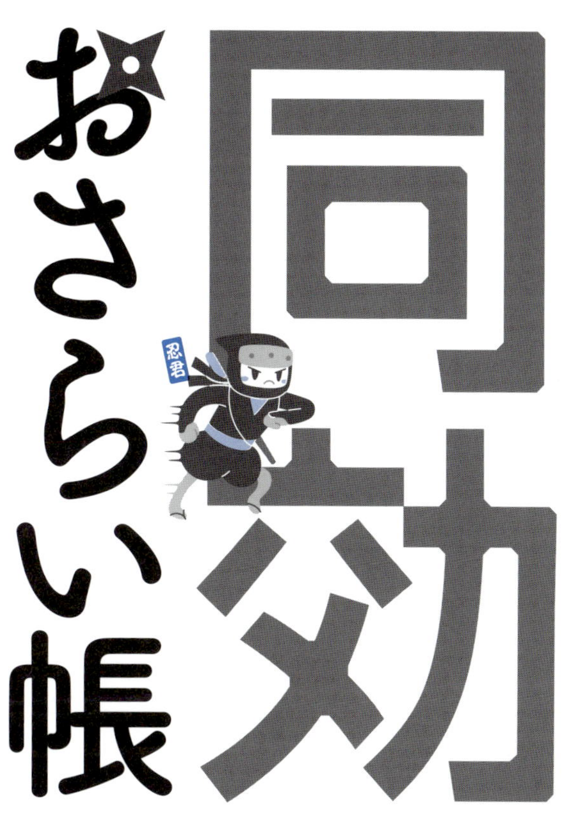

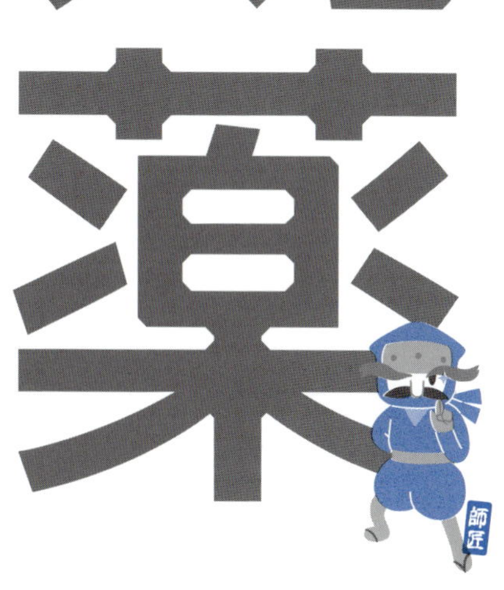

著 眞継 賢一
木元 貴祥
倉橋 基尚
猪川 和朗
鈴木 克典

じほう

登場人物

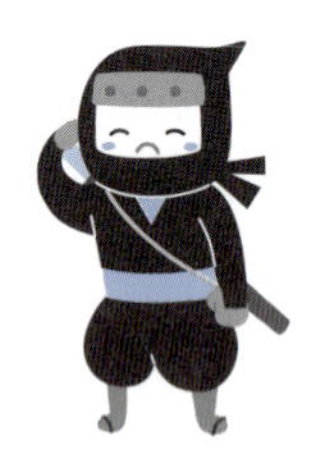

忍くん

入局２年目。伝説の薬剤師である師匠の弟子として，同効薬を勉強中。最近の好きな言葉は「雲外蒼天」と「落地成根」

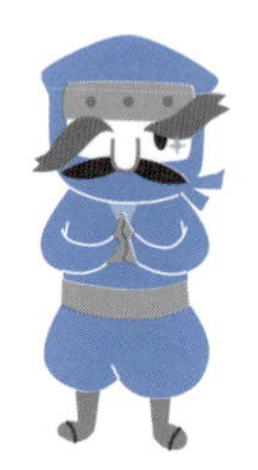

師匠

この道ウン十年のプロフェッショナル薬剤師。迷える若手薬剤師に仕事の極意を伝授することを生きがいとする。好きな言葉は「艱難汝を玉にす」

まえがき

さまざまな仕事がある中で薬剤師という職業に就いている皆さんは，学生時代どういう思いで学業に励んでいたのか覚えているでしょうか？　チーム医療に貢献したい，新薬の開発を行って病気で苦しんでいる患者を助けたい，地域の薬剤師として活躍したい，いろいろな思いで学業に励まれていたことと思います。

では，薬剤師になってからの思いはどのように変わったでしょうか？　目標が見つかって学生時代に考えていたことから180度変わった仕事をしている，現場での忙しさに追われて仕事をするのが大変だ，今の仕事はまさに思い描いていた通りだ，とさまざまな思いがあるでしょう。しかし多くの皆さんは，薬剤師になろうとした時の熱い思いを振り返ることができずに仕事にまい進しているのではないでしょうか？

日々の仕事の中で薬剤師に求められる役割について考えてみた時，昔に比べ，さまざまな業務を実施するよう期待されています。例えば，保険薬局の薬剤師の場合，地域包括ケアシステムの推進により「かかりつけ医」とともに「かかりつけ薬局」そして「かかりつけ薬剤師」とシームレスな関係を築いて医療を提供していくことが求められています。また病院に勤める薬剤師の場合，薬学の専門性を発揮して薬物治療を行う医師をサポートしチーム医療の質を高めるとともに，地域包括ケアシステムの推進により病院によって求められる機能が異なることで薬物治療の内容も変化し，複雑化した薬剤業務に対応していくことが必要です。このように医療計画に基づいた地域連携による医療提供体制の整備が進み，生活・療養の場の多様化が進んでいく中で，私たち薬剤師の業務も多様化へ向かっています。

本書『同効薬おさらい帳』は，薬剤師業務の多様化が進んでいる中で，他の医療従事者や患者家族を含めた支援者から「薬剤師ならではの業務」と期待されている薬物治療について執筆しています。一部を紹介しますと，受容体を介した薬の効き方について，症状別に対応した同効薬の提案とfollowポイントなど，皆さんが新しい気付きを得られるようにおさらいしています。もちろん本書ですべて解決できる内容ではありません。しかし，本書の特徴として病院や薬局で経験を積んだ薬剤師，そして薬剤師教育を担っている教員，そして一番患者から薬の効果の確認や相談など日々の診療活動を行っている医師，とさまざまな視点で薬物治療における「薬剤師ならではの業務」である同効薬の違いについて執筆しています。

日常業務に邁進している皆さんにとって，薬剤師と関わる人たちから求められている役割について再認識していただくとともに，肩の力を抜いて同効薬について読んでいただける書籍が本書だと確信しています。

それでは，薬剤師の腕の見せ所である同効薬について勉強を始めていきましょう。

2018年9月

執筆者一同

執筆者一覧

眞継 賢一　関西電力病院薬剤部
木元 貴祥　メディカルキャンパス（新薬情報オンライン）
倉橋 基尚　国家公務員共済組合連合会大手前病院薬剤部
猪川 和朗　広島大学大学院臨床薬物治療学
鈴木 克典　産業医科大学病院感染制御部

目次

其の壱　同効薬を知る

其の弐　同効薬を活用するための作用メカニズム

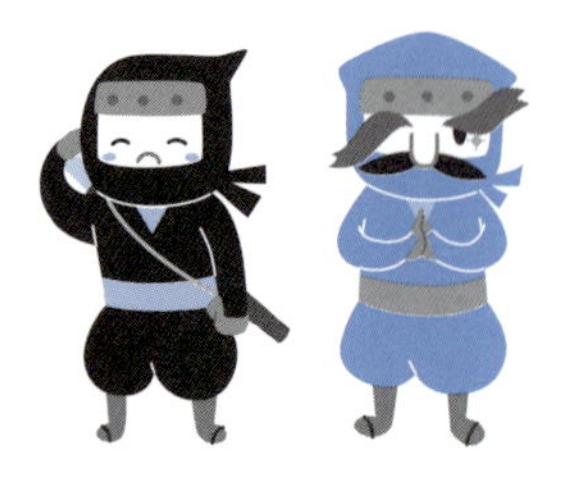

其の参　同効薬を理解するための薬物動態

其の四　難易度別に考える！ 同効薬を提案する場面

其の伍　同効薬選択時のピットフォール

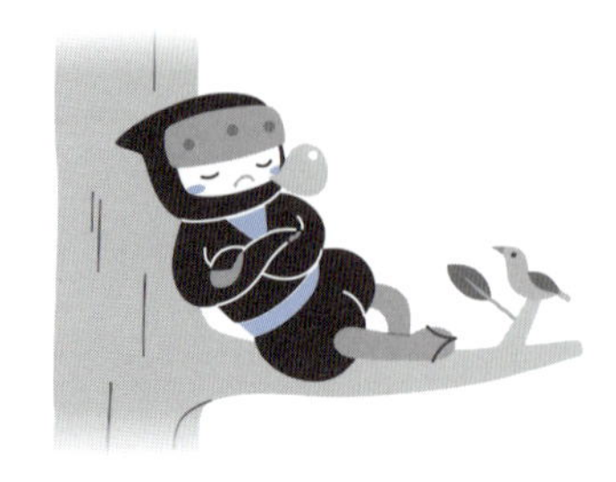

其の壱

同効薬を知る

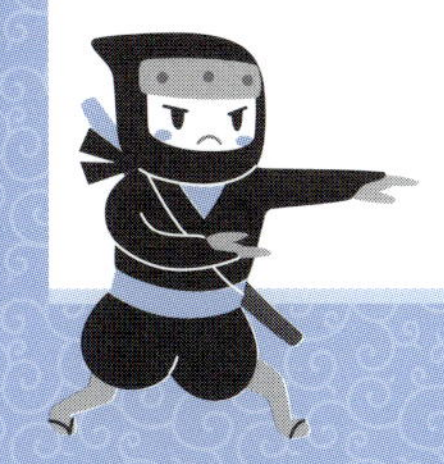

1. 同効薬が活かされる場面と薬剤師の腕の見せ所 の巻

世の中には数多くの薬があるけれど，似たものもあります

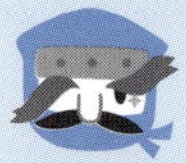
よく見よ。完全に同一なのではなく，似て非なるものじゃ

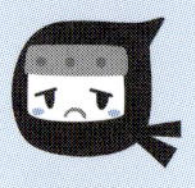
どうやったら，うまく使い分けられるようになるのですか？

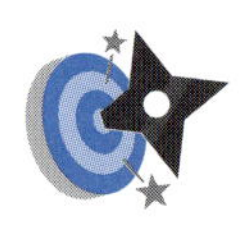

同効薬とは何か

現在までに，数多くの薬が開発された恩恵で，さまざまな疾患に対する薬物治療が可能となっています。その一方で，薬の種類や数が増えたために，同様の疾患や症状に対する薬でも，薬理作用やメカニズムが類似するものが存在します。また同じ薬効成分であってもさまざまな剤形があり，同じ剤形でも添加物などに違いがあります。このように数多くの成分や製剤が臨床使用可能な中，何をどう選べばよいのか，難しい場合が増えています。この同じような似通った薬同士で，どの薬がいかなる疾患・症状・患者に対してより適切なのか，その理由は何であるのか，薬を選択・提案した後にどのようにフォローしていくのか，といった薬の選び方・使い方を学んでいくのが本書です。本書においては，効能・効果の内容が同一・類似の医薬品グループ，効能・効果の内容が異なっていたとしても薬効分類番号（添付文書の右上部分に記載される日本標準商品分類番号小分類 87 以降の番号）が同一の医薬品グループ，薬効分類番号が異なっていたとしても臨床上，同様の疾患または症状に対して用いられる医薬品グループ，のことをまとめて「同効薬」と呼ぶことにします。

これまで書籍や雑誌などで「同効薬比較一覧表」なる表を見たことがあると思いますし，医療機関でも用いられています。医薬品に関するさまざまな項目ごとに整理され，薬同士での異同が一目瞭然であるため大変に便利です。しかし，この一覧表を見

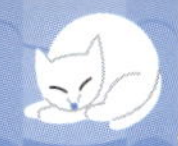

ただけで同効薬を使い分けられるようになるわけではありません。薬をただ比較するだけではなく，それぞれの薬の特徴を把握したうえで，その背景や根底にあるさまざまな知識や観点を身に付ける必要があるのです。本書は薬剤師とりわけ新人・若手を主たる対象として想定しています。まずは，薬剤師ならば１度は習い聞いたことがあるであろう，作用メカニズムに関する薬理学や患者背景ごとでの薬物動態学の総論をおさらいも含めて学んでいきます。続いて，薬剤師が遭遇したまたは今後出合うであろう実際の場面ごとでの具体的な流れや思考，さらには選択・提案する際の落とし穴について，各論を学んでいきます。

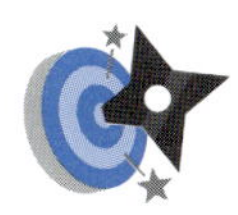

セルフメディケーションと薬剤師の役割

薬剤師が調剤，医薬品の供給その他薬事衛生をつかさどっていることは言うまでもありませんが，同効薬の選択・提案に関する薬剤師の役割をあらためて確認していきます。図１に示すように，患者（市民）は体に異変や不調を感じた場合，自らの判断や家族などの勧めに基づいて行動し始めます。軽度な体の不調は自分で手当てすること，自ら傷病・症候を判断して服薬により自己治療することは「セルフメディケーション」と呼ばれます。セルフメディケーションを実践しようとする患者は薬局へ向かうなどの行動を起こします。薬剤師はそのニーズを的確に理解し，患者に適する要指導医薬品・一般用医薬品・薬局製造販売医薬品について，情報提供したうえで販売しなければなりません。医薬品医療機器等法において「要指導医薬品」とは，薬剤師の対面による情報の提供および薬学的知見に基づく指導が行われることが必要な医薬

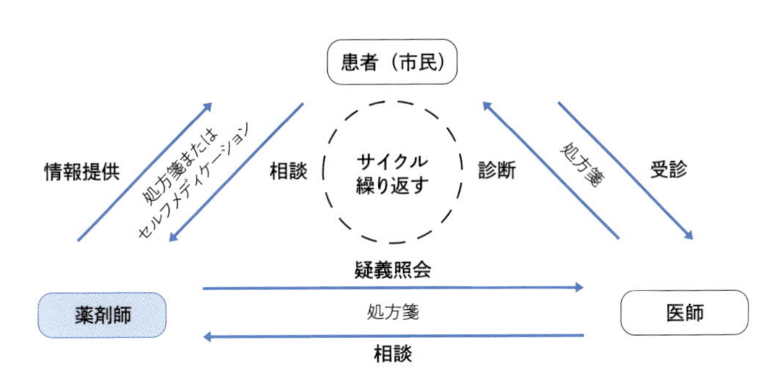

図１　同効薬の選択・提案と薬剤師の役割

品で，インターネット販売が禁止されている医薬品です。また「一般用医薬品」とは，薬剤師その他の医薬関係者から提供された情報に基づく需要者の選択により使用される医薬品で，リスクに応じて第１類医薬品から第３類医薬品までに分類指定されています。そして「薬局製造販売医薬品」とは，薬局が内部の設備･器具で自ら製造し，その薬局において直接消費者に販売・授与する医薬品のことです。なお薬事法令上，OTC（over the counter）医薬品という用語はありませんが，通常は要指導医薬品と一般用医薬品をまとめて「OTC 医薬品」と呼んでいます。

要指導医薬品，一般用医薬品，薬局製造販売医薬品のいずれにおいても，医薬品でも薬剤師等による患者への情報提供は必須ですが，一方通行の包括的な情報説明となってはいけません。患者の特性（既往歴・薬剤歴・生活歴），症状（部位・程度・頻度），希望（嗜好・予算）などをよく聞いて把握する必要があります。禁忌事項を確認したうえで，どの医薬品を販売するのがより適切なのかを提案する必要があります。個別的で双方向な対話を通じて，最終判断は需要者すなわち患者に任せます。患者が購入した後には，正しい飲み方・使い方または特に注意すべき点・やめ方まで，患者の理解度や生活環境を踏まえて的確に伝える必要があります。とりわけ「一般用医薬品」では解熱鎮痛薬，総合感冒薬，胃腸・整腸・便秘薬などで，多くの薬が販売されています。薬剤師がより適する同効薬を選択・提案してこそ，患者のニーズが実現され，セルフメディケーションが実践されることになるのです。2017 年 1 月から特定のスイッチ OTC 医薬品（医療用医薬品から転用された一般用医薬品）を対象にセルフメディケーション税制（医療費控除特例）がスタートしています。国を挙げて健康の維持増進および疾病の予防への取り組みの機運が高まっており，薬剤師に求められる役割はますます重要性を増しています。

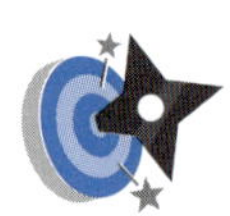

医療用医薬品と薬剤師の役割

セルフメディケーション以外の選択として，患者は身体の異変・不調に対して，病院・診療所を受診する行動を起こします。患者を診察した医師は医学的診断に基づいて，必要と考える薬を処方箋で指示します。外来患者の処方箋は，医療施設内部の調剤所（いわゆる薬剤部）または外部の薬局へ持ち込まれ，調剤されます。薬剤師は，処方箋中に疑わしい点がある時，処方医に問い合わせて確かめた後でなければ調剤してはなりません。この疑義照会には，医薬品名称・剤数・日数などに関する誤記載も含まれますが，薬学的知見，中でも安全性の面から成分や剤形の変更または中止が必要ではないかと考えられる場合があります。その際には，処方医から「なぜそう考えられるのか，ではどのような薬がよいのか？」と相談を受けることがあります。疑義照会は，処方内容の単なる否定であってはならず，それに代わる案が必要なのです。よって薬剤師は科学的根拠を示しながら，より適切と考えられる同効薬を提案することが求められます。現在の高齢社会では，他科にわたる多剤の処方も増えていますので，処方薬同士での相互作用にはなお一層注意して，同効薬を提案する必要性が増えています。そして薬剤師が調剤した後には，調剤薬の適正な使用のため，患者または保護者・介護者などに対して，情報を提供し，薬学的知見に基づく指導を行わなければなりません。その際にも，患者から「なぜこの薬が選択されているのか，以前に服用していた薬と何が違うのか？」といった質問を受けることがあります。とりわけ医師が患者の診察・処置で忙しく，処方薬について十分な説明の時間が取れていない場合には，患者に納得してもらい正しく服用してもらうようにできるのは薬剤師だけと言えます。

また入院患者の場合，病院での病棟カンファレンスやラウンドで，医師から薬について助言を求められる場面があります。医師は，自分の専門領域外で使用される薬について，よく知らないことも多いのです。入院病棟では，患者自身が，医師さらには看護師には伝えていない（言いにくかった）と思われるような事柄を，薬剤師に相談し始めることもあります。A 薬を現在服薬しているが，期待される効果が出ない，反対に副作用が出た，アドヒアランスが悪いなど，B 薬や C 製剤へ変更が必要な場面もあるわけです。これらを踏まえて薬剤師は，より適切と考えられる薬を医師へ処方提案します。

個々の患者に対する適時の同効薬の選択・提案のほかにも，あらかじめ同効薬を選定する場面があります。典型例は，医療機関における医薬品の採用の場面です。通常，院内の薬剤部などが委員会事務局となって，同効薬同士のメリット・デメリットを比較検討し，協議してきました。また，院内での標準的な検査・処置・治療の経過手順を定めた計画書すなわちクリニカルパスでも，通常，薬剤師が使用される同効薬を医療スタッフとともに指定してきました。このような従来からの場面に加えて最近では，医療機関における患者に対して最も有効で経済的な医薬品の使用における指針，すなわち「フォーミュラリー」の作成に薬剤師が関与してきています。このフォーミュラリーは，有効性・安全性・経済性などを考慮して第 1 選択薬，第 2 選択薬をあらかじめ決定し，医薬品の採用などで活用しようとする取り組みです。また，事前に作成・合意したプロトコルに基づいて，薬剤師が薬学的知識・技能の活用により医師等と協働して薬物治療を遂行すること，すなわち「プロトコルに基づく薬物治療管理（PBPM）」でも同効薬の選定に薬剤師が関与してきています。

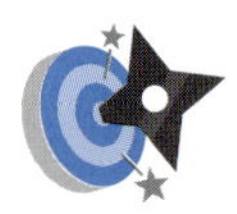

同効薬と薬剤師の腕の見せ所

これらの場面こそが，薬剤師の腕の見せ所となります。より適切な同効薬を選択し提案できれば，患者は救われ医師が助かるような，薬物治療の実現が可能となるのです。薬は出しっ放しで終わりではなく，図 1 のサイクルを繰り返して，薬物治療は継続していきます。その中で経時的に起こるさまざまな事柄に対して臨機応変に対処できることが，薬剤師には求められているのです。これは決して概念や理想ではなく，実際のエビデンス（其の壱　2. 臨床試験のおさらいの巻）でも示されています。「高齢者の安全な薬物療法ガイドライン」（日本老年医学会）のⅣ-15 に「薬剤師の役割」の章があります。この章は同効薬を含む薬物療法全般に対しての記載なのですが，エビデンスに裏付けられて科学的に推奨されている点が極めて重要です。全部で 9 項目あり，「2. 漫然と繰り返し使用されている薬を薬剤師が定期的に見直すことで薬剤数の削減，薬物有害事象や医療費の抑制につながる（エビデンスの質：高，推奨度：強）」，「3. 薬剤師の処方見直しや薬学的管理の実施により薬物関連問題（処方誤り，薬物有害事象，相互作用等）の発生頻度が低下する（エビデンスの質：高，推奨度：強）」，「8. 薬剤師が入院時持参薬の鑑別および薬歴聴取を行い処方提案することで，処方の適正化が行える（エビデンスの質:高，推奨度：強）」などと記載されています。このように薬剤師が処方見直し，薬学的管理や入院時対応を通じて，適切な同効薬を選択・提案できる腕前が，医療的・社会経済的な観点から推奨され，求められているのです。

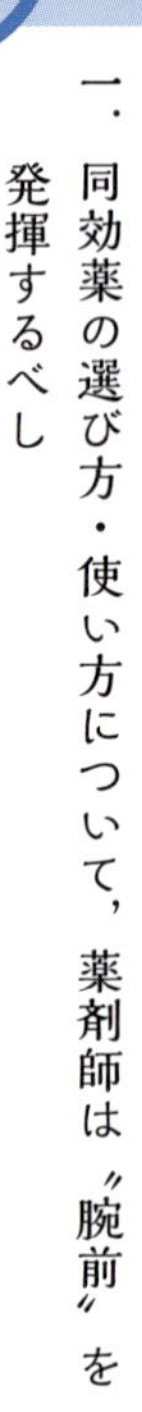

2. 臨床試験のおさらい の巻

世の中にはいろいろな薬がありますが，勝手に製造して販売してよいのですか？

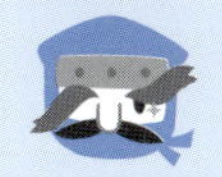
そんなこと認めておったら，患者や国民の健康が害されてしまうのじゃ。医薬品は厚生労働大臣に承認されないと製造販売できないのじゃ

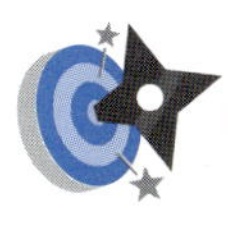

臨床試験の種類と位置付け

同効薬を含めすべての医薬品は厚生労働大臣に承認されて初めて製造販売されます。食品と異なり医薬品は人体に対して強力に作用する物ですから，自由に製造販売されたら，患者や市民の身体健康が害されてしまうためです。医薬品の製造販売承認に際しては，人を対象とした臨床データが求められます。試験管や動物での試験データも有用ですが，最終的には人での試験を実施しなければ医薬品の有効性・安全性が確認できず，適正に使用するために必要な注意事項も設定できないためです。

ただし，物でなく人を対象とするため，試験対象者（被験者）の安全と利益が最も優先されるべきであり，各種の法令・指針・手続を厳格に遵守して，臨床試験の倫理性・科学性が確保されたうえで実施されます。臨床試験の分類としては，承認申請資料の収集を目的として実施される試験が，「治験」，「医師主導治験」，「製造販売後臨床試験」であり，これらは以前より医薬品医療機器等法で規定されています（表 1）。一方，2018 年 4 月施行の臨床研究法では「医薬品等を人に対して用いることにより，当該医薬品等の有効性又は安全性を明らかにする研究を臨床研究」として定義しています。さらに臨床研究法では，臨床研究のうち，製造販売業者等から研究資金等提供があったものを特に，「特定臨床研究」と定義しています。

「治験」，「医師主導治験」，「製造販売後臨床試験」の成績は厚生労働省や医薬品医療機器総合機構（PMDA）で審査された後，最終的には効能・効果，用法・用量などの

表 1 臨床試験の分類

		承認申請資料の収集を目的とする	承認申請資料の収集を目的としない
“未”承認・適応外医薬品等を用いる	製造販売業者等から研究資金等提供あり	治験	特定臨床研究
	製造販売業者等から研究資金等提供なし	医師主導治験	特定臨床研究
“既”承認医薬品等を用いる	製造販売業者等から研究資金等提供あり	製造販売後臨床試験	特定臨床研究
	製造販売業者等から研究資金等提供なし	−	臨床研究

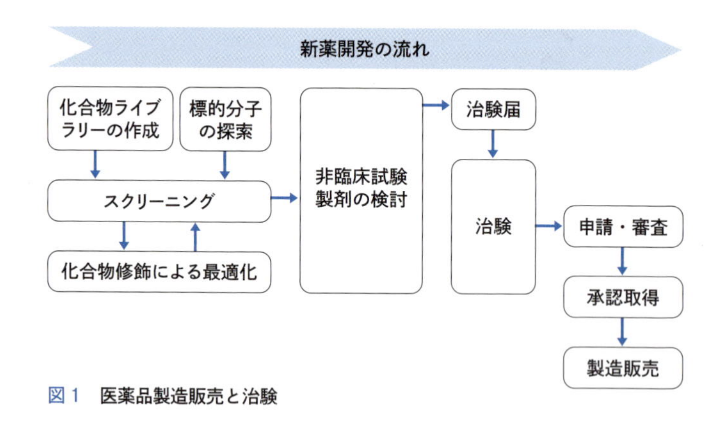

図 1 医薬品製造販売と治験

承認事項や使用上の注意などの設定へ反映されます。図 1 は新薬における一般的な治験の流れを示したものです。まず，標的となる分子を探索し，化合物のライブラリーを作成して，薬効スクリーニングを行いながら，化学的修飾により化合物を最適化していきます。絞り込まれた候補化合物は，続いて非臨床試験により評価され，製剤的にも検討されていきます。そして，候補製剤は，厚生労働省・PMDA への治験届および調査を経た後，人を対象に治験の実施へと移行することになります。

治験はその対象，目的，内容に応じた「相」で分類されており，一般に健康成人を対象に忍容性（どのような有害作用がありどこまで許容できるか）を確認する臨床薬理的な試験は「第Ⅰ相」，少数の患者を対象に用量を設定する探索的な試験は「第Ⅱ相」，多数の患者を対象に有効性・安全性を証明する検証的な試験は「第Ⅲ相」，とそれぞれ呼ばれています。また，製造販売の申請・審査を経て承認取得した後，実地臨床における多種多様な患者を対象に有効性・安全性のさらなる情報収集を行う治療的な試験は「第Ⅳ相」と呼ばれています。治験では，さまざまな過程に膨大な予算と長い年月が費やされ，成功確率も低いです。治験に関するコスト・パフォーマンスは，科学技術の進歩と薬事制度の発展により改善されてきていますが，大まかに1,000億円，10年かけても1万分の1化合物しか承認医薬品にならないと言われてきました。

一方,「臨床研究」,「特定臨床研究」の成績は，法律上・保険診療上の位置付けではありませんが，学術論文化されて公表されます。研究結果は世間での批判的吟味を経た後に，最終的にはガイドラインなどで採用されることとなります。大多数患者での臨床データが豊富で，ガイドラインでも推奨された薬は評価が高く，それだけ安心して使用できると言えます。また多種多様な患者特性への使用上の注意点も明確となっています。同効薬の中でも，国際的に開発され世界各国で販売されているものが特に標準薬となりやすいのは，臨床データが豊富なためと言えます。

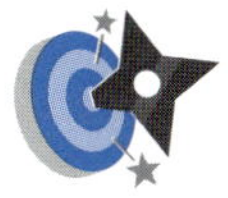

臨床試験とエビデンスレベル

臨床試験の種類と位置付けはいわば形式面ですが，実質面についてはどうでしょうか。それぞれの臨床試験で得られた結果は決して同列でなく，その証明力や説得力には違いがあるのです。ここで，医薬品データに関する「エビデンス」とは科学的根拠と訳されるもので，人を対象とした試験・研究の成果を指し，試験管や動物での成果は通常含まれません。エビデンスには質・水準があり，米国保健福祉省医療研究品質庁や日本医療機能評価機構（EBM普及推進事業：Minds）などのエビデンスレベルが最も代表的な分類です。その階層は図2に示す通り，①ランダム化比較試験のシステマティックレビュー（メタアナリシス）で最もエビデンスレベルが高く，⑦専門委員会の意見や専門家個人の臨床経験が最もエビデンスレベルが低い，と考えられています。⑦レベルから①レベルへと上に向かうほど，日常診療から離れて疫学的観察さらには介入的試験となるため，エビデンス収集の労力・難易度は増しますが，それに応じて収集された内容の確実性・信頼度は高くなる，と考えられています。

最下層の⑦レベルは，専門委員会の意見や専門家個人の臨床経験に過ぎず，これだけに基づいて医薬品を完全に評価することは適切と言えません。しかし，その分野の第一人者の示唆に富むコメントや自ら蓄積した実践経験を補足的に活用することが否

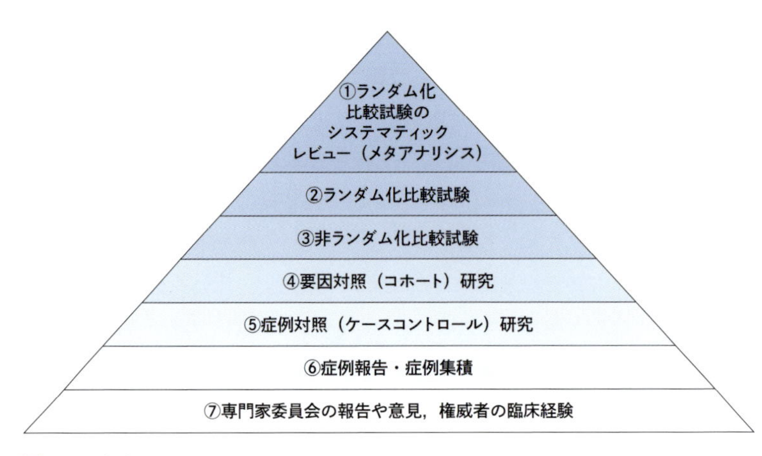

図2　エビデンスのレベル

定されるものでもありません。⑥エビデンスレベルは，少数症例における治療経過を報告したり，複数症例の治療成績を集積したりして論文化したものです。これは日常診療の記録から作成されるためデータ収集は容易ですが，さまざまな要因が多数存在するため，医薬品と有効性・安全性の因果関係が明確となりません。

次の⑤，④レベルは疫学的な観察研究であり，日常診療の範囲内にありますが，研究計画を立てて実施されます。⑤症例対照（ケースコントロール）研究は，目的とする有害事象，合併症，疾病などのアウトカムを有する症例群とそれ以外のアウトカムを有する対照患者群とを比較し，通常レトロスペクティブ（後方視的）に，両群での曝露の有無を検索する研究です。④要因対照（コホート）研究は，ある曝露を受ける群と受けない群の2群に分け，目的とする有害事象，合併症，疾病などのアウトカムの発生を，通常プロスペクティブ（前方視的）に追跡して検索する研究です。要因対照（コホート）研究の方が，調査標本数が確定しており，意図的操作の可能性が低いプロスペクティブ研究であるため，エビデンスレベルが高くなります。

さらに上層の③，②レベルは介入的な実験研究であり，日常診療が制御され，医薬品と有効性・安全性の因果関係を明確にするための限定的な条件下で実施されます。③非ランダム化非対照試験は，観察研究よりもエビデンスレベルが高い介入試験ではあるものの，同時並行の対照薬がなく，患者を2群間以上にランダム（無作為）に割り付けしていないため，患者背景などさまざまな偏り（バイアス）が入りやすい欠点が残ります。なお，盲検（ブラインド）化とは，患者自身や試験医師が対照薬（薬

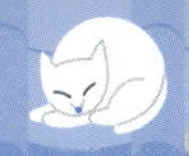

効のないプラセボを含む）または被験薬の割付を知らないことであり，ランダム化され薬剤が投与された後に薬効が評価される段階での話になります。②ランダム化比較試験では，対照薬と被験薬の 2 群間以上に患者を無作為化割り付けするため，臨床試験の中では最もエビデンスレベルが高いものです。このためランダム化比較試験は，医薬品承認申請のための治験で求められています。ただし，必要症例数や患者選択基準などが厳格となるため，疾患領域や既存薬などの状況により，実施が困難な場合もあります。

最上層の①レベルは，ランダム化比較試験のシステマティックレビュー（メタアナリシス）です。これは，ランダム化比較試験の論文が複数存在してしまい，しかも結果が一致せずに正反対の結論も存在してしまった場合，臨床的疑問（例：A 薬と B 薬のどちらでコレステロール低下作用がより強いか）に対し，客観的な基準と統計学的な分析（メタアナリシス）に基づいて，系統的な総説を作成して判断しようとするものです。すでにエビデンスレベルが高いランダム化比較試験を統合しているのですから，さらに上位のエビデンスレベルに位置付けられるというわけです。

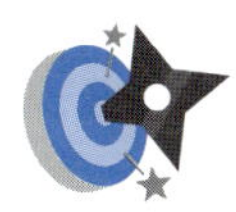

臨床試験の内容を正確に把握して批判的に吟味する重要性

同効薬を評価するためには，臨床試験の種類やエビデンスレベルを踏まえたうえで，さらに臨床試験の具体的な内容を批判的に吟味することが重要となります。特に各種資料で「A 薬は B 薬よりも効き目が強い，副作用が少ない」などといった記載を見かけた場合には決して鵜呑みにせず，裏付けとなる根拠データを自ら正確に把握する姿勢が大切です。治験であれば，PMDA 医療用医薬品情報検索ウェブサイトから，添付文書を検索すれば審査報告書とともに申請資料概要が閲覧可能で，治験の内容を確認できます。また臨床研究であれば，医学中央雑誌刊行会ウェブサイト（日本語論文）や米国国立医学図書館 PubMed ウェブサイト（英語論文）などで，臨床研究の内容を確認できます。

臨床試験の具体的な内容を批判的に吟味する際，まずは少なくとも下記の点に注意することが必要です。

- 試験デザインはどのようなものか（比較対照は何か，同時並行治療か）
- 試験対象はどのような患者か（診断基準や重症度などの選択・除外基準，併用治療の有無）

・評価項目（エンドポイント）は何か（検査値などのバイオマーカーか，臨床的事象の発生率などのアウトカムか）
・治療期間はどれくらいか（短期的な薬効評価か，長期的な薬効評価か）
・症例数は何例か（症例数が多いほど統計学的な検出力が強いと一般的に認識されています）
・結果はどのくらい臨床的に意義があるか（2 つの薬に認められた数字上の差は，実臨床で意義があるほどの差か）
・最終結論は妥当か（試験結果の事実と著者の見解が混同して過大な主張になっていないか）
・論文が掲載されている雑誌は何か（いわゆるトップジャーナルほど試験の質が高いと一般的に認識されています）

以上の通り，同効薬を含めすべての医薬品は臨床試験に基づいて承認され，評価されます。よって同効薬の特徴だけを表面的に見るのではなく，その裏付けとなっている臨床試験の種類やエビデンスレベルまで掘り下げて確認し，根拠データの具体的な内容まで把握して批判的に吟味することが重要になるのです。

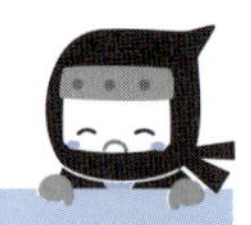

一．クリニカルスタディの種類・位置付けとエビデンスのレベルを理解するべし
一．同効薬の評価では根拠となる臨床試験の内容を吟味するべし

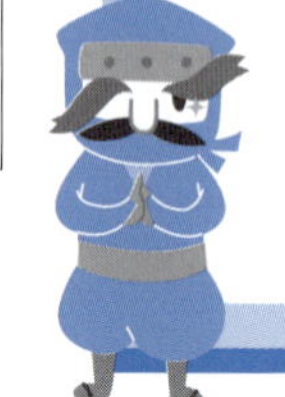

参考ウェブサイト
・医薬品医療機器総合機構（PMDA）医療用医薬品情報検索
　http://www.pmda.go.jp/PmdaSearch/iyakuSearch/
・医学中央雑誌刊行会
　https://www.jamas.or.jp/
・米国国立医学図書館 PubMed
　https://www.ncbi.nlm.nih.gov/pubmed

3. 同効薬が開発されるまで の巻

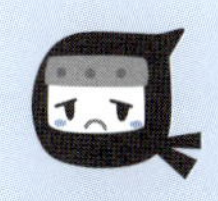

同効薬って，どうやって世に出てくるのですか

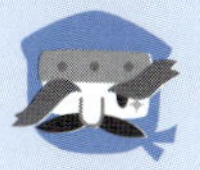

それはいろいろなケースがあるのじゃ

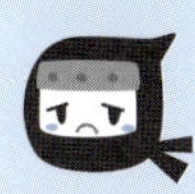

偶然ではないんですね…

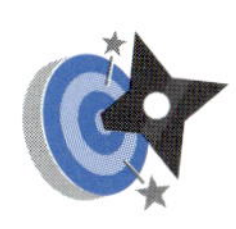

同効薬が生まれる背景

本書において「同効薬」とは，効能・効果の内容が同一・類似の医薬品グループ，効能・効果の内容が異なっていたとしても薬効分類番号が同一の医薬品グループ，薬効分類番号が異なっていたとしても臨床上，同様の疾患または症状に対して用いられる医薬品グループのことです。この同効薬は，どのような背景で，いかなる発想や戦略に基づいて開発されるのでしょうか。

「其の壱　2. 臨床試験のおさらいの巻」で示したように，医薬品とりわけ新薬の開発は多額の予算と長期の年月を要するハイリスク・ハイリターンな産業です。総務省の「平成 29 年科学技術研究調査結果」によると，産業別売上高に対する研究費の比率は，全産業の平均が 3.33％であったのに比べて，医薬品製造業は製造業の中で最も高い 10.04％でした。また日本製薬工業協会の「DATA BOOK 2018」によると，2016 年における研究開発費（国内大手 5 社）は 1,125 億円～3,123 億円でした。そして，低分子化合物の合成化合物数が 12 万 3,218 であったのに対し，前臨床試験開始数は 29，国内臨床試験開始数は 11 であり，承認取得数は 6 でした。すなわち約 2 万分の 1 の確率でしか最終的に医薬品として成功しなかったことになります。また医薬品の開発期間については，通常審査品目で 57.5 カ月を要しています。

このため，製薬企業としては，経営上なるべく医薬品の成功確率を上げて確実に開発したいわけです。同じ疾患領域・薬効分類でも，全く新規の作用標的やメカニズムを発見し，全く新規の化合物を創製する方法は画期的であり，成功すればリターンは大きいですが，失敗した際のリスクも大きいわけです。例え話をすれば，広大な荒野から金脈や鉱脈を掘り当てるような状況と言えます。あてもなくさまよって金や宝石を探すよりも，何らかの事前情報を入手したうえで綿密な計画を立て，より可能性の高い範囲に絞って探した方が，何倍も効率的に金脈や鉱脈を掘り当てられることでしょう。できるだけヒト・モノ・カネを最小化したい医薬品産業において，既存承認薬を参考にした同効薬が生まれる理由には，このような背景があるのです。

同効薬の分類

同効薬同士でどのような違いがあるのかという点から見てみると，①作用機序が異なる，②化学構造が異なる，③製剤が異なる，の大きく 3 点に分けられます。それでは，これら 3 点から同効薬が生まれる発想・戦略・過程について見ていきましょう。

①作用機序が異なる同効薬

疾患の病態や仕組みが生理学的, 生化学的さらには分子生物学的に解明されていき，薬効の作用点となる分子や特定の遺伝子などが明らかになっている場合，どの標的を狙っていかなる作用メカニズムに基づいて医薬品開発を行うか, 戦略が立てられます。このようにして開発された同一の作用機序を持つ同効薬は通常，同系統の薬として分類されます。2000 年以降にはとりわけ,「分子標的治療薬」が盛んに開発され，数多くの同効薬が生まれました。従来からの医薬品でも作用メカニズムとして何らかの標的分子を持っていたわけですが，分子標的治療薬では，特に開発着手時点から分子レベルでの標的を設定したうえで創薬を組み立てていく点が特徴となります。近年の例では，阻害する標的分子として，チロシンキナーゼ，プロテアソーム，Raf キナーゼなどが挙げられます。また，免疫グロブリン製剤であるモノクローナル抗体の抗原としては, 細胞表面分子（CD20), インターロイキン（IL-2, IL-6), 腫瘍壊死因子（TNF-α)，上皮成長因子受容体（EGFR)，血管内皮細胞増殖因子（VEGF）などが挙げられます。

②化学構造が異なる同効薬

医薬品開発ではシード（種となる）化合物を定めたうえで，その化学構造を修飾していきます。探索過程においては，いわば“下手な鉄砲も数撃ちゃ当たる”で，数多

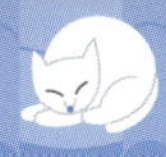

くの類縁化合物が創られます。この際に自社または他社の既存承認薬の化学構造を参考として，戦略が立てられます。例えばキノロン系抗菌薬において，キノロン骨格にフッ素を導入した化学構造のノルフロキサシンで，抗菌スペクトルがグラム陰性菌から陽性菌まで拡大され，臨床的有用性が増加しました。それ以降，ノルフロキサシンを基準としたキノロン系の同効薬が数多く生まれました。

化学構造そのものというよりも，混合物や代謝物から特定化合物を分離するという方法で違いを出す戦略もあります。薬理活性を持つ代謝物や光学異性体のみを分離することでより効率的な製剤とし，代謝における遺伝子多型を回避しようとする開発と言えます。例えば，抗アレルギー薬テルフェナジンからフェキソフェナジン，抗精神病薬リスペリドンからパリペリドン，プロトンポンプ阻害薬オメプラゾールからエソメプラゾールの誕生——などが挙げられます。

③製剤が異なる同効薬

上記①，②とは違って，既存承認薬そのものを活用しようとする戦略です。新有効成分ではないため，製造販売承認申請時の提出資料が少なく，開発経費が低くなるメリットがあります。また，自ら化合物を創製しなくても開発ができるわけですから，新薬候補化合物がない時期の“場つなぎ”的な戦略として用いられることもあるのが実情です。

同効薬の例としては，同時に処方される頻度が高い薬の組み合わせを，あらかじめ配合してしまうものです。後述する糖尿病領域や降圧薬，脂質異常症用薬などの生活習慣病用薬で多くの配合製剤が生まれました。また，既存製剤を改良する方法の戦略もあります。経口製剤の吸収率を増大させるためのプロドラッグ化（例：抗ウイルス薬アシクロビルからバラシクロビルの誕生），ドラッグデリバリーのための放出調節（例：抗潰瘍性大腸炎・クローン病用薬メサラジンからペンタサの誕生），pH 依存性コーティング（例：メサラジンからアサコールの誕生）や徐放化（例：メサラジンからリアルダの誕生），通常の錠剤から口腔内崩壊錠剤（例：高齢者を主対象に抗認知症薬ドネペジルからアリセプト D 錠の誕生）や経皮吸収剤への転用（例：小児を主対象に気管支拡張薬ツロブテロールからホクナリンテープの誕生）などが挙げられます。

広い意味では，後発医薬品（ジェネリック医薬品），バイオ後続品（バイオシミラー），スイッチ OTC 医薬品も，既存承認薬が存在したうえで，それを基準として開発される製剤ですので，この分類と言えます。

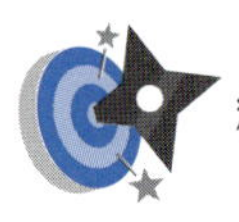

糖尿病領域の同効薬を例に

このような発想・戦略から，作用機序が異なる同効薬（系統別の薬），化学構造が異なる同効薬（系統内の薬），製剤が異なる同効薬（剤形別の薬）が，それぞれ開発されていきます。ここで具体例として，糖尿病領域の同効薬を取り上げます。糖尿病領域では，1型糖尿病に対するインスリン製剤やGLP-1（グルカゴン様ペプチド-1）受容体作動薬などの注射製剤，糖尿病合併症（神経障害，腎症）に対する経口薬など，数多くの医薬品がありますが，表1に国内で製造販売されている錠剤のみを示します。

まず作用機序という点から着目するのは，インスリン抵抗性改善作用か，インスリン分泌促進作用か，糖吸収・排泄調節作用か，ということになります。インスリン抵抗性改善作用の同効薬であれば，ビグアナイド薬またはチアゾリジン薬の系統薬を開発するのか，ということになります。またインスリン分泌促進作用であれば，スルホニル尿素薬，グリニド薬またはDPP（dipeptidyl peptidase）-4阻害薬の系統薬が，

表1　糖尿病領域の同効薬（錠剤のみ）

作用	系統	一般的な効能・効果	薬物
インスリン抵抗性改善	ビグアナイド薬	2型糖尿病（食事療法・運動療法等で十分な効果が得られない場合）	メトホルミンなど全2成分
	チアゾリジン薬	2型糖尿病（食事療法・運動療法等で十分な効果が得られずインスリン抵抗性が推定される場合）	ピオグリタゾンのみ1成分
インスリン分泌促進	スルホニル尿素薬	2型糖尿病（食事療法・運動療法のみで十分な効果が得られない場合）	グリメピリドなど全5成分
	グリニド薬	2型糖尿病における食後血糖推移の改善（食事療法・運動療法等で十分な効果が得られない場合）	ナテグリニドなど全3成分
	DPP-4阻害薬	2型糖尿病	シタグリプチンなど全9成分
糖吸収・排泄調節	α-グルコシダーゼ阻害薬	糖尿病の食後過血糖の改善（食事療法・運動療法等で十分な血糖コントロールが得られない場合）	アカルボースなど全3成分
	SGLT2阻害薬	2型糖尿病	イプラグリフロジンなど全6成分
配合製剤		2型糖尿病（併用による治療が適切と判断される場合）	ビルダグリプチン／メトホルミンなど全7製剤

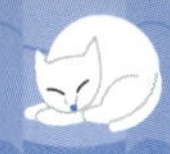

開発の方向性になります。また糖吸収・排泄調節作用であれば，α-グルコシダーゼ阻害薬またはSGLT（sodium glucose co-transporter）2阻害薬の系統薬を目指すことになります。

最後に，各系統薬の組み合わせた配合製剤を開発する選択肢もあり得ます。いかなる作用メカニズムを組み合わせるのが有益か，両薬の用法は揃っているか（例：1日1回と3回，食直前と食後），用量はどうするか（配合製剤では両薬の用量が固定されてしまう欠点があるため用量設定は重要），各成分の製造販売業者（他社成分の場合には権益上の取引交渉が生じる）などの要素を総合的に考慮して開発されます。

製薬企業は，このようにいくつもの発想・戦略を検討して同効薬を開発していきました。特に同効薬が多いのは，DPP-4阻害薬のグリプチン系9成分，SGLT2阻害薬のグリフロジン系6成分となっています。配合製剤では，インスリン抵抗性改善作用同士（ビグアナイド薬／チアゾリジン薬），インスリン抵抗性改善作用とインスリン分泌促進作用の組み合わせ（チアゾリジン薬／スルホニル尿素薬，ビグアナイド薬／DPP-4阻害薬，チアゾリジン薬／DPP-4阻害薬），インスリン分泌促進作用と糖吸収・排泄調節作用の組み合わせ（グリニド薬／α-グルコシダーゼ阻害薬，DPP-4阻害薬／SGLT2阻害薬）となっています。

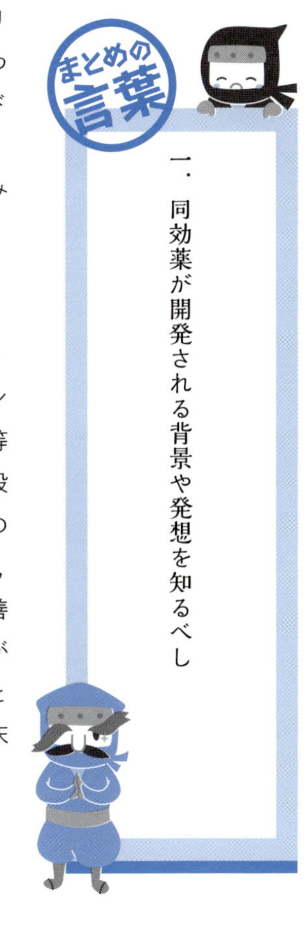

なお，糖尿病治療薬は包括的に認識されていますが，表1の通り厳密には，医薬品医療機器等法上での効能・効果は異なっています。ビグアナイド薬，チアゾリジン薬，スルホニル尿素薬では，まず食事療法・運動療法等を実施してからでないと2型糖尿病に投与できない設定になっています。またグリニド薬では，2型糖尿病の治療でなく，食後血糖推移を改善するに過ぎない設定で，α-グルコシダーゼ阻害薬も同様に，食後過血糖を改善するに過ぎない設定となっています。少なくとも各薬が承認された時点での根拠データは，そうなっていることを認識しておく必要があります。ただし，その後の臨床試験によりさまざまなエビデンスが公表されていれば，それも押さえておくべきなのは言うまでもありません。

4. ADMEの復習 の巻

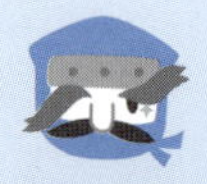

ADMEを知っとるか

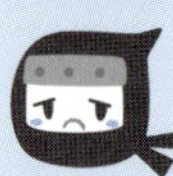

「アドメ」という名前の薬ですか。…もちろん冗談です！　抗菌薬や抗がん薬の時も学びましたよ

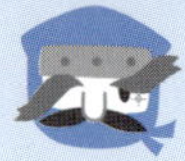

薬の体内における動き方の特徴がADMEじゃ。薬ごとに違うため，同効薬の選択には必要な知識であり注意点なのじゃ

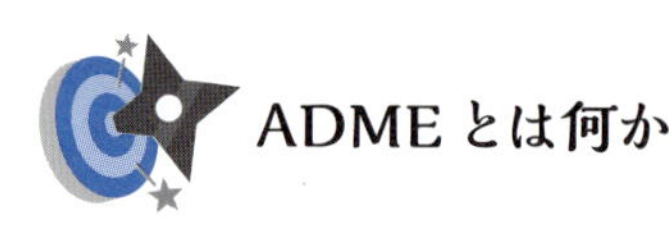

ADMEとは何か

医薬品は口から服用すると，腸から吸収されて（静脈注射の場合は直接に）血液内に入ります。その後，体内を循環して，体液･組織へと分布します。そして薬は代謝･排泄によって徐々に体内から消失します。これらの体内における薬の動き方，すなわち薬物動態では，薬はabsorption（吸収），distribution（分布），metabolism（代謝），excretion（排泄）の過程を経るのです。徐放性の錠剤，貼付剤，注射剤などでは，liberation（放出）が重要となります。これらの頭文字をとって，ADME（アドメ）またはLADME（ラドメ）と呼ばれます。これは，何度も反復して確実に身に付けるべき重要な知識です。薬の体内における動き方を詳しく学習する課程を持つのは，多くの医療職種の中で薬剤師だけです。この理由は，薬物動態が医薬品の適正使用に必要だからなのですが，薬物動態を知って使いこなすことができれば，医療チームにおける薬剤師の独自性と強みになるわけです。

さてADMEまたはLADMEの過程は，体内でL → A → D → M → Eと順序立って段階的に進行しているのではなく，同時並行に起こっているため（例えば，吸収されながら代謝されているなど），厳密には分離できません。ですが，これらの過程を説明し，定量的に記述しようと試みた結果，薬物動態パラメータという指標ができました。薬物動態を表す最も基本的なパラメータは，①バイオアベイラビリティ，②分布

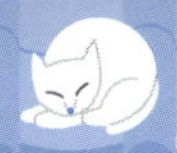

表1　薬物動態を表す重要なパラメータ

パラメータ	単位	意義・内容
バイオアベイラビリティ（生物学的利用能とも呼ばれる）	なし	投与された薬物量のうち，全身循環血中に到達した薬物量の割合（0〜1の値）。値が小さい製剤は食事の影響を含めて吸収のばらつきが大きく，安定した血中濃度が得られない傾向がある。
分布容積（Vdまたは V）	L	体内薬物量と体内薬物濃度を関連付ける仮想の体液量。値が小さい薬（<15L）は血管内にとどまると解釈され，値が大きい（>45L）と血管外の体液・組織にまで分布すると解釈され，組織移行性の指標となる。
血中遊離形分率（=1-タンパク結合率）	なし	薬理作用を発現するのは，蛋白に結合していない遊離形の薬物であるが，通常，血中濃度は総濃度で測定されるため，血中遊離形分率（0〜1の値）が必要となる。
クリアランス（CL）	L/h	異物である薬が処理臓器によって血液清浄される速度といえ，単位は血流速度（L/h）に等しい。
尿中未変化体排泄率	なし	投与薬物量のうち肝臓で代謝されずに未変化体として腎臓で排泄された体外薬物量の割合（0〜1の値）。腎クリアランスの比率を示す。
消失速度定数（Ke）	1/h (h^{-1})	全身循環血から体外への薬物量の消失移行速度を表す定数。1－コンパートメントモデルでは，Ke=CL/V，消失半減期（h）=0.693/Keの関係にある。
吸収速度定数（Ka）	1/h (h^{-1})	吸収部位（消化管，皮膚など）から全身循環血への薬物量の吸収移行速度を表す定数。

容積，③血中遊離形分率（=1-タンパク結合率），④クリアランス，⑤尿中未変化体排泄率の5つです（表1）。

①バイオアベイラビリティ

生物学的利用能とも呼ばれ，血管以外の経路で投与された薬物量のうち，全身循環血中に到達した薬物量の割合を表します。バイオアベイラビリティは0〜1の範囲の値を取りますが，値が小さい製剤では食事の影響を含めて吸収のばらつきが大きいことが多く，安定した血中濃度が得られない傾向があります。

②分布容積

体内薬物量と体内薬物濃度を関連付ける仮想の体液量で単位はLです。分布容積の値が小さい薬（<15 L）は血管内にとどまると解釈されます。反対に値が大きい（>45 L）と血管外の体液・組織にまで分布すると解釈されます。このように組織移行性の指標となっています。

③血中遊離形分率

薬はタンパクに結合していない遊離形が薬理作用を発現しています。このため本来は血中遊離形濃度が重要となりますが，血中濃度は通常，総濃度で測定されているために，血中遊離形分率（0～1の値）が必要となります。血中遊離形分率が小さい薬（<0.2）は，タンパク結合の変化による影響を受けやすい性質を持っています。

④クリアランス

薬物は人体にとって異物であり，血流によって処理臓器を通過中に体外排出へ向けて解毒・消失されると捉えられます。したがって，クリアランスは処理臓器による血液清浄速度といえ，単位は血流速度に等しいL/hとなっています。クリアランスは通常，線形（薬物濃度に依存せず一定）と考えてよいですが，フェニトインなどの一部の薬物では非線形を示します。

⑤尿中未変化体排泄率

上記④のクリアランスを担う処理臓器は，主に腎臓と肝臓であるため，クリアランスは腎クリアランスと肝クリアランスの総和となります。「尿中未変化体排泄率」は，投与薬物量のうち肝臓で代謝されずに未変化体として腎臓で排泄された体外薬物量の割合を示し，0～1の範囲の値を取ります。これは腎クリアランスの比率を示しており，値が大きい場合は腎排泄型，小さい場合には肝代謝型を意味します。

これら5つのパラメータ値はすべて薬ごとに異なります。このためパラメータ値に基づいて，それぞれの薬を特徴付けることができるのです。

そのほかにも薬物動態を表す重要なパラメータとして，全身循環血から体外への薬物量の消失移行速度を表す定数の「消失速度定数（Ke）」と，吸収部位（消化管，皮膚など）から全身循環血への薬物量の吸収移行速度を表す定数の「吸収速度定数（Ka）」があります（表1）。薬物濃度は体内で時々刻々と変化するわけですが，薬物の経時的関係性に関する理論（薬物速度論）の出発点となる微分方程式はdX/dt =–Ke・X，dX/dt =–Ka・Xです。薬物量X（mg）の消失速度または吸収速度のdX/dt（mg/h）は，KeまたはKa（1/h [h^{-1}]）に比例して変化していきます。これは薬物量が多い時にその速度は速いが，薬物量が少なくなるにつれてその速度は遅くなることを意味しています。薬物動態において，人体を1つの区画と仮定して1つの消失相で表そうとする1-コンパートメントモデルにおいては，上記④クリアランスを②分布容積で割った値（CL/V）がKeとなります。そして，薬物濃度が半減するために要する時間である消失半減期（h）=0.693/Keの関係にあります。

ここで，薬の効き目の速さについて薬物速度論から見ていきます。最高血中薬物濃度に達するために要する時間はT_{max}（h）と呼ばれます。T_{max} = ln(Ka/Ke)／(Ka–Ke)の関係にあり，Ka値とKe値の兼ね合いで決まります。よって薬物動態パラメータを比較した時，Ka値が大きく（吸収が速く），Ke値が小さい（消失が遅い）薬の方

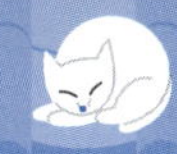

が T_{max} は小さくなり，速く最高血中薬物濃度に達するため，速効性が高いと評価することができます。Ke 値が小さい（消失が遅い）薬では，反比例して消失半減期（=0.693/Ke）が大きくなります。消失半減期が長いと，投与間隔との関係で血中薬物濃度が蓄積・上昇しやすく，体内にも長く留まるため，薬効の持続時間が長いと評価することができます。ただし注意点として，これは薬物が濃度に応じて直接的に薬理効果を発現する，薬力学的な直接反応モデルが当てはまる場合です。薬物濃度と薬理効果に時間的なズレが存在して両者が直接は相関しない，薬力学的な間接反応モデルに従う薬物では，たとえ T_{max} が小さくても速効性が高いと言えません。このように薬効発現に関しては，薬物動態だけでなく薬力学も考慮する必要があります。

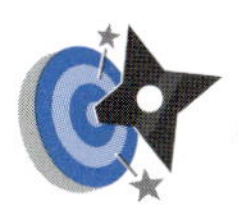

ADMEと同効薬

ADMEパラメータは本来，薬物ごとに定まっている値なのですが，実際には個体差が存在し，受容体の作用，性差，年齢，特殊病態によって，それぞれ薬物動態も異なってきます。薬物側・人体側を考慮したADMEの特徴は，同効薬の選択・提案でも重要になります。

例えば，患者の生活習慣を踏まえた場合に，食事飲料の影響を受けやすいようなバイオアベイラビリティの低い薬は避けた方がよいとの選択があり得ます。患者での遺伝子多型がわかっている場合には，薬物相互作用の可能性を考慮して特定のCYP（シトクロムP450）タイプによる肝代謝型の薬物を避けた方がよいと考えられます。また，消失半減期が短い薬では，血中薬物濃度を維持するため1日当たりの投与回数が多くなりますので，患者の生活習慣に適さない場合が生じます。

一方，腎排泄型の薬物では腎機能に応じた用法・用量の調整が必要となってきます。ADMEと同効薬の関係については，より詳しい具体例が後述の「其の参」などで示されますので，確認していきましょう。

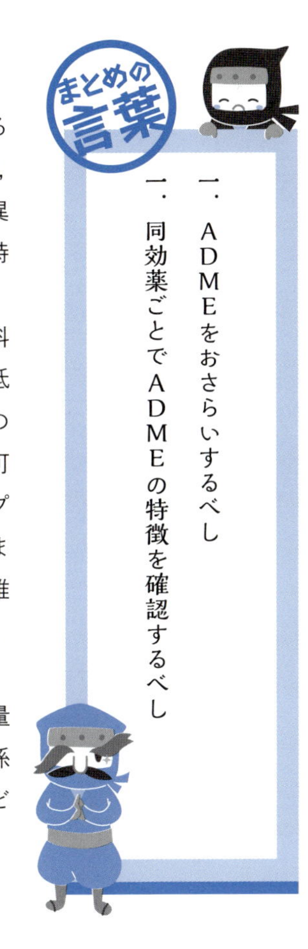

5. 同効薬の選択・提案で重要となる観点の巻

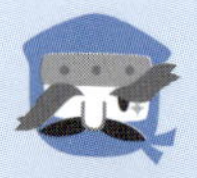
ではこれから，同効薬について詳しく学んでいくぞ

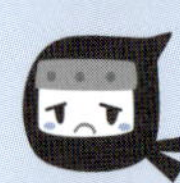
はい，いっぱい覚えなくては…

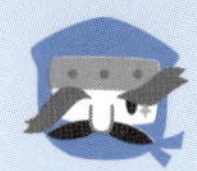
確かに知識も大切じゃが，同効薬が適切に選択・提案できるような薬剤師になるには，考え方や観点が重要なのじゃ

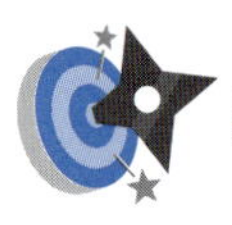

薬剤師の腕前に必要となる考え方や観点

同効薬の選択・提案において，薬剤に関する知識はもちろん重要ですが，それを活かすための考え方や観点を身に付ける必要があります（表1）。

①患者の症状はどのようなものか

その患者の主訴は何でしょうか。どうしたいのでしょうか。重症度・緊急度，ほかの疾患の合併などを考慮した時，本当に薬物治療が必要でしょうか。生活習慣の改善や休息で事足りる場合もあり得ます。診察・診断は医師のみが行うことですが，薬剤師は薬物治療の必要性を把握しておかなければなりません。

表1　同効薬の選択・提案で重要となる観点

①症状（重症度，合併度，緊急度などを含む）
②標準的治療（エビデンスに基づくガイドラインなどを含む）
③承認効能・効果
④医薬品の特徴（作用機序，薬物動態などを含む）
⑤服薬アドヒアランス（剤形，簡便性などを含む）
⑥患者特性（警告・禁忌などを含む）
⑦用法・用量の調整
⑧価格
⑨在庫
⑩治療経過のモニタリング

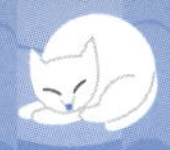

②標準的治療は何か

患者の疾患が診断された時，その疾患に対する標準的治療はあるでしょうか。薬物治療であれば，どのようなものでしょうか。エビデンスに基づくガイドラインなどで，一度は押さえておく必要があります。ただし，国際的に有名なガイドラインであったとしても，診断基準や医薬品の用法・用量が国内外で異なっている場合もあるため，注意を要します。

③承認効能・効果は何か

各薬剤の医薬品医療機器等法上の承認内容は何でしょうか。臨床使用上は薬効が同じと認識されていても，効能・効果の正確な文言や条件（例：ただし○○に限る）が違っていることが案外多いのです。とりわけ保険診療上の処方箋医薬品では，たとえ期待された治療効果が実際に得られたとしても，医薬品が承認された効能・効果の範囲と異なっていると，適応外使用となる場合があります。

④医薬品の特徴に基づいているか

同効薬を作用機序や薬物動態の観点から正確に分類して，選択・提案することが不可欠です。資料によっては「A 薬は B 薬よりも効き目が強い，副作用が少ない」などの記載が見受けられることもありますが，裏付けとなる根拠データに基づくことが必要です。少ない使用経験やイメージに左右されないよう注意すべきです。

⑤服薬アドヒアランスは大丈夫か

薬は予定通りに服用しなければ効果が出ません。患者にとって，より簡便で服用・使用しやすく，忘れにくい製剤となっていますか。例えば内用薬であれば，小児や高齢者には大きい錠剤よりも口腔内崩壊錠の方が服用しやすいでしょう。学業や就業などの生活時間帯から，1 日 2〜3 回よりも 1 日 1 回の方が確実に服用できる患者もいます。また外用薬の場合，特に吸入薬で服薬アドヒアランスが悪くなる傾向があります。吸入薬・器具の仕組みを患者が十分に理解して，実際に自ら正しく使用できるようになるまで，薬剤師が丁寧に説明して確認する必要があります。

⑥患者特性を把握しているか

たとえ一般的には最適な薬剤と思われたとしても，その患者が警告・禁忌に当てはまる場合には，当然ながら使用できません。年齢，性別などは比較的確認しやすいのですが，妊娠の可能性，過去の副作用既往歴や現在有している疾患などは，十分に確認することができずにうっかり見落とすこともあるので，細心の注意が必要です。

⑦用法・用量の調整は必要ないか

同効薬を選択・提案する際には，定性的な観点のみならず定量的な観点も求められます。もし候補薬を選んだとしても，通常の用法・用量を調整する必要がないか，確認しなければなりません。体重に応じて用量が定められている薬もありますし，肝機能低下・腎機能低下などの特殊病態患者に対して用量を減量したり，用法の投与間隔を長くしたりする薬もあります。

⑧価格を確認しているか

医薬品の価格も判断材料となり得ます。薬価が安くなる後発医薬品やバイオ後続品（バイオシミラー）などではもちろんですが，薬同士の間で臨床上大きな違いがない場合には，同効薬を選択するうえで参考となります。慢性の疾患で長期間さらには生涯使用しなければならないような薬では，それぞれの単価のみならず，1カ月や1年の期間でどのくらい費用の違いが生じてくるのかを確認しておくことは有用です。

⑨在庫はあるか

たとえ一般的には最適な薬剤が処方されたとしても，その薬が薬局または病院になければ，原則使えないことになります。その場合，まずは代替薬を考慮すべき状況となります。

⑩治療経過のモニタリングはできているか

その時点で最適な薬剤を選択・提案したとしても，期待される効果が実際に得られ，好ましくない副作用が出ないという絶対の保証はありません。患者は，投薬時における薬剤師の説明を十分に理解し，正しい服用を実践しているのでしょうか。服薬アドヒアランス上，何か困っていないでしょうか。薬は出しっ放しではなく，薬剤師は患者病棟や薬局カウンターで治療経過をモニターしてフォローアップすべきです。近年では，各種検査値を備考欄に記載した処方箋も増え，定量的な薬効評価も可能となってきています。治療経過モニタリング結果に応じて，用量の増減や薬剤の変更・追加など対処する必要性が生じます。同効薬の選択・提案した時点が，本当の意味での同効薬の選択・提案の始まりなのかもしれません。

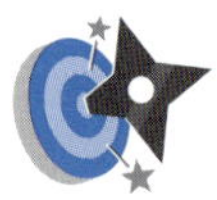

薬剤師の腕前の土台となる技能や態度

上記のような考え方や観点を身に付けるためには，その土台も必要です。それはコミュニケーションスキルと症状・症候に対する理解と考えます。薬剤師は患者と接し，医師をはじめ医療スタッフと接しています。対人業務である以上，コミュニケーションスキルは欠かせませんし，医師と接するうえでの共通言語は欠かせません。患者と

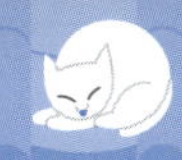

良好な信頼関係を築いて状態やニーズをうまく引き出せるか，それを医学薬学的に解釈して的確な用語で医師へ伝えられるか。あるいは反対に，医師との対話から診察・診断に基づく処方の意図を理解して，うまく患者へと伝えられるか。このような技能や態度が，薬剤師の腕前の土台として不可欠であり，同効薬を含む薬物療法全般に対して必要と考えます。

医師との共通言語となる症状・症候に関しては，臨床上一般的で頻度の高いものを知り，その症状・症候がなぜどのような病態生理により生じるのか，その症状・症候が示している臨床的意義は何か，を理解しておくことが重要です。これは医師の診察・診断に介入するという意味でなく，医師の医学的判断を理解するために必要だからです。そして薬剤師として，前述の⑩治療経過モニタリングを実践するために必要だからです。特に安全性の面からは，重篤副作用の自覚的・他覚的症状に初期段階で薬剤師が気付くことができるか，が鍵となってきます。具体例としては，倦怠感，痛み（頭痛・胸痛・腹痛・関節痛など），発熱，発疹，めまい，ふらつき，むかつき，口渇，動悸，徐脈，咳，息苦しさ，しびれ，むくみ，などが挙げられます。例えばこれらの症状・症候だけでも，医師をはじめ医療スタッフと十分に情報共有・意見交換できれば，患者の病態把握とそれに基づいた適切な同効薬の選択・提案が，より円滑に実践できるようになると考えます。

実際の現場では，迅速さと臨機応変さが求められる場面もあります。患者に確認したいこととして，患者の属性（年齢，性別，妊娠授乳，生活環境など），症状（医療機関での治療・処方の有無，主訴の性状・程度・時間的経過・随伴症状など），希望（アレルギー等副作用既往に基づく希望，剤形・味覚，価格・予算など）があり，その用意をしていたとします。しかし，その患者は時間的にとても急いでいるかもしれませんし，体調や気分がすぐれず会話や用紙記入をしたくないかもしれません。そのような場面においては，その患者において特に重要な事項を取捨選択して，手際よく終了しなければならないという現実も念頭に置いておきましょう。

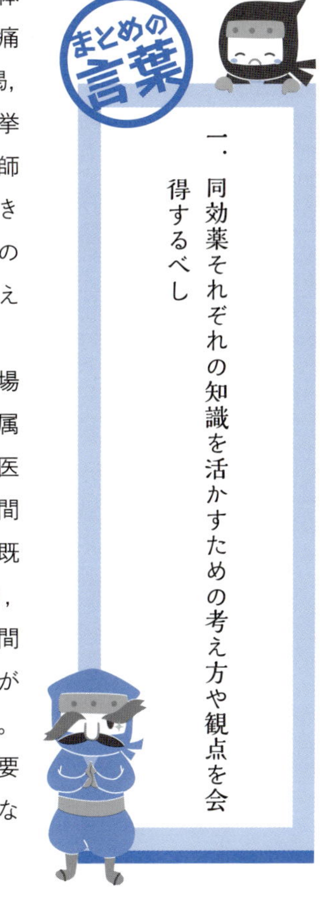

其の壱 まとめ

世の中にはたくさんの薬剤があります。医療は，このたくさんある薬剤の中から症状や所見に最適な薬剤を選択しています。医療の高度化によって，病態も多様化していることがわかり，細やかな治療が求められています。また，高齢化の進行によって，さまざまな臓器の予備能が低下した状況にも対応しなければならなくなっています。投与量，投与間隔はもちろんですが，患者背景を考慮した投与法，作用機序の観点からも最良の薬剤を選択することは，非常に重要になってきています。

同効薬に期待することの 1 つは，作用機序や作用点が異なっていても，同じ臨床的な効果が期待できることです。同効薬の選択肢を多く知っている薬剤師の腕の見せ所というわけです。ただ，同じ効果というのがくせもので，何をもって同効薬が同じ効果であると言っているのかについて知っておく必要があります。

臨床試験という言葉を耳にしますが，臨床試験の質についてもよく知っておく必要があります。「同等の薬効があります」ということが出ている臨床研究であったとしても，研究の質に大きな差があります。ADME という薬物動態を知っていることはもちろんですが，臨床試験の得られた結果が同じであったとしても，同効薬ですと自信を持って提案するためには，研究の質についても良く理解しておく必要があります。

これは，薬剤が製造される過程でも同じです。新しい薬剤の売り出し文句が，「今回発売される A 薬は従来の B 薬よりも副作用が少なく」とか，「今回発売される A 薬は従来の B 薬より有効性が高かった」とか言われた時には要注意です。製造される際の臨床治験でたった 10 例にも満たない比較を行っているだけだったり，比較対象がなかったり，副作用と言われる現象が起きなかったということを根拠にしていることもしばしばです。

だからこそ，同効薬を理解する時には，単に作用機序が同じというだけではなくて，作用機序が異なっていても，臨床的に効果が期待できるものについても理解しておく必要があり，薬剤師の腕の見せ所になります。さあ，同効薬について勉強を始めましょう。

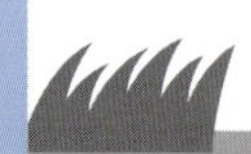

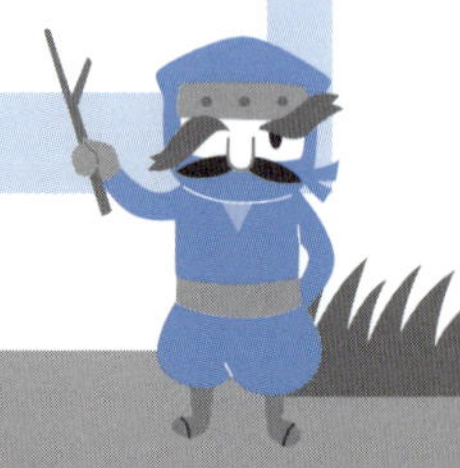

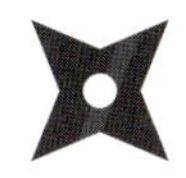

其の弐

同効薬を活用するための作用メカニズム

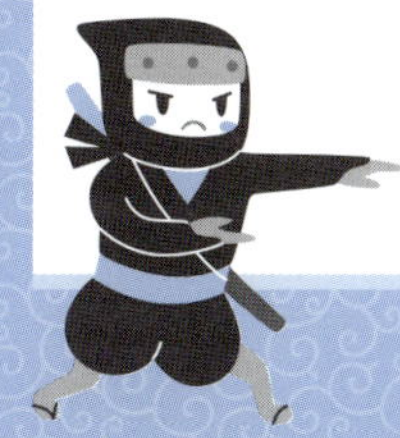

1. そもそも受容体って何？ の巻

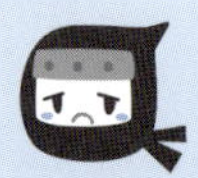

昨日はお腹が痛くて薬を飲みました。ところで，飲んだ薬は体の中でどんな風に効くんでしょうか

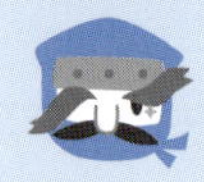

薬の効き方を学ぶには，受容体を理解する必要があるのじゃ。受容体を復習せんといかんのう

受容体は薬が結合する蛋白質

「受容体」。学生の時も薬剤師になって新薬を覚える時も頻繁に耳にしますね。薬学生や薬剤師にとって，非常になじみのある単語ではないでしょうか。

受容体とは「物質が特異的に結合して機能を修飾する生体高分子」のことです。わかりやすく言うと，「物質が結合し，その情報を細胞に伝える機能を持った蛋白質」です。受容体にはそれぞれ特異的に結合する情報伝達物質があり，それをリガンドと呼びます。受容体とリガンドはよく鍵穴と鍵に例えられます。車のエンジンをかける時を考えてみてください。私たちは車の鍵を車の鍵穴に入れ，ひねります。そうするとスイッチが入って車のエンジンがかかります。それと同じように，リガンドという鍵が鍵穴である受容体にくっつくと，何らかの情報が受容体から伝わり，決められた反応が起こります。車の鍵と鍵穴のように，受容体にピタリと合うリガンドとしか結合できないようになっています。

本来，リガンドは神経伝達物質やホルモンであり，もともと体内に存在する物質です。しかし薬の大半は，体内に初めから存在していたわけではありません。薬は体内の鍵穴である受容体を標的とするよう精巧に作られたリガンドのコピーなのです。しかし，鍵のコピーでもすべて同じではなく少し形を変えることによって，鍵を鍵穴に差して回すことができるがそこから抜けない鍵，鍵穴に差せるが回せない鍵などが作れます。薬の場合，生体内のリガンドと少し形を変えることにより本来の機能を活性化させるものや，生体内のリガンドと競合して受容体と結びつき，情報を遮断するものがあります。前者をアゴニスト（作動薬，刺激薬），後者をアンタゴニスト（拮抗薬，

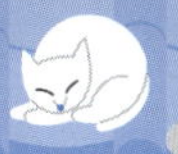

遮断薬）と呼びます。

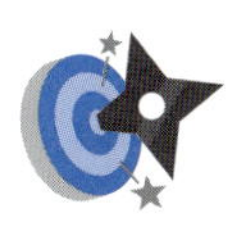

受容体にはどんな種類があるの？

受容体と聞いてよく思い浮かべるのは，膜の表面に小島のように蛋白質が浮かんでいる絵ではないでしょうか。受容体は，①細胞膜表面にある細胞膜受容体，②細胞内に存在する細胞内受容体の 2 種類に大別することができます。このうち細胞膜受容体は，作用発現の方式により，「G 蛋白質共役型受容体」と「イオンチャネル内蔵型受容体」，「酵素型受容体」に分かれます（図 1）。この違いについて見てみましょう。

①細胞膜受容体

・G 蛋白質共役型受容体

リガンドが受容体に結合すると，G 蛋白質（GTP 結合蛋白）が刺激されます。刺激

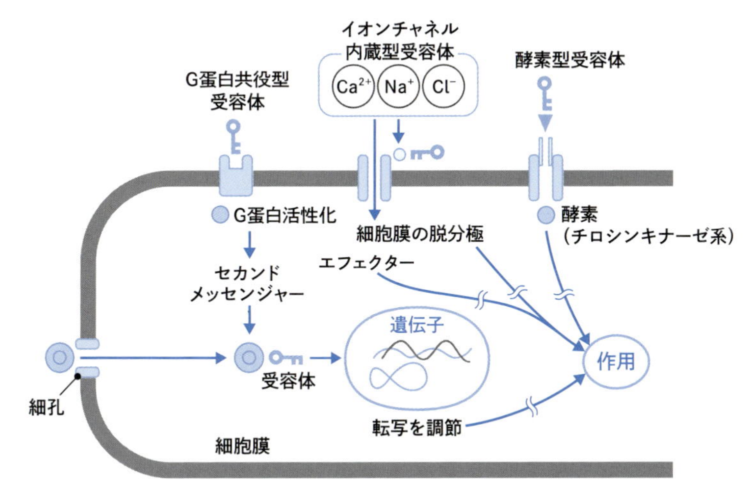

受容体の種類	代表的な受容体	代表的な薬物
G 蛋白共役型受容体	アドレナリンβ受容体 ヒスタミン H_2受容体 オピオイド受容体	アテノロール（β_1），サルブタモール（β_2） ファモチジン モルヒネ
イオンチャネル型 内蔵型受容体	ニコチン性アセチルコリン受容体 $GABA_A$受容体	ベクロニウム ジアゼパム
酵素型受容体	インスリン受容体	インスリン

図 1　受容体の種類とそれに結合する代表的な薬物

された G 蛋白質は GTP と結合し，情報が伝えられます。さらに実際に機能を発揮するエフェクター蛋白質に伝えられて作用を発現します。受容体と共役する G 蛋白質にはいくつかの種類があり，Gs・Gq 蛋白質共役型受容体であれば，刺激された際の反応は，一般的に生理活性を興奮させます。一方，Gi 蛋白質共役型受容体であれば，刺激された際の反応は，一般的に生理活性を抑制させます。G 蛋白質共役型受容体はその多様性，生理的重要性などにより，薬の標的分子として最も多く利用されています。

・イオンチャネル内蔵型受容体

サブユニットと呼ばれる数種類の蛋白質が組み合わさって受容体を構成しています。受容体にリガンドが結合すると，特定のイオンだけを通過させる孔（チャネル）が開口し，イオンの流入・流出による電位差が生じることで作用を発揮します。陽イオンチャネル内蔵型受容体であればリガンドの結合により陽イオンの流入が起こり，一般的に生理活性を興奮させます。逆に，陰イオンチャネル内蔵型受容体では陰イオンの流入が起こり，一般的に生理活性を抑制させます。

・酵素型受容体

受容体自体が酵素活性を持つものと，受容体の細胞内側で酵素と共役している受容体があります。リガンドが受容体に結合すると，酵素が活性化し情報が細胞内に伝達されます。

②細胞内受容体

ステロイドホルモンや甲状腺ホルモンの受容体が代表的です。ステロイドホルモンなどは脂溶性ですので，細胞膜を通過し細胞内の受容体に結合し複合体を形成します。複合体は DNA の転写因子として働くなど遺伝情報の発現を調節することで作用を発揮します。

抗がん薬のように遺伝子に直接作用する薬，抗生物質のように標的が人体以外の薬は除き，薬の大部分は受容体を標的としています。本稿の内容は学生時代に勉強した基礎的な内容かもしれませんが，受容体をしっかりと理解していなければ薬の作用や副作用を理解できません。しっかりとおさらいしておきましょう。

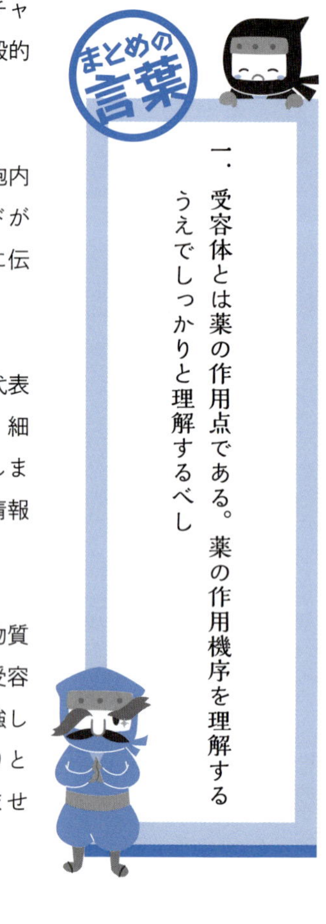

2. アセチルコリン受容体 の巻

アセチルコリン，ムスカリン，ニコチン，いろいろな言葉があって混乱します

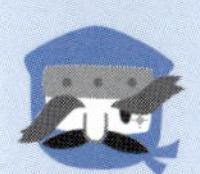
アセチルコリン受容体では，副交感神経の理解も必要になるのじゃ

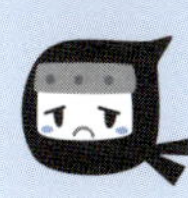
1つ1つ整理していきたいです…

アセチルコリン受容体は，「ムスカリン受容体」と「ニコチン受容体」に大別されます。この両者は特徴が全く異なりますので，1つずつ確認していきましょう。

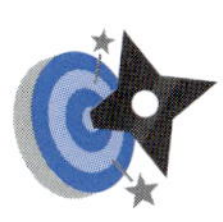

ムスカリン受容体

副交感神経終末より放出されたアセチルコリンが作用するのが，ムスカリン受容体です。つまり，「副交感神経の興奮＝ムスカリン受容体への刺激が起きている」と考えることができます。ムスカリン受容体は，さらにM_1受容体，M_2受容体，M_3受容体に細分化されます。

・M_1，M_3受容体：Gq蛋白質共役型受容体であり，受容体の刺激により生理活性を興奮させる反応を起こします。平滑筋の収縮や，唾液分泌の促進はM_3受容体刺激による反応です。

・M_2受容体：Gi蛋白質共役型受容体であり，受容体への刺激では，生理活性を抑制させる反応が起きます。心収縮力の減弱，心拍数の減少はM_2受容体刺激による反応です（図1）。

副交感神経とは

「休養と栄養の神経」とも呼ばれ，安静時や食事の際の身体の状態を支えている神経です。副交感神経の興奮時には，神経終末よりアセチルコリンが放出されています。

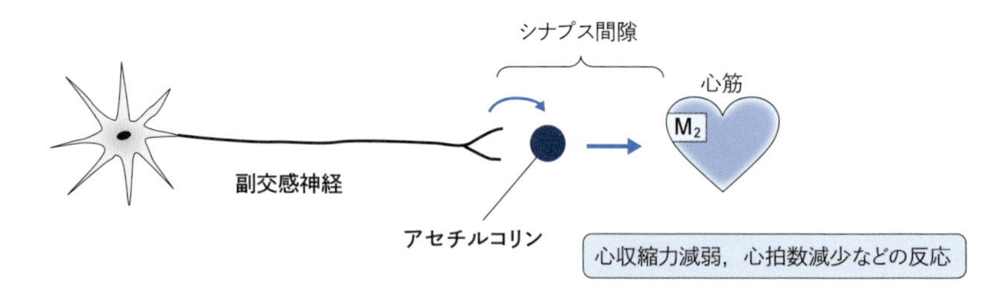

図 1　副交感神経終末とムスカリン受容体（例：心筋と M_2 受容体）

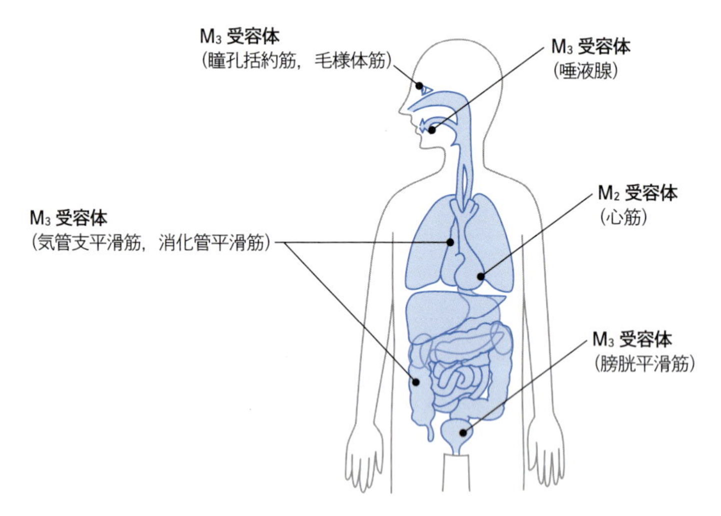

図 2　ムスカリン受容体の存在部位（全体像）

アセチルコリンは，臓器など効果器側のムスカリン受容体に作用することで，次のような反応を起こすことができます（図 2，表 1）。

・心機能の抑制，気管支の収縮，縮瞳（身体を休養させるため）

・消化管運動の促進，消化液の分泌（食事や排便をスムーズにするため）

副交感神経は自律神経系の 1 つであり，身体活動に合わせて自動的に神経の興奮が行われています。

自律神経系は，交感神経と副交感神経の両神経がバランスを取り合うことにより成り立っています（交感神経については「其の弐　3. アドレナリン受容体」参照）。

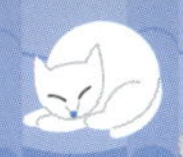

表1　ムスカリン受容体の刺激による主な反応

部位（効果器）	主な受容体	受容体の刺激により現れる反応
瞳孔括約筋	M_3	瞳孔括約筋が収縮することによる縮瞳
毛様体筋	M_3	シュレム管開口，眼房水流出による眼圧降下
唾液腺	M_3	唾液分泌の促進
血管内皮	M_3	血管内皮細胞を介した反応による血管拡張
心筋	M_2	心収縮力減弱，心拍数の減少
気管支平滑筋	M_3	気管支平滑筋の収縮による気道閉塞
消化管平滑筋	M_3	消化管平滑筋の収縮による胃腸運動の促進
胃・分泌腺	M_1，M_3	胃酸，ペプシン分泌の促進
膀胱平滑筋	M_3	膀胱平滑筋の収縮による排尿

抗コリン作用とは

抗コリン作用とは，ムスカリン受容体が遮断される作用のことです。散瞳や気管支拡張作用は薬の主作用として利用される一方で，眼圧上昇や排尿障害，口渇などは副作用として臨床上の問題となります。

ムスカリン受容体遮断薬（抗コリン薬）では，これらの副作用の発現に注意しなければならず，特に緑内障や前立腺肥大症には投与禁忌となっている薬も多数存在します。

また，抗ヒスタミン薬や，三環系抗うつ薬なども副作用として抗コリン作用を示すため，抗コリン薬以外でも抗コリン作用に注意が必要な場合があります。

ニコチン受容体

ニコチン受容体は「N_N 受容体」と「N_M 受容体」に細分化されます。N_N 受容体は，自律神経（交感神経，副交感神経）の神経節に存在し，節前繊維と節後繊維のシグナル伝達を担っています。神経節とは，簡単に言うと「神経と神経のつなぎ目部分」のことです。N_N 受容体の刺激により，交感神経や副交感神経が機能することができるのです（図3）。

一方，N_M 受容体は骨格筋に存在しています。N_M 受容体は運動神経終末から放出されたアセチルコリンによって刺激され，筋収縮を起こしています（図4）。

なお，N_N 受容体，N_M 受容体ともに，陽イオンチャネル内蔵型の受容体であり，受

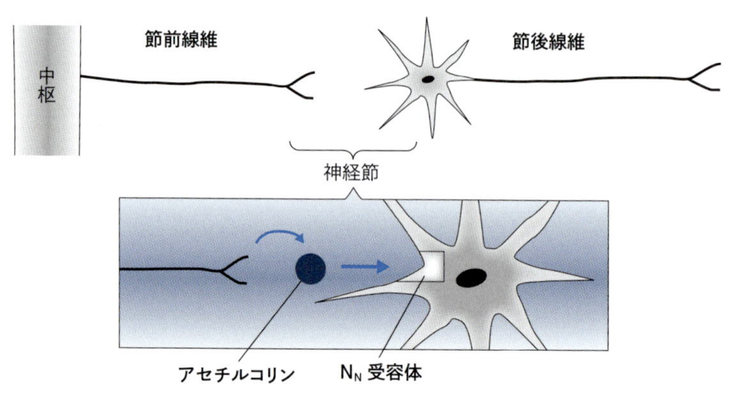

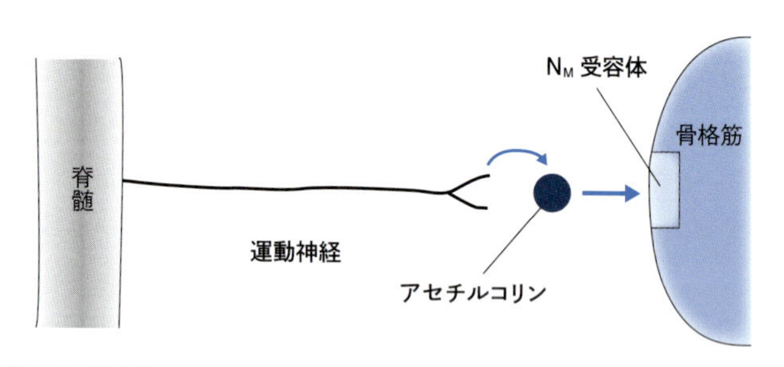

図 3　神経節と N_N 受容体

図 4　運動神経と N_M 受容体

容体の刺激により細胞内へ Na^+ が流入し，神経や骨格筋での興奮を起こしています。

アセチルコリン受容体（ムスカリン，ニコチン受容体）への影響因子

副交感神経終末および運動神経終末より放出されたアセチルコリンは，コリンエステラーゼにより分解されます。コリンエステラーゼを阻害することで，シナプス間隙でのアセチルコリン濃度が上昇し，ムスカリン受容体やニコチン受容体への刺激作用が増強されます。

アセチルコリン受容体関連薬

【消化管・膀胱】M_3 受容体刺激薬：ベタネコール

・消化管機能の低下状態や，排尿困難の患者に用いられる

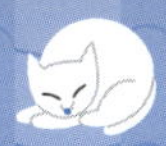

・消化管運動促進，胃液分泌促進，膀胱平滑筋収縮などの作用を示す
・気管支平滑筋への M_3 受容体刺激作用により気管支を収縮させるため，気管支喘息患者には使用禁忌

【眼・唾液腺】M_3 受容体刺激薬：ピロカルピン

・緑内障治療や，診断または治療を目的とした縮瞳に用いられる（点眼）
・唾液分泌の促進により，シェーグレン症候群や放射線治療に伴う口腔乾燥症状の改善に用いられる（内服）
・気管支平滑筋への M_3 受容体刺激作用により気管支を収縮させるため，特に内服薬は気管支喘息患者には使用禁忌

非選択的 M 受容体遮断薬：アトロピン

・M_1，M_2，M_3 受容体を遮断する
・瞳孔散大筋への M_3 受容体遮断作用により瞳孔を散大させるため，散瞳検査薬として用いられる（点眼）
・心筋への M_2 受容体遮断作用により心拍数を増加させるため，徐脈性不整脈の治療薬として用いられる（注射）

【消化管】M_3 受容体遮断薬：ブチルスコポラミン，プロパンテリン

・消化管，泌尿器の痙攣および運動機能亢進状態の患者に用いられる
・消化管や膀胱の平滑筋を弛緩させる
・眼圧を高める可能性があるため，緑内障患者には使用禁忌
・さらに尿を出にくくすることがあるため，前立腺肥大による排尿障害患者には使用禁忌

【気管支】M_3 受容体遮断薬：チオトロピウム

・慢性閉塞性肺疾患（慢性気管支炎，肺気腫），気管支喘息など気道閉塞性障害に基づく諸症状の緩解に用いられる
・気管支平滑筋への M_3 受容体遮断作用により気管支を拡張させる
・眼圧を高める可能性があるため，緑内障患者には使用禁忌
・さらに尿を出にくくすることがあるため，前立腺肥大による排尿障害患者には使用禁忌

【膀胱】M_3 受容体遮断薬：プロピベリン，ソリフェナシン

・過活動膀胱における尿意切迫感，頻尿および切迫性尿失禁に用いられる
・膀胱平滑筋の M_3 受容体の遮断により，膀胱平滑筋を弛緩させる
・前立腺肥大を伴う排尿障害を合併している患者への投与は要注意（尿閉患者には

使用禁忌）

【骨格筋】N_M 受容体遮断薬：ロクロニウム，ベクロニウム

・麻酔時の筋弛緩，気管挿管時の筋弛緩に用いる
・運動神経と骨格筋の接合部における N_M 受容体を遮断し，骨格筋を弛緩させる
・筋弛緩状態から回復させるには，ロクロニウムやベクロニウムに高い親和性を持つスガマデクスや，コリンエステラーゼ阻害薬を用いる

【膀胱】コリンエステラーゼ阻害薬：ジスチグミン

・膀胱平滑筋の収縮力低下による排尿困難や，重症筋無力症に用いる
・コリンエステラーゼの阻害により，アセチルコリンの分解を抑制する
・間接的に，ムスカリン受容体およびニコチン受容体への刺激作用を示す
・直接的なニコチン受容体刺激作用を併せ持つ

【中枢】コリンエステラーゼ阻害薬：ドネペジル

・アルツハイマー型認知症およびレビー小体型認知症では，脳内コリン作動性神経の顕著な障害が認められており，ドネペジルはこれらにおける認知症症状の進行抑制に用いられる
・脳内のコリンエステラーゼを阻害し，脳内アセチルコリン量を増加させる
・末梢でのアセチルコリンも少なからず増加するため，消化管の収縮や分泌促進に伴う消化器系副作用（嘔気，下痢など）が高頻度で現れる
・消化器系副作用の発現を抑える目的で，低用量（3mg）で1日1回投与から開始し，1～2週間後に有効用量（5mg）まで増量する（さらに高用量とする場合は，5mgで4週間以上経過後，10mgに増量とすることができる）

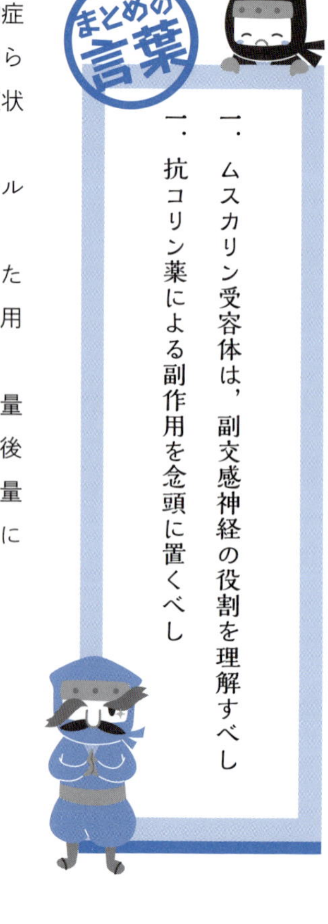

3. アドレナリン受容体の巻

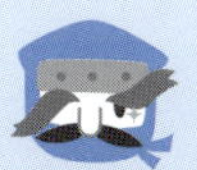
アドレナリン受容体では，交感神経の理解が不可欠なのじゃ

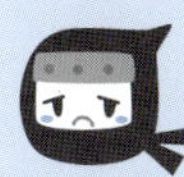
いつも交感神経のイメージがいま1つ湧きません

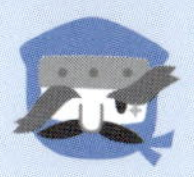
具体例も踏まえて，しっかり学習じゃ

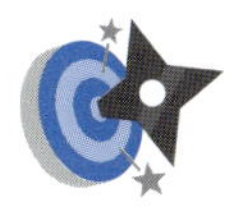

アドレナリン受容体の種類は？

アドレナリン受容体には，α_1受容体，α_2受容体，β_1受容体，β_2受容体，β_3受容体などの種類があり，心筋や平滑筋などの細胞膜に分布しています。また，アドレナリン受容体には，主に交感神経終末より放出されるノルアドレナリンが作用しています（図1）。よって，「交感神経の興奮＝α，β受容体への刺激が起きている」と考えることができます。

・α_1受容体：Gq蛋白質共役型受容体であり，受容体の刺激により生理活性を興奮させる反応が起こります。瞳孔の散大や，血管の収縮はα_1受容体刺激による

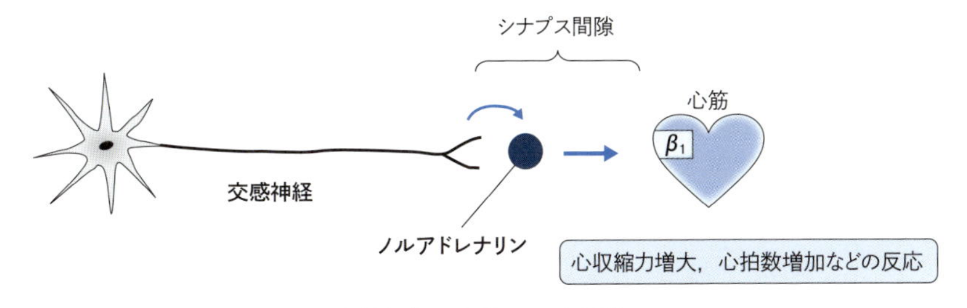

図1　交感神経終末とアドレナリン受容体（例：心筋とβ_1受容体）

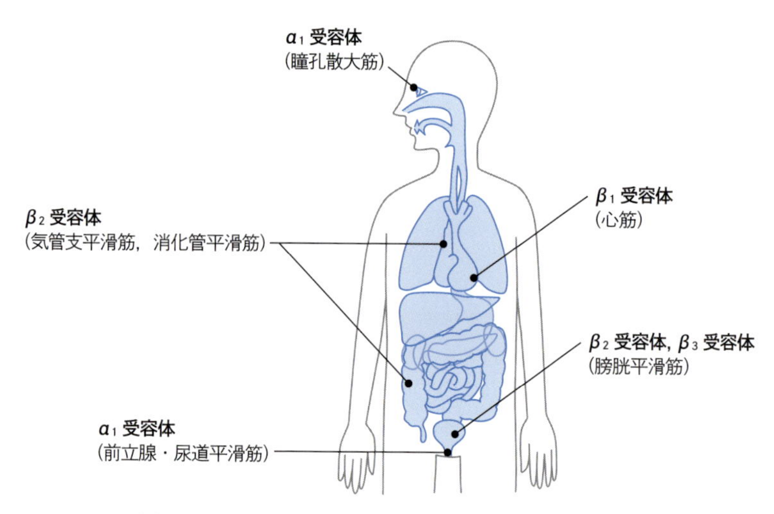

図 2　アドレナリン受容体の存在部位（全体像）

反応です。

- α_2 受容体：Gi 蛋白質共役型受容体であり，受容体への刺激では，生理活性を抑制させる反応が起きます。血管運動中枢の抑制や，神経終末からのノルアドレナリンの放出抑制は α_2 受容体刺激による反応です（α_2 受容体のみ，ほかの α，β 受容体とは異なり交感神経を「抑制」する受容体と考えてください）。
- β_1 受容体，β_2 受容体，β_3 受容体：Gs 蛋白質共役型受容体であり，cAMP の産生を促す反応が起こります。β_1 受容体の刺激では心機能の促進，β_2 受容体，β_3 受容体の刺激では平滑筋の弛緩が起こります（図 2，表 1）。

交感神経とは

「闘争と逃走の神経」とも呼ばれ，活動的な身体の状態を支えている神経です。交感神経の興奮時には，神経終末よりノルアドレナリンが放出されます。

例えば，サッカーなど激しいスポーツの試合中，身体には，心拍数増加，気管支拡張（より多くの酸素を全身に送るため），あるいは，消化管運動抑制，排尿機能抑制（食事やトイレに行きたくならないようにするため）など，「戦闘モード」としての反応が自然と現れています。それらの反応を調節している神経こそが交感神経です。交感神経は，前述の副交感神経とはおおよそ逆方向の働きを示し，これら 2 つの神経がバランスを取ることにより自律神経系が成り立っています。

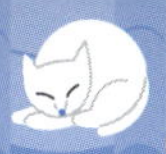

表1　アドレナリン受容体の刺激による主な反応

部位（効果器）	主な受容体	受容体の刺激により現れる反応
中枢	α_2	血管運動中枢の抑制
瞳孔散大筋	α_1	瞳孔散大筋が収縮することによる散瞳
血管平滑筋	α_1	血管平滑筋が収縮することによる血圧上昇，充血除去，鼻閉の改善
	β_2	血管平滑筋の弛緩による血管拡張作用（血管平滑筋での反応性は $\alpha_1 > \beta_2$）
心筋	β_1	心収縮力増大，心拍数の増加，血圧上昇
肝臓	β_2	グリコーゲン分解による血糖値上昇
腎臓	β_1	レニン分泌促進
気管支平滑筋	β_2	気管支平滑筋の弛緩による気管支拡張
消化管平滑筋	β_2	消化管平滑筋の弛緩による胃腸運動の抑制
膀胱平滑筋	β_2, β_3	膀胱平滑筋の弛緩による蓄尿
前立腺・尿道平滑筋	α_1	前立腺，尿道平滑筋の収縮による尿道内圧の上昇
交感神経終末	α_2	ノルアドレナリンの放出を抑制

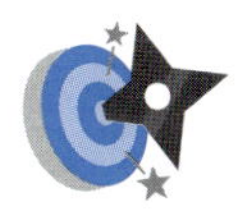

アドレナリン受容体への影響因子

ノルアドレナリンの代謝

交感神経終末から放出されたノルアドレナリンは，モノアミンオキシダーゼ（MAO）やカテコール-o-メチルトランスフェラーゼ（COMT）などの酵素により代謝を受けて，アドレナリン受容体への刺激作用を失います。薬剤の使用によりMAO，COMTが阻害されると，ノルアドレナリンの不活化が阻害され，アドレナリン受容体への刺激作用が増強されます。

なお，MAO，COMTはノルアドレナリン以外でも類似の構造を持つものの不活化も促進しています。臨床ではMAO阻害薬としてセレギリンがパーキンソン病に，COMT阻害薬としてフロプロピオンが消化器系や尿路の鎮痙に用いられています。

ノルアドレナリンの神経内への取り込み

交感神経終末から放出されたノルアドレナリンは，モノアミントランスポーターによって，再び交感神経へと取り込まれ，この過程は「再取り込み」と呼ばれます。モノアミントランスポーターの阻害により，ノルアドレナリンの再取り込みが阻害されると，シナプス間隙でのノルアドレナリン濃度が上昇し，アドレナリン受容体への刺激作用が増強されます。

ノルアドレナリンの再取り込み阻害薬は，臨床ではアメジニウムが低血圧治療に用いられています（透析患者の血圧低下状態に使用されることが多い）。

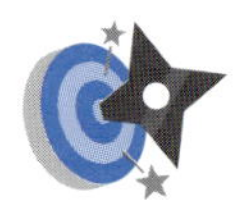

アドレナリン受容体関連薬

$\alpha\beta$ 受容体刺激薬：アドレナリン

・アナフィラキシーショックに対する補助治療に用いる
・血管平滑筋への α_1 受容体刺激作用により，降下した血圧を回復させる
・気管支平滑筋への β_2 受容体刺激作用により，気管支を拡張させ呼吸量を回復させる

【眼・鼻】α_1 受容体刺激薬：ナファゾリン

・結膜のうの血管平滑筋を収縮させ，目の充血除去に用いる（点眼）
・鼻腔内の血管平滑筋を収縮させ，うっ血を抑え，鼻閉を改善する（点鼻）

【中枢・交感神経終末】α_2 受容体刺激薬：クロニジン，メチルドパ

・高血圧に用いられる
・交感神経終末からのノルアドレナリン放出を抑制し，降圧作用を示す
・妊婦への使用が可能な降圧薬である
・メチルドパの副作用には，溶血性貧血，肝障害あり

【心筋】β_1 受容体刺激薬：ドブタミン

・急性循環不全に対して用いる
・心筋の β_1 受容体に直接作用し，心収縮力を増強させる

【気管支】β_2 受容体刺激薬：プロカテロール，サルブタモール

・気管支喘息，慢性気管支炎，肺気腫での気道閉塞に伴う症状の緩解に用いられる
・気管支平滑筋の β_2 受容体を刺激することで，気管支を拡張させる
・心筋の β_1 受容体へも刺激作用が及んでしまうため，副作用に頻脈がある

【膀胱】β_3 受容体刺激薬：ミラベグロン

・膀胱平滑筋を弛緩させることで，過活動膀胱における尿意切迫感，頻尿および切迫性尿失禁の改善に用いる
・動物実験で生殖器系への影響が認められており，生殖可能な年齢の患者への投与はできる限り避けることが望ましい

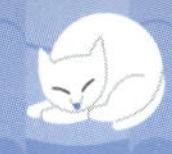

（注）β_1 受容体，β_2 受容体，β_3 受容体刺激薬に共通する副作用
β_2 受容体，β_3 受容体への選択的な刺激薬であったとしても，多少の β_1 受容体刺激作用は発現してしまいます。β_1 受容体への刺激は，「心拍数の増加」や，レニン・アンジオテンシン・アルドステロン系亢進による「低カリウム血症」を招くことがあります。

【血管・心筋】$\alpha\beta$ 受容体遮断薬：カルベジロール

・高血圧症，狭心症，慢性心不全，頻脈性の心房細動などに用いる
・血管拡張作用および，心機能抑制作用を示すことができる
・慢性心不全への使用は，低用量（1.25mg）で 1 日 2 回投与から開始する
・気管支平滑筋の β_2 受容体へも遮断作用が及んでしまうため，気管支喘息患者には使用禁忌

【血管】α_1 受容体遮断薬：ドキサゾシン

・血管拡張作用を示すため，高血圧症に用いる

【前立腺】α_1 受容体遮断薬：タムスロシン，シロドシン

・前立腺肥大症に伴う排尿障害に用いる
・前立腺，尿道の α_1 受容体を選択的に遮断する
・尿道の内圧を低下させることで排尿をスムーズにする
・血管平滑筋の α_1 受容体へも作用が及んでしまうため，副作用に血圧低下がある

【眼】β 受容体遮断薬：チモロール，カルテオロール

・眼部交感神経系の β 受容体を遮断し，眼圧を降下させる（点眼）
・気管支平滑筋の β_2 受容体へも遮断作用が及んでしまうため，気管支喘息患者には使用禁忌
・心筋の β_1 受容体へも遮断作用が及んでしまうため，コントロール不十分な心不全，洞性徐脈，房室ブロック，心原性ショックのある患者には使用禁忌

【心筋】β_1 受容体遮断薬：ビソプロロール

・高血圧症，狭心症，心室期外収縮，慢性心不全，頻脈性の心房細動などに用いる
・慢性心不全への使用は，低用量（0.625mg）で 1 日 1 回投与から開始する

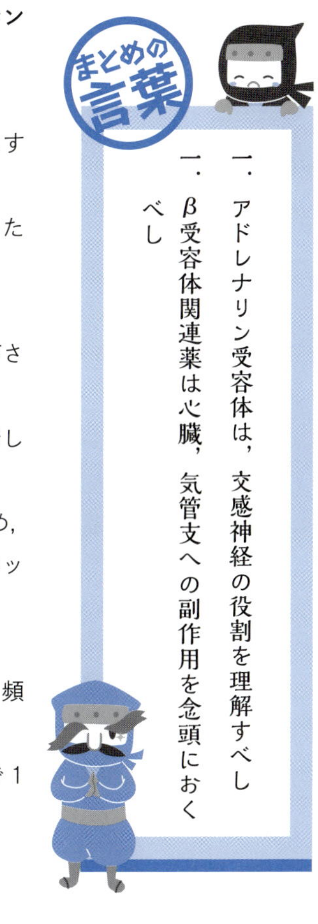

4. ヒスタミン受容体 の巻

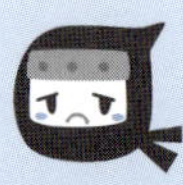
ヒスタミンといえばアレルギーでしょうか？

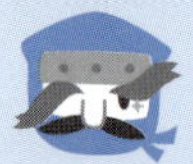
ではそのアレルギーでは，どの臓器に症状が出るのか思い出せるかな？

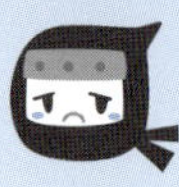
うっ，なかなか思い出せません…

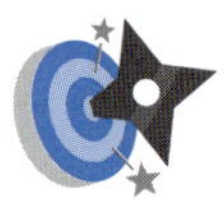

H_1 受容体，H_2 受容体を知る

ヒスタミン受容体には，H_1 受容体，H_2 受容体，H_3 受容体，H_4 受容体といった種類があります。本稿では疾患や治療薬に関わりが深い H_1 受容体と H_2 受容体について紹介します。

・**H_1 受容体**：Gq 蛋白質共役型受容体であり，H_1 受容体刺激による代表的な反応としては各種アレルギー反応（鼻炎，気管支喘息，蕁麻疹などの原因）があります。

・**H_2 受容体**：Gs 蛋白質共役型受容体であり，H_2 受容体刺激による代表的な反応には胃酸分泌があります（図 1）。

ヒスタミンの分布と遊離

体内のヒスタミンのほとんどは，組織の肥満細胞（マスト細胞）と好塩基球に存在し，ごく一部が神経などに存在します。Ⅰ型アレルギー機序により，肥満細胞からヒスタミンが遊離することで，各種アレルギー反応を引き起こします（図 2，表 1）。

ヒスタミン関連疾患

気管支喘息や花粉症などは，Ⅰ型アレルギーに分類されており，肥満細胞からのヒスタミン遊離によって症状が引き起こされます。花粉症の際に，目のかゆみや鼻汁に悩まされるのもそのためです。症状の緩和には抗ヒスタミン薬が広く用いられています。

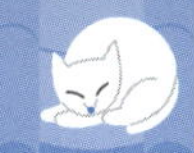

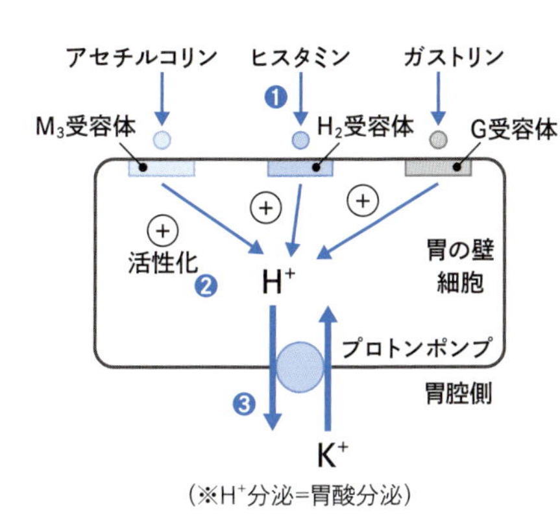

❶胃壁細胞上のH_2受容体が刺激される
❷胃壁細胞上のプロトンポンプが活性化し，胃腔側への胃酸分泌が促進される
❸H^+が胃壁細胞から胃腔側へ胃酸として分泌される
(注)アセチルコリンやガストリンも，類似の機序で胃酸分泌を促進させている

図1　胃酸分泌のメカニズム

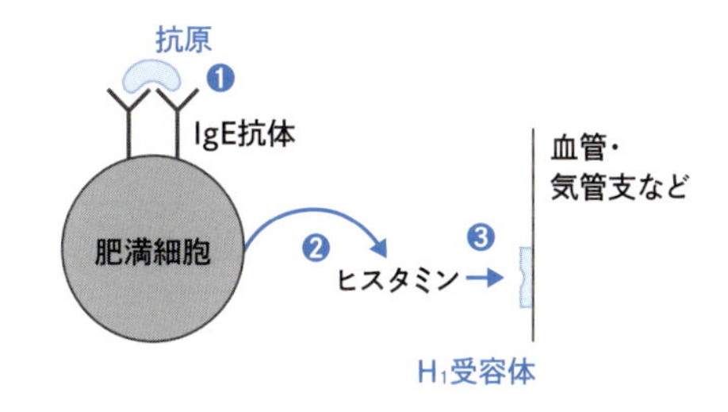

❶肥満細胞上のIgE抗体に抗原(花粉，ハウスダストなど)が結合する
❷肥満細胞内のヒスタミンが遊離される
❸血管内皮細胞や気管支平滑筋のH_1受容体に作用し，各種反応を引き起こす

図2　I型アレルギーにおけるヒスタミン遊離のメカニズム

表1　ヒスタミン受容体の刺激による主な反応

部位（効果器）	主な受容体	受容体の刺激により現れる反応
中枢	H_1	覚醒，自発運動促進，摂食抑制
眼結膜	H_1	痒み，充血
鼻粘膜	H_1	鼻閉，鼻汁，くしゃみ
血管内皮	H_1	血管拡張による血圧降下，内皮細胞の収縮による血管透過性の亢進（浮腫，蕁麻疹の原因）
気管支平滑筋	H_1	気管支平滑筋の収縮による気道閉塞
胃	H_2	プロトンポンプ活性化に伴う胃酸分泌促進

また，ハチ毒や食物アレルギーで見られるアナフィラキシーショックもⅠ型アレルギーであり，血管拡張による急激な血圧低下や，気管支収縮による呼吸困難などの症状が現れます。アナフィラキシーショックが疑われる症状が出てきた場合は，早急にアドレナリンを注射し，かつ医師の診察を受けることが大切です。

ヒスタミン受容体関連薬

H_1 受容体遮断薬（第 1 世代）：ジフェンヒドラミン，クロルフェニラミン

・蕁麻疹，湿疹，皮膚炎，アレルギー性鼻炎などに用いられる
・眠気や抗コリン作用が強く現れる〔ジフェンヒドラミンは，OTC 医薬品（睡眠薬）としても扱われている〕
・眼圧を高める可能性があるため，緑内障患者には使用禁忌（抗コリン作用のため）
・排尿を抑制するため，前立腺肥大など下部尿路に閉塞性疾患のある患者には使用禁忌（抗コリン作用のため）

H_1 受容体遮断薬（第 1 世代）：プロメタジン

・蕁麻疹，湿疹，皮膚炎，アレルギー性鼻炎などに用いられる
・中枢作用により，パーキンソニズムや動揺病の治療にも用いられる
・眠気や抗コリン作用が強く現れる
・PL 配合顆粒内に含まれる抗ヒスタミン薬である
・眼圧を高める可能性があるため，緑内障患者には使用禁忌（抗コリン作用のため）
・排尿を抑制するため，前立腺肥大など下部尿路に閉塞性疾患のある患者には使用禁忌（抗コリン作用のため）

H_1 受容体遮断薬（第 2 世代-1）：セチリジン，フェキソフェナジン，ロラタジン

・蕁麻疹，湿疹，皮膚炎，アレルギー性鼻炎などに用いられる
・P-糖蛋白質により，脳から細胞外へ排出されるとされており，中枢移行性は低い
・眠気や抗コリン作用は現れにくい
・緑内障，前立腺肥大症患者にも使用可能である

H_1 受容体遮断薬（第 2 世代-2）：レボセチリジン，デスロラタジン，ビラスチン，ルパタジン

・前述の第 2 世代と同様，眠気や抗コリン作用は現れにくい
・レボセチリジンは，セチリジン（R 体，S 体を含む）において，H_1 受容体遮断

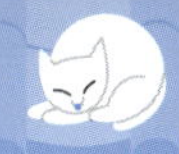

作用の強い「R 体のみ」を製剤化したものである
- デスロラタジンはロラタジンの活性代謝物であり，作用発現に代謝酵素を必要としない（代謝酵素が原因での個人差，相互作用がない）
- ロラタジンは空腹時の服用で血中濃度の低下を招くが，デスロラタジンは食事の影響を受けない
- ビラスチンは強い H_1 受容体遮断作用を示すが，食後投与にて血中濃度は低下する
- ルパタジンは H_1 受容体遮断作用に加え，抗 PAF（platelet activating factor：血小板活性化因子）作用を示す

（注）PAF は血管拡張や血管透過性亢進を起こし，アレルギー症状の発現に関与している

【胃】H_2 受容体遮断薬：シメチジン，ニザチジン，ファモチジン，ラフチジン，ラニチジン

- 胃潰瘍，十二指腸潰瘍，逆流性食道炎に用いられる
- 胃壁細胞の H_2 受容体遮断により，胃酸分泌を抑制する
- シメチジンは CYP1A2，CYP 2C9，CYP 2D6，CYP 3A4 に対する阻害作用を持つため，併用により相互作用を起こす薬物が多い
- H_2 受容体遮断薬の体内からの消失経路は，主に腎排泄である（ラフチジンのみ，主に CYP による肝代謝にて消失する）

ケミカルメディエーター遊離抑制薬：トラニラスト

- 気管支喘息，アレルギー性鼻炎，アトピー性皮膚炎，ケロイド・肥厚性瘢痕に用いられる（内服）
- アレルギー性結膜炎に用いられる（点眼）
- ケミカルメディエーター（ヒスタミン，ロイコトリエンなど）の遊離抑制により，抗アレルギー作用を示す
- ケロイドおよび肥厚性瘢痕由来線維芽細胞のコラーゲン合成を抑制する

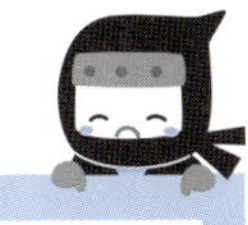

一．ヒスタミン受容体は，アレルギーと胃酸分泌のメカニズムを押さえるべし

一．H_1 受容体遮断薬は，眠気や抗コリンの副作用があることを心得るべし

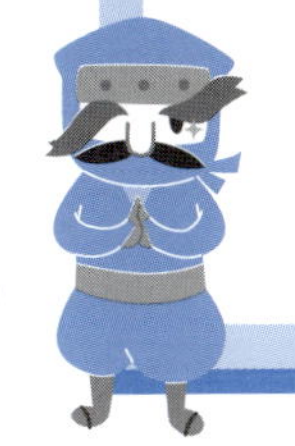

5. セロトニン受容体 の巻

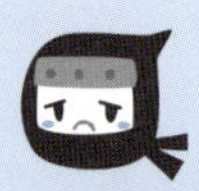
師匠！　少し休憩したくなってきました…

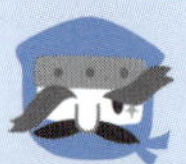
セロトニン受容体が関与しているのかのう

えっ。セロトニンは気分と関係しているのですか？

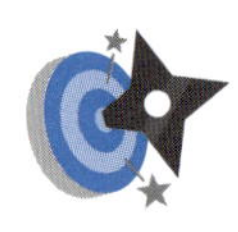

セロトニン受容体の種類を知る

セロトニン受容体には，5-HT_1 受容体，5-HT_2 受容体，5-HT_3 受容体，5-HT_4 受容体などの種類があります。各受容体による反応の違いを押さえておきましょう（図 1）。

各受容体の特徴

・5-HT_1 受容体…Gi 蛋白質共役型受容体

➡神経からのセロトニン放出抑制，睡眠など

・5-HT_2 受容体…Gq 蛋白質共役型受容体
・5-HT_3 受容体…陽イオンチャネル内蔵型受容体
・5-HT_4 受容体…Gs 蛋白質共役型受容体

➡消化管平滑筋の収縮など

5-HT_1 受容体への刺激では，生理活性を抑制させる反応が起きますが，5-HT_2 受容体，5-HT_3 受容体，5-HT_4 受容体は，刺激により生理活性を興奮させる反応が起きることが多いとされています（表 1）。

消化管神経と受容体

消化管の副交感神経に存在する 5-HT_3，5-HT_4 受容体はアセチルコリンの放出促進を通して胃腸運動を亢進させ，平滑筋に存在する 5-HT_2 受容体は受容体の刺激により直接胃腸運動を亢進させます。また，消化管の副交感神経には，オピオイド受容体

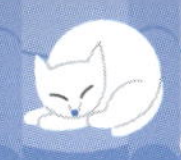

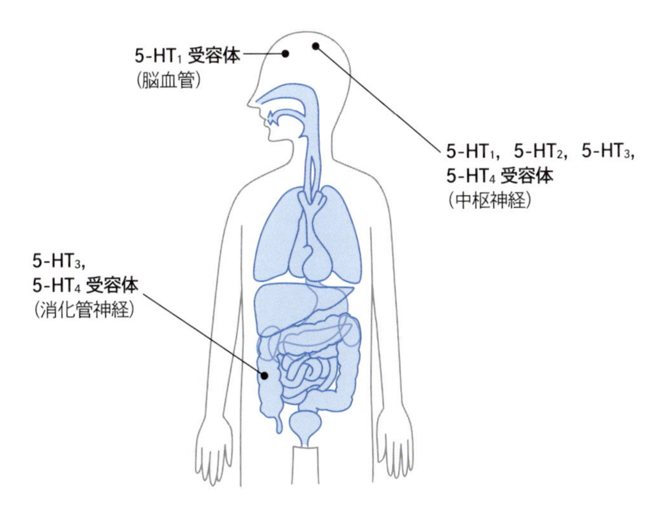

図 1　セロトニン受容体の存在部位（全体像）

表 1　セロトニン受容体の刺激による主な反応

部位（効果器）	主な受容体	受容体の刺激により現れる反応
脳血管	5-HT_1	血管拡張性神経ペプチドの放出を抑制することによる血管収縮
中枢神経	5-HT_1	セロトニンやドパミンなどの放出抑制，睡眠
	5-HT_2	うつ症状や統合失調症の陰性症状に関与
	5-HT_3	延髄化学受容器引き金帯（CTZ）の 5-HT_3 受容体が刺激されると，間接的に嘔吐中枢を興奮させる
	5-HT_4	認知機能に関与
消化管神経（副交感神経）	5-HT_3	アセチルコリン放出促進による，胃酸分泌亢進および腸運動の促進。嘔吐中枢の興奮
	5-HT_4	アセチルコリン放出促進による，胃酸分泌亢進および腸運動の促進
各種平滑筋	5-HT_2	（血管，消化管など）平滑筋の収縮
血小板	5-HT_2	血小板凝集促進

（μ 受容体）とドパミン受容体（D_2 受容体）が存在しています（図 2）。ともに Gi 蛋白質共役型受容体であり，刺激によりアセチルコリンの放出を抑制し，消化管運動を抑制することも覚えておきましょう。

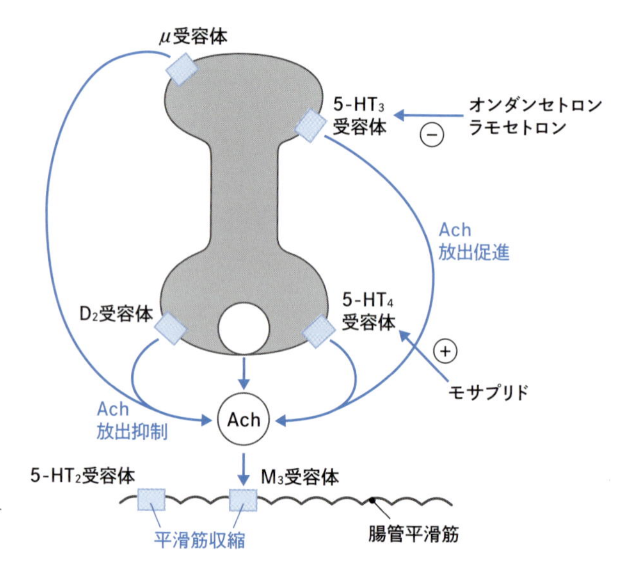

図 2　消化管神経と各種受容体

セロトニン受容体への影響因子

セロトニンの代謝

セロトニンは，モノアミンオキシダーゼ（MAO）での代謝によって，最も効率的に不活性化されます。MAO 阻害薬であるセレギリンを使用するとセロトニンの不活性化が阻害され，セロトニン受容体への刺激作用が増強されます。

セロトニンの神経内への取り込み

セロトニンは，セロトニントランスポーターにより神経内部へ取り込まれます。セロトニントランスポーターはモノアミントランスポーターの一種です。薬剤の使用によって，セロトニントランスポーターが阻害（セロトニン再取り込みが阻害）されると，シナプス間隙でのセロトニン濃度が上昇し，セロトニン受容体への刺激作用が増強されます。

臨床では，選択的セロトニン再取り込み阻害薬としてフルボキサミンやパロキセチンが用いられています。

なお，体内での過度なセロトニン濃度の上昇は，セロトニン症候群（急な不安，興

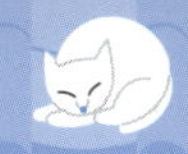

奮，震え，発汗，下痢など）の原因となるため，MAO 阻害薬とセロトニン再取り込み阻害薬の併用は，禁忌に指定されています。

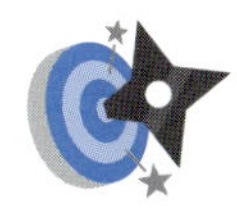

セロトニン受容体関連薬

【脳血管】5-HT_1 受容体刺激薬：スマトリプタン，ゾルミトリプタン

・片頭痛発作時の治療に用いられる（片頭痛の予防には用いない）
・脳血管の 5-HT_1 受容体を刺激し，脳血管拡張による発作痛を改善する
・1 日の投与量，投与間隔に制限あり
・ひと月の間に，10 日以上トリプタン製剤を使用することで，トリプタン乱用頭痛が引き起こされることがある

【中枢神経】5-HT_1 受容体刺激薬：タンドスピロン

・抑うつ，不安，焦燥，睡眠障害などに用いられる
・中枢神経系の 5-HT_1 受容体を刺激し，セロトニンの放出を抑制する
・中枢に作用するため，眠気やふらつきなどの副作用あり

【消化管神経】5-HT_4 受容体刺激薬：モサプリド

・慢性胃炎に伴う，胸やけ・悪心・嘔吐に用いられる
・消化管の副交感神経よりアセチルコリンの放出を促進し，消化管運動を亢進させる
・慢性胃炎に伴う消化器症状に用いる際は，一定期間（通常 2 週間）投与後，症状の改善について評価し，投与継続の必要性を検討すること（漫然と長期間投与しない）

【血小板】5-HT_2 受容体遮断薬：サルポグレラート

・慢性動脈閉塞症による潰瘍，疼痛および冷感などの虚血性諸症状の改善に用いられる
・血小板凝集抑制作用，血管拡張作用に伴う血行障害を改善させる

【中枢神経・消化管】5-HT_3 受容体遮断薬：オンダンセトロン

・抗悪性腫瘍薬投与による悪心・嘔吐に用いられる
・延髄化学受容器引き金帯（CTZ）および，消化管副交感神経の 5-HT_3 受容体を遮断する

【中枢神経・消化管】5-HT_3 受容体遮断薬：ラモセトロン

・下痢型過敏性腸症候群（IBS）に対して用いられる（経口）

・抗悪性腫瘍薬投与に伴う悪心・嘔吐に用いられる（注射）
・下痢型過敏性腸症候群に用いる場合，男性と女性で用量が異なるため注意を要する
　男性：5μgを1日1回投与，1日最高投与量は10μgまで
　女性：2.5μgを1日1回投与，1日最高投与量は5μgまで

【中枢神経】選択的セロトニン再取り込み阻害薬（SSRI）：フルボキサミン，パロキセチン

・うつ病，強迫性障害，社会不安障害などに用いられる
・中枢内での選択的セロトニン再取り込み阻害作用により，神経間隙内でのセロトニン濃度を上昇させ，反復経口投与により5-HT_2受容体のダウンレギュレーション（受容体数の減少）を起こす
・脳内セロトニン濃度の過度の上昇を招くため，MAO阻害薬であるセレギリンとの併用は禁忌である
・フルボキサミンは，CYP1A2の阻害作用が強いため，ラメルテオン（睡眠薬）やチザニジン（筋弛緩薬）との併用は禁忌である
・若年成人において，パロキセチン投与中の自殺行動のリスクが高くなる可能性が報告されている（投与初期や用量変更時に，一時的な中枢興奮作用が現れることがあり，自殺衝動や攻撃性の増強の原因となる）

【中枢神経】セロトニン・ノルアドレナリン再取り込み阻害薬（SNRI）：ミルナシプラン，デュロキセチン

・うつ病，うつ状態に対して用いられる
・糖尿病性神経障害に伴う疼痛，線維筋痛症に伴う疼痛，慢性腰痛症に伴う疼痛，変形性膝関節症に伴う疼痛に用いられる（デュロキセチン）
・鎮痛作用を示す，下行性神経を活性化する（デュロキセチン）
・脳内セロトニン・ノルアドレナリン濃度の過度の上昇を招くため，MAO阻害薬であるセレギリンとの併用は禁忌である

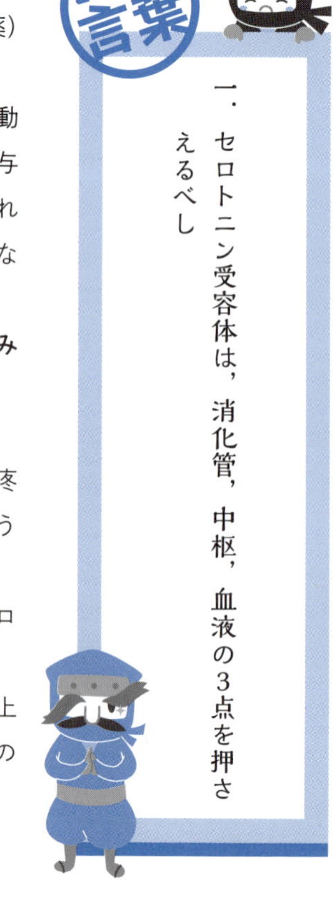

6. ドパミン受容体の巻

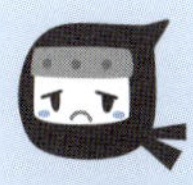

ドパミンに関係する薬は，循環器領域もあるし神経内科領域もあるし，覚えるのが大変です

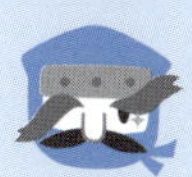

薬物療法に関する受容体の数は少ないから，心配しなくてもいいのじゃ

光が見えてきました！

D_2 受容体を理解する

ドパミン受容体にも，さまざまな種類がありますが，薬剤の作用機序を考えるうえで，重要となるのは D_2 受容体です。本稿では D_2 受容体に絞り，おさらいしていきます。

D_2 受容体は Gi 蛋白質共役型受容体であるため，おおよその部位の反応では，刺激により抑制的な反応を起こします（表 1）。中枢神経系においては，D_2 受容体の刺激により統合失調症の陽性症状（幻覚，幻聴など）が現れるとされており，また大脳基底核の D_2 受容体への刺激が不足することでパーキンソニズムが現れるとされています。D_2 受容体は受容体の刺激による抑制的なイメージ以外に，統合失調症やパーキンソン病との関わりを知っておくことが大切です。

表 1　ドパミン受容体の刺激による主な反応

部位（効果器）	主な受容体	受容体の刺激により現れる反応
中枢神経系	D_2	大脳基底核：不随意運動の調節 大脳皮質前頭前野：統合失調症の陽性症状に関与 脳下垂体前葉：プロラクチン（乳汁分泌ホルモン）の放出抑制 延髄化学受容器引き金帯（CTZ）：嘔吐中枢の興奮
消化管神経 （副交感神経）	D_2	アセチルコリン放出抑制による胃腸運動の抑制

ドパミン受容体への影響因子

ドパミンの代謝

ドパミン作動性神経から放出されたドパミンは，モノアミンオキシダーゼ（MAO）やカテコール-*o*-メチルトランスフェラーゼ（COMT）などの酵素により代謝を受けて，ドパミン受容体への刺激作用を失います。反対に薬剤の使用によりMAO，COMTが阻害された場合は，ドパミンの不活化が阻害され，ドパミン受容体への刺激作用が増強されます。

なお，MAO，COMTはドパミン以外でも類似の構造を持つものの不活化も促進しています。ドパミンの作用を増強させる薬剤として，臨床ではMAO阻害薬であるセレギリンが，パーキンソン病の治療に用いられています。

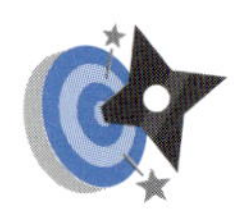

ドパミン受容体関連薬

【中枢】D_2受容体刺激薬：レボドパ・カルビドパ配合薬

・パーキンソン病の治療に用いられる
・ドパミン自体は，末梢から中枢に移行できないため，中枢移行性を持つレボドパの形で投与する
・レボドパは末梢で脱炭酸され，ドパミンに変換されるため，脱炭酸阻害薬（カルビドパ）との合剤が用いられる（図1）

【中枢】D_2受容体刺激薬：ペルゴリド，プラミペキソール，ロチゴチン

・化学構造より，ペルゴリド（麦角系），プラミペキソール（非麦角系），ロチゴチン（非麦角系）に分類される
・パーキンソン病の治療に用いられる
・レストレスレッグス症候群の治療に用いられる（プラミペキソール，ロチゴチン）
・麦角系では心臓弁膜症の副作用が，非麦角系では突発的睡眠の副作用が，それぞれ懸念される
・ロチゴチンは1日1回の経皮吸収型製剤であり，24時間，薬物血中濃度を一定に保つことができる

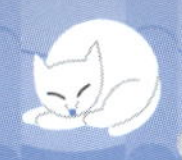

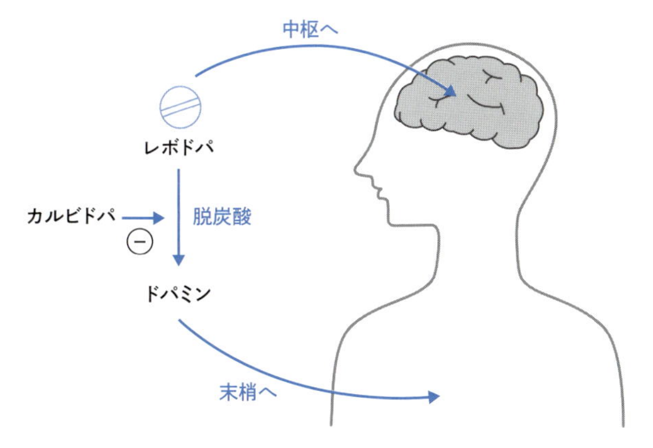

図 1　レボドパ・カルビドパ配合薬の作用点

【中枢】MAO_B 阻害薬：セレギリン，ラサギリン

- ドパミン代謝を抑制し，中枢内のドパミン濃度を上昇させる
- パーキンソン病の治療に用いられる
- セレギリンは覚醒剤原料に指定されており，規制の対象となる（ラサギリンはアンフェタミン骨格を有していないため，覚醒剤原料には指定されておらず，規制対象にはならない）
- トラマドール，タペンタドール，三環系抗うつ薬，四環系抗うつ薬，SSRI，SNRI など数多くの併用禁忌が存在する
- ラサギリンは，中等度以上の肝機能障害患者（Child-Pugh 分類 B または C）には投与禁忌〔Child-Pugh 分類については，「其の参　4．特殊病態下に伴う薬物動態の特徴（肝）の巻」参照〕。

【中枢・消化管】D_2 受容体遮断薬：メトクロプラミド，ドンペリドン

- 悪心，嘔吐，食欲不振の改善に用いられる
- 消化管にて副交感神経の D_2 受容体を遮断することで，アセチルコリンの放出を促進し，胃腸運動を促進させる（p.048，図 2 参照）
- 延髄化学受容器引き金帯（CTZ）の D_2 受容体を遮断し，嘔吐中枢の興奮を抑制する
- D_2 受容体遮断に由来する錐体外路症状やプロラクチン分泌促進などの副作用がある

・胎児の催奇形性の可能性があるため，ドンペリドンの妊婦への投与は禁忌

【中枢】D_2 受容体遮断薬：クロルプロマジン

・統合失調症の陽性症状に用いられる

・D_2 受容体遮断に由来する，錐体外路症状やプロラクチン分泌促進などの副作用がある

・中枢および末梢で，α_1 受容体や H_1 受容体，M_3 受容体への遮断作用も示すため，低血圧や眠気，口渇などの副作用がある

【中枢】D_2 受容体，5-HT_2 受容体遮断薬：リスペリドン，ペロスピロン

・セロトニン，ドパミン，アンタゴニスト（SDA）と呼ばれる

・統合失調症の陽性症状および陰性症状に用いられる

・5-HT_2 受容体遮断作用を有するため，統合失調症の陰性症状にも効果を示す

・D_2 受容体遮断に由来する，錐体外路症状やプロラクチン分泌促進などの副作用がある（クロルプロマジンよりも軽度）

【中枢】D_2 受容体，5-HT_2 受容体遮断薬（α_1，H_1 などの受容体も遮断）：オランザピン，クエチアピン

・多元受容体作用抗精神病薬（MARTA）と呼ばれる

・D_2 受容体，5-HT_2 受容体，その他多くの受容体を遮断する

・統合失調症の陽性症状および陰性症状に用いられる

・著しい高血糖を招くことがあり，糖尿病患者には投与禁忌

・抗悪性腫瘍薬投与に伴う，消化器症状の改善にも適応あり（オランザピン）

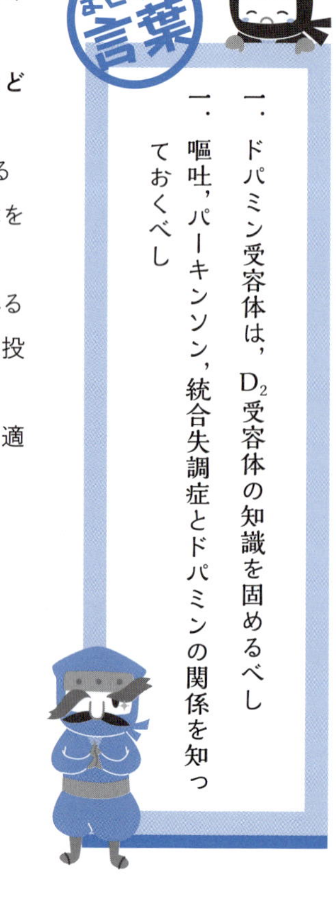

7. GABA 受容体 の巻

長い時間勉強していると，徐々に眠たくなってきました…

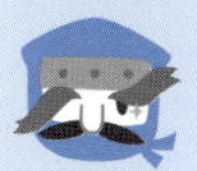
ふむ，だったら眠気に関与する受容体の解説をしようかのう

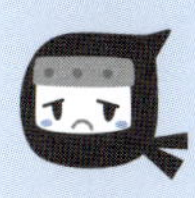
今なら覚えられそうな気がします

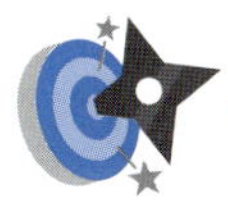

GABA$_A$ 受容体，GABA$_B$ 受容体を知る

γ-アミノ酪酸（GABA）受容体は，GABA$_A$ 受容体と GABA$_B$ 受容体に大別されます。ともに体内の抑制的な反応に関与する受容体です。

- **GABA$_A$ 受容体**：陰イオン（Cl^-）チャネル内蔵型受容体であり，チャネルとまとめて GABA$_A$ 受容体-Cl^-チャネル複合体とも呼ばれています（図 1）。この GABA$_A$ 受容体の中に，ベンゾジアゼピン受容体やバルビツール酸誘導体結合部位が含まれています。GABA$_A$ 受容体の作用により Cl^-が神経内に流入し，眠たくなる，気分が落ち着くなどの抑制的な反応が現れます（この作用に着目した「チョコレート」も発売されており，GABA という名前は一般的にも認知されてきました

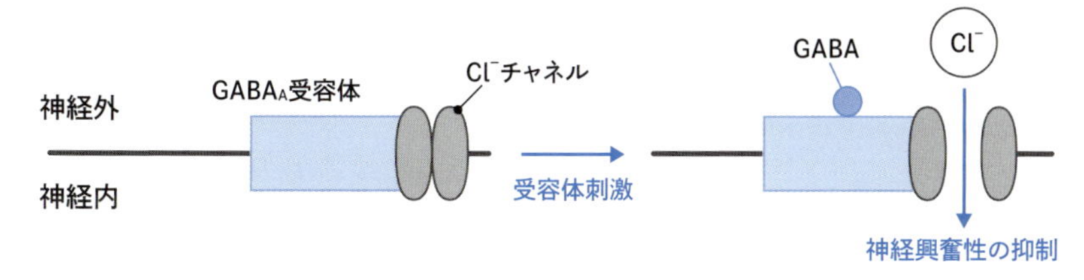

図 1　GABA$_A$ 受容体

表 1　GABA 受容体の刺激による主な反応

部位（効果器）	主な受容体	受容体の刺激により現れる反応
中枢（脳）	$GABA_A$	催眠，抗不安，筋弛緩など
中枢（脊髄）	$GABA_B$	筋弛緩など

ね)。$GABA_A$ 受容体は，睡眠薬や抗不安薬の作用点として非常に重要な受容体です。

・**$GABA_B$ 受容体**：Gi 蛋白質共役型受容体。脊髄に存在し，刺激により鎮静や筋弛緩などの抑制的な反応が現れます（表 1）。

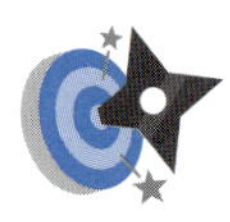

GABA 受容体への影響因子

GABA トランスアミナーゼ

GABA トランスアミナーゼは，GABA を放出する神経，GABA 神経支配を受けている非 GABA 神経細胞内や，グリア細胞内に存在する GABA 分解酵素です。GABA トランスアミナーゼによる代謝を受けることで，GABA は受容体刺激作用を失います。臨床では，GABA トランスアミナーゼ阻害薬として，抗てんかん薬であるバルプロ酸が用いられています。バルプロ酸は GABA による中枢抑制作用を増強させます。

ニューキノロン系抗菌薬と NSAIDs の併用

ノルフロキサシンなどのニューキノロン系抗菌薬と，フルルビプロフェンなどの NSAIDs の併用では，GABA の作用が阻害されることで，痙攣が現れる可能性があります。特に，例に挙げたノルフロキサシンとフルルビプロフェンの組み合わせは併用禁忌に指定されています。

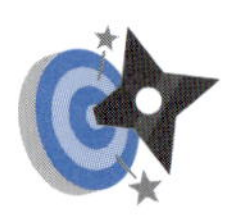

GABA 受容体関連薬

ベンゾジアゼピン系：トリアゾラム（短時間作用型），エスタゾラム（中時間作用型），フルラゼパム（長時間作用型）

・短時間作用型は入眠障害に，中時間作用型は中途覚醒に，長時間作用型は早朝覚

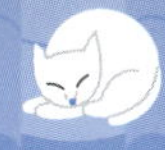

醒に対してそれぞれ用いる

- 中枢 $GABA_A$ 受容体内のベンゾジアゼピン受容体を刺激し，Cl^- を神経内に流入させる
- 筋弛緩作用あり
- 長期連用により，依存や耐性が形成される可能性あり

ベンゾジアゼピン系：エチゾラム（短時間作用型）

- 短時間作用型であり，入眠障害や不安，筋緊張に対して用いられる
- 他のベンゾジアゼピン系薬よりも催眠作用は弱く，筋弛緩作用は強い
- 長期連用により，依存や耐性が形成される可能性あり

非ベンゾジアゼピン系：ゾルピデム（短時間作用型）

- 短時間作用型であり，入眠障害に用いられる
- 中枢 $GABA_A$ 受容体内のベンゾジアゼピン受容体を刺激し，Cl^- を神経内に流入させる
- 筋弛緩作用は現れにくい（転倒防止などの観点で高齢者に使いやすい）
- 構造内にベンゾジアゼピン系の骨格を持たないため，ベンゾジアゼピン系で見られるような依存や耐性は生じにくい

（注）ベンゾジアゼピン系・非ベンゾジアゼピン系薬に共通する禁忌
GABA 受容体刺激作用を通した筋弛緩作用だけでなく，抗コリン作用も示すため，重症筋無力症，急性狭隅角緑内障の患者に対しては，ベンゾジアゼピン系・非ベンゾジアゼピン系薬ともに，使用禁忌。

$GABA_B$ 受容体刺激薬：バクロフェン

- 痙性麻痺に対して用いられる
- 脊髄に対しての選択的な抑制により，筋弛緩作用を示す

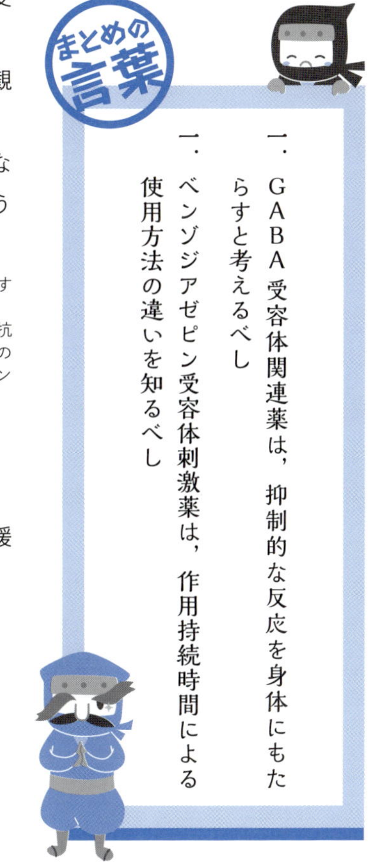

8. オピオイド受容体の巻

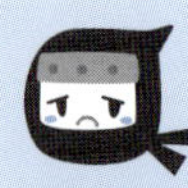
モルヒネはとても強い痛み止めのようですね

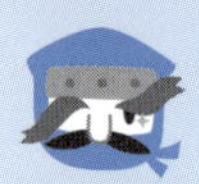
痛みも抑えてくれるのじゃが，副作用，依存と気をつけることがいっぱいじゃ

勉強させていただきます！

オピオイド受容体には，μ（ミュー）受容体，δ（デルタ）受容体，κ（カッパー）受容体などがあります。本稿では，薬剤との関わりの深いμ受容体とκ受容体について説明します。

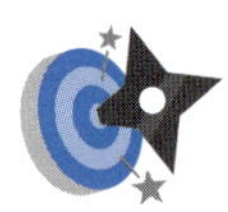

μ受容体，κ受容体を知る

μ受容体，κ受容体は，ともにGi蛋白質共役型受容体で，生理活性の抑制的な反応に関与します。これらの受容体は，大脳，脊髄など中枢に存在し，刺激により強力な鎮痛作用を示します（表1）。

また，μ受容体は消化器系の副交感神経上にも存在しており，刺激によりアセチルコリンの放出を抑制し，消化管運動を抑制します（p.048，図2参照）。

表1　オピオイド受容体の刺激による主な反応

部位（効果器）	主な受容体	受容体の刺激により現れる反応
中枢	μ，κ	（中枢全般）鎮痛作用，鎮静作用，（延髄）鎮咳，呼吸抑制
動眼神経核 （副交感神経）	μ	アセチルコリン放出促進による縮瞳
消化管神経 （副交感神経）	μ	アセチルコリン放出抑制による胃腸運動の抑制

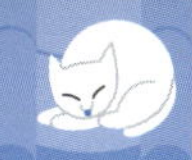

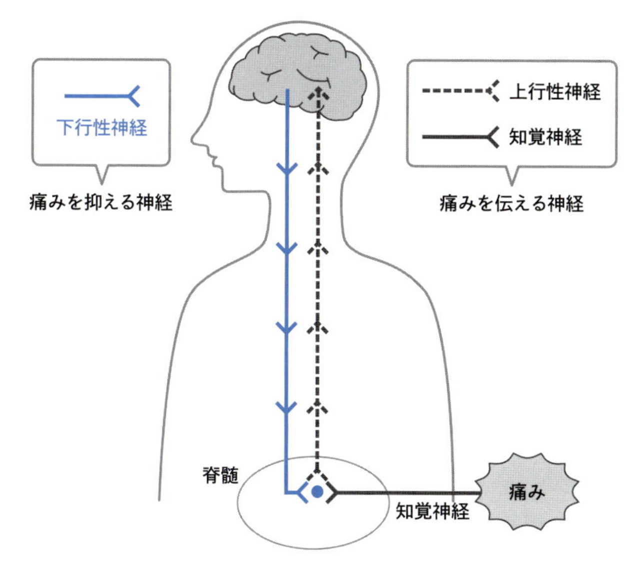

図1　上行性および下行性神経と痛み

μ受容体による鎮痛作用

痛みのシグナルは，知覚神経を通して，まず脊髄後角に伝わります。その後，上行性の神経により，大脳までシグナルが届き，「痛み」は現れます。一方，中脳・延髄から脊髄まで，下方に向かって伸びているセロトニン・ノルアドレナリンを放出する神経系があり，これらの下行性の神経は，知覚神経から上行性神経への「痛み」の伝達を抑制します（図1）。この下行性の神経が働くことで，痛みが抑えられているのです。モルヒネなど，μ受容体，κ受容体を刺激する薬剤は，この下行性神経の活性化により強力な鎮痛作用を示しています。

オピオイド受容体関連薬

【麻薬】μ受容体刺激薬：モルヒネ，オキシコドン，フェンタニル

- がん性疼痛の緩和に用いられる（フェンタニルは慢性疼痛への適応もあり）
- 副作用の出現や，鎮痛効果が不十分な際は，オピオイドローテーションによる薬剤の変更が有効な場合がある（モルヒネ→オキシコドン，モルヒネ→フェンタニルなどの薬の切り替え）

・鎮痛活性の強さは「フェンタニル＞オキシコドン＞モルヒネ」の順である
・フェンタニルの作用持続時間は短い（経皮徐放型のパッチ製剤により，長時間の作用が可能）

【非麻薬】κ受容体刺激薬：ペンタゾシン

・がん性疼痛や，麻酔前の鎮痛薬として用いられる
・κ受容体刺激による鎮痛作用を示すが，μ受容体に対する遮断作用も示す
・μ受容体遮断作用のため，オピオイドローテーションンには適さない（継続的に刺激されてきたμ受容体は，急に遮断することで，下痢，頻脈，発汗，不安，不眠などの退薬症状が誘発される可能性がある）
・鎮痛活性は，モルヒネよりも弱い

【非麻薬】μ受容体刺激薬：トラマドール

・慢性疼痛，がん性疼痛
・μ受容体刺激作用およびセロトニン・ノルアドレナリン再取り込み阻害作用にて，下行性神経を活性化する

（注）オピオイド系薬に共通する副作用
・依存，耐性（同じ量では鎮痛効果が得られなくなってくる）を形成する
・呼吸抑制，眠気など中枢抑制作用由来の副作用
・延髄化学受容器引き金帯（CTZ）の D_2 受容体刺激による嘔吐
・消化管，副交感神経のμ受容体刺激による便秘
・動眼神経核のμ受容体刺激による縮瞳

μ受容体遮断薬：ナロキソン

・オピオイド系薬による中毒に対しての解毒剤である
・μ受容体の遮断により，オピオイド系薬による呼吸抑制や覚醒遅延の改善に用いられる
・オピオイド系薬以外の薬剤が原因での呼吸抑制に対しては、ナロキソンの投与は無効であるため，禁忌に指定されている

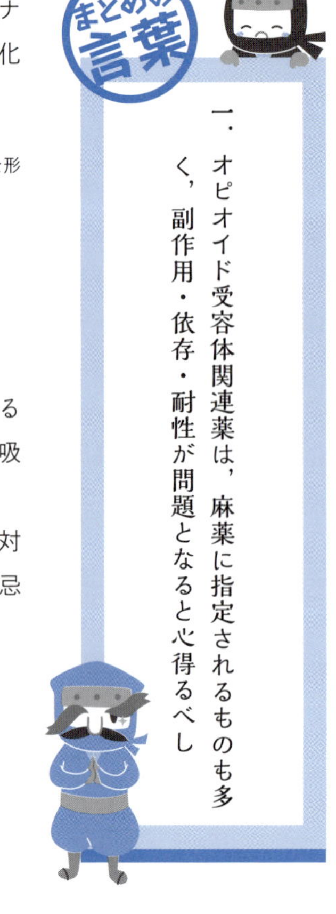

9. アンジオテンシンⅡ受容体の巻

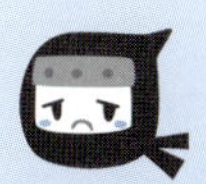
アンジオテンシンⅠにアンジオテンシンⅡ，AT_1 に AT_2…。何が何やら混乱してしまいます

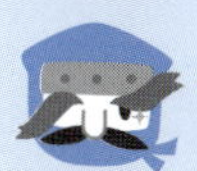
のう，忍。受容体を刺激するのはアンジオテンシンⅡのみじゃ

えっ，そうだったんですか?!

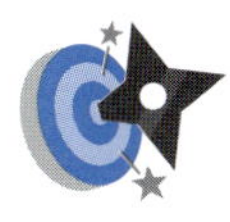

アンジオテンシンⅡ受容体を知る

アンジオテンシンⅡ受容体には AT_1 受容体，AT_2 受容体などがありますが，薬剤と関わりの深い AT_1 受容体を中心におさらいしましょう。また，アンジオテンシンⅡは生成の過程や，受容体結合後のアルドステロン分泌などでも多くの薬剤が作用するため，受容体以外の周辺知識を深めておくことも大切です。

AT_1 受容体は，Gq 蛋白質共役型受容体で，受容体の刺激により，生理活性を興奮させるような反応を起こします。

アンジオテンシンⅡの生成は，肝臓からのアンジオテンシノーゲンの分泌から始まります（図 1）。アンジオテンシノーゲンは，腎臓から分泌されたレニンによって，不活性体のアンジオテンシンⅠへ変換されます。このアンジオテンシンⅠに対してアンジオテンシンⅠ変換酵素（ACE）が働くことで，活性体であるアンジオテンシンⅡが生成されます。

アンジオテンシンⅡが AT_1 受容体に働くと，血管の収縮，アルドステロンの分泌などの反応が進むため，高血圧症の病態に深く関わっており，臨床では ACE 阻害薬や AT_1 受容体遮断薬（ARB）が用いられています。

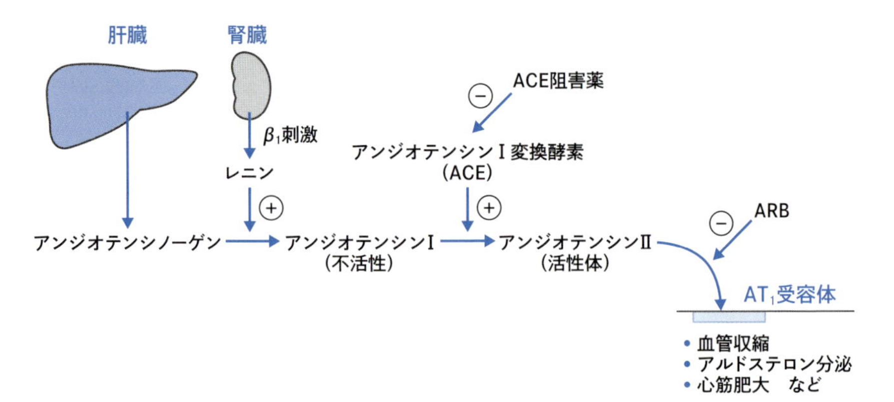

図 1　アンジオテンシンII生成から反応までの流れ

表 1　AT_1 受容体の刺激による主な反応

部位（効果器）	主な受容体	受容体の刺激により現れる反応
血管平滑筋	AT_1	血管収縮による血圧上昇
心筋	AT_1	心肥大と刺激伝導系の障害
副腎皮質	AT_1	アルドステロン分泌促進

アルドステロン

尿細管における Na^+再吸収促進，K^+排泄促進作用を持っています。アルドステロンの過剰分泌は，血中 Na^+濃度の上昇による血圧上昇（塩分を摂りすぎた状態をイメージしてください）や，低カリウム血症を引き起こします。

臨床では抗アルドステロン薬として，スピロノラクトンが多く用いられており，利尿作用や血圧降下が期待される一方，高カリウム血症への注意が必要です。

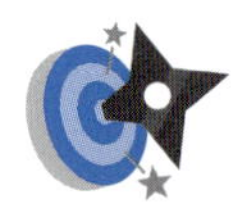

アンジオテンシンII受容体関連薬

アンジオテンシンⅠ変換酵素（ACE）阻害薬：イミダプリル，テモカプリル，エナラプリル

・高血圧症に用いられる（イミダプリルのみ 1 型糖尿病に伴う糖尿病性腎症への適応あり）

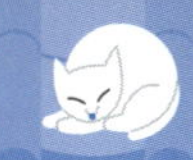

・アンジオテンシンⅠ変換酵素の阻害により，アンジオテンシンⅡの合成を阻害する（血管拡張作用，アルドステロン分泌抑制作用）
・炎症惹起作用を持つブラジキニンの分解を抑制する（肺でのブラジキニン濃度が上昇し，副作用として空咳を起こすことがある）
・テモカプリルは主に胆汁中に排泄され，腎機能低下患者に対しても通常用量で投与できる
・空咳の副作用を利用し，誤嚥性肺炎の予防に用いられることがある（保険適用外）

AT_1 受容体遮断薬（ARB）：アジルサルタン，カンデサルタン，オルメサルタン，バルサルタン，テルミサルタン，ロサルタン

・高血圧症に用いられる（ロサルタンのみ2型糖尿病に伴う糖尿病性腎症への適応あり）
・AT_1 受容体を遮断する（血管拡張作用，アルドステロン分泌抑制作用）
・ブラジキニン分解抑制作用はないため，空咳の副作用は起こさない
・テルミサルタンは食事の影響を受け，食後投与で血中濃度の低下が起こる（毎回食後に服用している患者が空腹時に服用すると，過度の血圧低下を招く恐れがある）

直接的レニン阻害薬：アリスキレン

・分泌後のレニンに直接結合してしまうことで，アンジオテンシンⅠおよびアンジオテンシンⅡの生成を阻害する
・P糖蛋白による体外への排泄が抑制されるため，シクロスポリンやイトラコナゾールとは併用禁忌
・ACE阻害薬またはARB投与中の糖尿病患者には使用禁忌（非致死性の脳卒中，腎機能障害，高カリウム血症および低血圧などのリスク増加が報告されている）

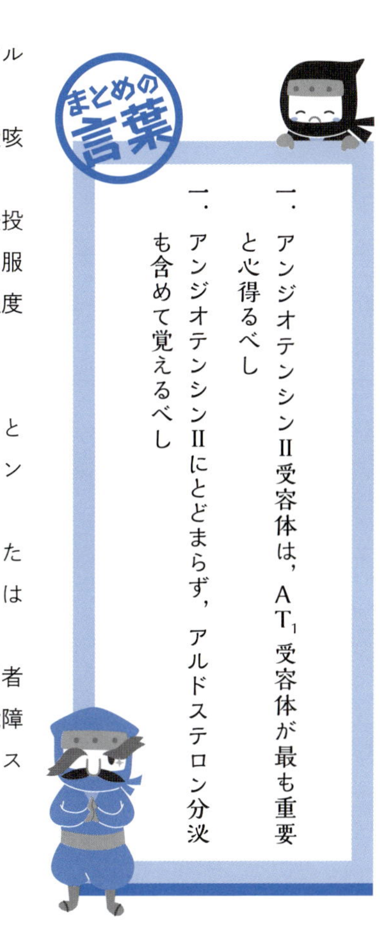

10. エンドセリン受容体 の巻

エンドセリン受容体は，あまり薬の種類がないので忘れてしまいがちです

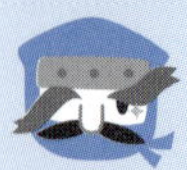

何じゃと！　循環器との関係も深く，新薬が出てくる可能性も十分あるのじゃ

は，はい。しっかりおさらいします

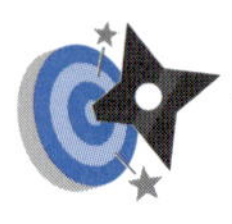

ET_A 受容体，ET_B 受容体を知る

エンドセリンが作用する受容体には，ET_A 受容体と ET_B 受容体の 2 種類があります。両受容体の作用はよく似ています。ET_A 受容体，ET_B 受容体は，ともに Gq 蛋白質共役型受容体で，受容体の刺激により，生理活性を興奮させるような反応を起こします（表 1）。血管平滑筋の ET_A 受容体，ET_B 受容体は血管収縮作用を示し，血管内皮細胞の ET_B 受容体は NO 遊離による血管拡張作用を示します。エンドセリンは肺動脈性肺高血圧症，一部の高血圧，くも膜下出血後の脳血管の攣縮，心不全，急性腎不全などの症状への関与が疑われ，これらの疾患時には血管収縮作用が問題となっています。

エンドセリン受容体と肺動脈性肺高血圧症

心臓から肺に血液を送る血管を「肺動脈」といい，肺動脈の血圧が異常に上昇して

表 1　ET_A，ET_B 受容体の刺激による主な反応

部位（効果器）	主な受容体	受容体の刺激により現れる反応
血管平滑筋	ET_A，ET_B	血管収縮による血圧上昇
血管内皮細胞	ET_B	NO 遊離による血管拡張作用
心筋	ET_A，ET_B	心収縮力増強，心拍数増加，冠血管収縮
腎臓	ET_A，ET_B	輸入・輸出細動脈収縮

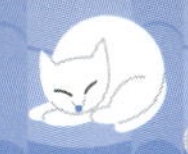

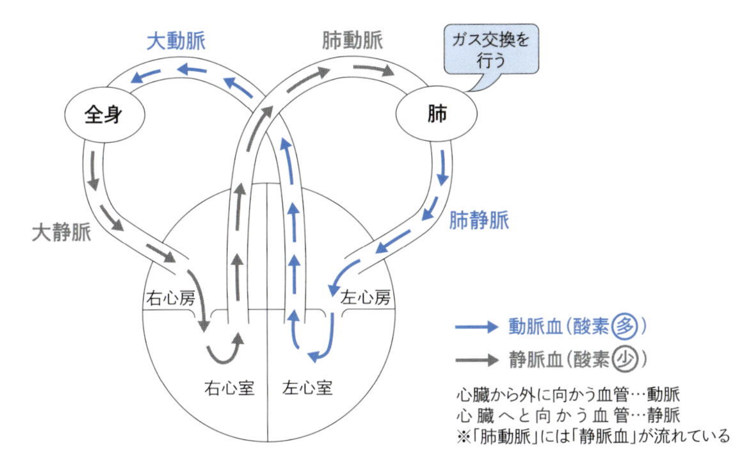

図1　全身循環と肺循環

しまう疾患が「肺動脈性肺高血圧症（pulmonary arterial hypertension：PAH）」です。PAHを起こすと，肺への血液循環が悪くなってしまうため，軽い動作で息切れや呼吸困難が現れるようになってしまいます。肺への血液循環の不調が長期間持続すると，肺動脈の根元部分「右心室」に負荷がかかり続けることになり，やがて「右心不全」を引き起こしてしまいます（肺動脈および右心室の位置関係は図1）。

治療には，肺動脈を拡張するPGI_2誘導体であるベラプロストや，エンドセリン受容体拮抗薬であるボセンタン，マシテンタン，アンブリセンタンが用いられます。

エンドセリン受容体関連薬

非選択的ET受容体遮断薬-1：ボセンタン

・肺動脈性肺高血圧症以外に全身性強皮における手指潰瘍の発症抑制にも用いられる
・小児への適応あり
・ET_A受容体，ET_B受容体をともに遮断し，血管を拡張する
・10％以上の確率で肝機能障害が出現するため，定期的な肝機能検査が必要
・CYP2C9，CYP3A4によって代謝される（CYP2C9，CYP3A4誘導作用もあり，多くの薬物相互作用がある）

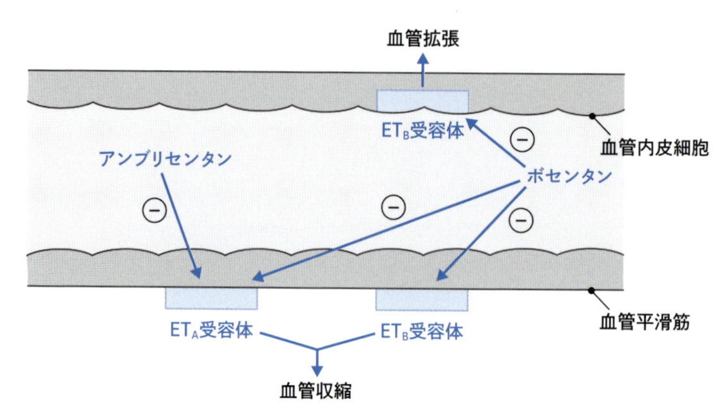

図2　ボセンタン，アンブリセンタンの作用点

非選択的ET受容体遮断薬-2：マシテンタン

- 肺動脈性高血圧症に用いられる
- ET$_A$受容体，ET$_B$受容体をともに遮断し，血管を拡張する
- 主にCYP3A4によって代謝される（リファンピシン，カルバマゼピン，フェニトインなど，強くCYP3A4を誘導する薬剤とは併用禁忌）
- 10％以上の確率で出現するような副作用はない

選択的ET$_A$受容体遮断薬：アンブリセンタン

- 肺動脈性高血圧症に用いられる
- より疾患への関与の深いET$_A$受容体を遮断する（図2）
- 10％以上の確率で過敏症反応（血管浮腫，発疹など）が出現する
- 主にグルクロン酸抱合による代謝を受けるため，ボセンタンに比べ，CYP関連の相互作用は起きにくい

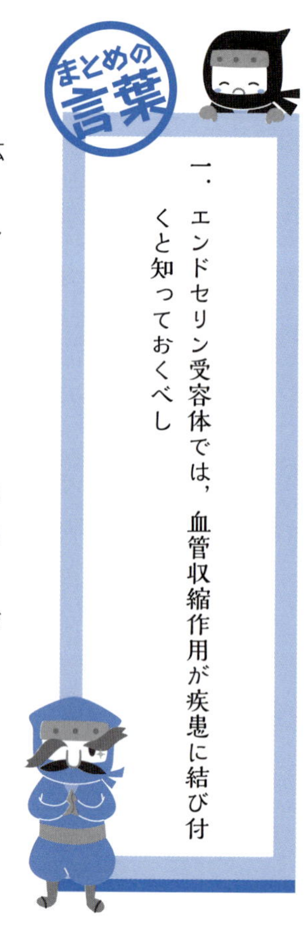

11. プロスタノイド受容体の巻

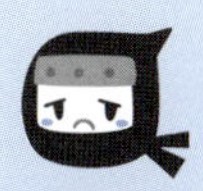
プロスタノイド受容体って，種類が多すぎてさっぱりわかりません

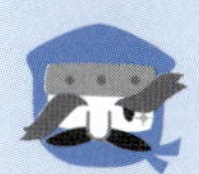
幅広くはあるが，目，血管，胃，子宮の作用から始めてみてはどうじゃ

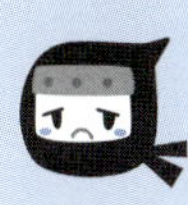
それくらいなら何とかなりそうです

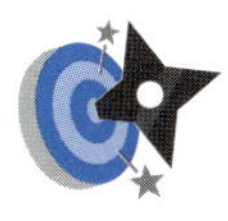

エイコサノイドを知る

プロスタグランジン（PG），トロンボキサン A_2（TXA_2），ロイコトリエン（LT）は，まとめてエイコサノイドと呼ばれています。エイコサノイドのうち，PG および TXA_2 は，特にプロスタノイドと呼ばれています。これらプロスタノイドの受容体には，EP 受容体，FP 受容体，IP 受容体，TP 受容体などがあり，さまざまな作用の発現に関与しています。

（注）近年，プロスタグランジン受容体，ドロンボキサン受容体は，「プロスタノイド受容体」と表記されることが増えており，本稿では「プロスタノイド受容体」の表記で統一しています。

PG，TXA_2，LT は，細胞膜リン脂質から生成されます。ホスホリパーゼ A_2 により，アラキドン酸となり，そこからシクロオキシゲナーゼ（COX）により反応が進むと PG となり，アラキドン酸から 5-リポキシゲナーゼによる反応が進むとロイコトリエンが生成されます（図 1）。なお，PG に TX 合成酵素が作用すると TXA_2 の生成が起こります。

各種 PG および作用する受容体

PG には PGE_1，PGE_2，PGI_2，$PGF_{2α}$ などがあり，PGE_1，PGE_2 は EP 受容体へ，$PGF_{2α}$ は FP 受容体へ，PGI_2 は IP 受容体へそれぞれ作用します（図 2，表 1）。

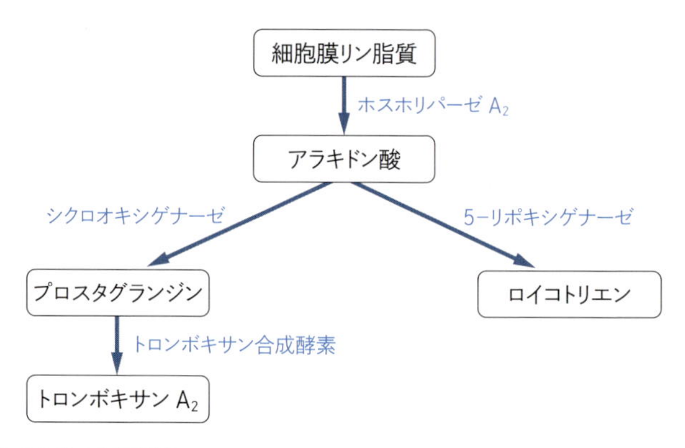

図 1　エイコサノイドの生成経路

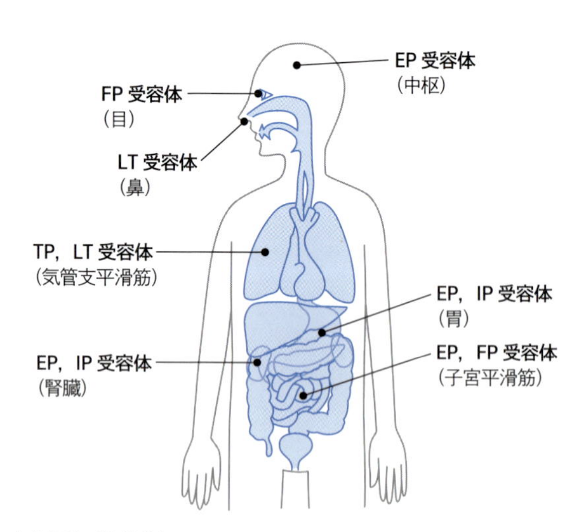

図 2　各受容体の存在部位（全体像）

PG は COX 経路により生成されます。COX には類似した 2 つの種類があり，COX-1 により生成される PG は生理的役割（胃粘膜保護，血管・血小板・腎臓の機能維持）を担い，COX-2 により生成される PG は熱や痛みの原因となります。

PG による胎児期の動脈管開存作用

動脈管とは，胎児の肺動脈から大動脈への抜け道になっている血管のことです。胎児は，呼吸をしていないので，肺を通らない血液循環をしています。PG 類には，この動脈管を開けておく作用があります。

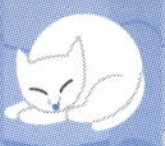

表1　各受容体の刺激により現れる主な反応

部位（効果器）	主な受容体	エイコサノイド	受容体の刺激により現れる反応
中枢	EP	PGE_1，PGE_2	体温上昇
目	FP	$PGF_{2\alpha}$	眼房水排出促進による眼圧低下
鼻	LT	LT	鼻閉
血管平滑筋	EP	PGE_1	血管拡張
	TP	TXA_2	血管収縮
血小板	IP	PGI_2	血小板凝集抑制
	TP	TXA_2	血小板凝集促進
気管支平滑筋	TP	TXA_2	気管支収縮による気道閉塞
	LT	LT	
胃	EP	PGE_2	胃酸分泌抑制，粘液分泌 胃血流増大
	IP	PGI_2	
腎臓	EP	PGE_2	腎血流量増加，尿生成
	IP	PGI_2	
子宮平滑筋	EP	PGE_1，PGE_2	子宮収縮
	FP	$PGF_{2\alpha}$	
その他	EP	PGE_1，PGE_2	炎症，疼痛
	IP	PGI_2	

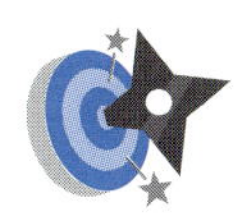

プロスタノイド受容体関連薬

【血管・血小板】EP 受容体刺激薬：リマプロスト　アルファデクス（PGE_1 誘導体）

・閉塞性血栓血管炎に伴う潰瘍や疼痛，脊柱管狭窄症に伴う疼痛やしびれに用いる

・血管拡張作用，血小板凝集抑制作用を示し，末梢循環を改善する

・子宮収縮作用のため，妊婦への投与は禁忌である

【血管・血小板】IP 受容体刺激薬：ベラプロスト（PGI_2 誘導体）

・慢性動脈塞栓症に伴う潰瘍や疼痛，高血圧症，肺動脈性肺高血圧症に用いられる

・血管拡張作用，血小板凝集抑制作用を示し，末梢循環を改善する

・子宮収縮作用のため，妊婦への投与は禁忌である

【目】FP 受容体刺激薬：ラタノプロスト（$PGF_{2\alpha}$誘導体）

・緑内障，高眼圧症に用いられる

・ぶどう膜強膜流出路からの，眼房水排出を促し，眼圧を降下させる

・虹彩や眼瞼に高頻度で色素沈着が起こるため，点眼後は洗顔するよう指導する

【胃】EP 受容体刺激薬：ミソプロストール（PGE_1 誘導体）

・非ステロイド性消炎鎮痛剤の長期投与時にみられる胃潰瘍および十二指腸潰瘍に用いる

・胃酸分泌抑制，粘液分泌促進，胃血流増大などの作用を示す

・子宮収縮作用のため，妊婦への投与は禁忌である

【胃】PG 増加薬：テプレノン，レバミピド

・胃炎，胃潰瘍に用いる

・胃粘膜 PGE_2，PGI_2 含量を増加させる

・胃酸分泌抑制，粘液分泌促進，胃血流増大などの作用を示す

・妊婦への投与も可能

COX 阻害薬・非ステロイド性消炎鎮痛薬（NSAIDs）：アスピリン，インドメタシン，ジクロフェナク

・頭痛，歯痛，月経痛，関節リウマチ，感冒の際の発熱などに用いられる

・COX 阻害により，PG および TXA_2 の生成を阻害する

・副作用としてライ症候群を起こすことがある（注 1）

・低用量アスピリンは，抗血栓薬として用いられる（注 2）

（注 1）ライ症候群について
アスピリン，インドメタシン，ジクロフェナクなどの NSAIDs は，インフルエンザなどのウイルス性疾患時に用いると，ライ症候群という深刻な脳症を引き起こす可能性があります（インフルエンザウイルス感染時の解熱には，アスピリンと作用機序の異なる解熱薬として，アセトアミノフェンを用います）。

（注 2）アスピリンによる血小板凝集抑制作用および抗炎症作用
アスピリンは，使用する用量によって現れる作用が異なります。低用量（81～100mg）で使用すると，「血小板内」の COX が阻害され，血小板凝集阻害作用が現れます。脳梗塞の再発予防に，よく用いられているのは，そのためです。一方，解熱鎮痛の目的で用いる高用量（330mg）では，「血管内皮」の COX が阻害されます。高用量での使用は，血小板凝集に対してはむしろ促進する働きが出てしまいます。このように，アスピリンは低用量，高用量で全く用途が異なることを覚えておきましょう。

COX 阻害薬・NSAIDs：ケトプロフェン，エスフルルビプロフェン

・変形性関節症などの痛みや炎症に用いられる

・エスフルルビプロフェンは，2 枚貼付時の全身曝露量がフルルビプロフェン経口剤の通常量投与時と同程度に達することから，1 日貼付枚数は 2 枚を超えないこととされている（他の NSAIDs との内服・注射による併用も可能な限り避ける必要がある）

COX 阻害薬・NSAIDs：ロキソプロフェン

・関節リウマチ，歯痛，急性上気道炎，発熱などに用いられる

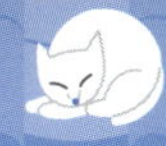

表 1　NSAIDs に共通する副作用

副作用	詳細
胃粘膜障害	胃酸分泌の促進や粘液分泌の抑制のため（PGE_2 や PGI_2 の合成阻害による）
腎障害	腎血流や尿の生成に抑制的に働くため（PGE_2 や PGI_2 の合成阻害による）
アスピリン喘息	COX 阻害により，アラキドン酸からの反応が滞り，その結果 5-リポキシゲナーゼによるロイコトリエン合成が促されるため
動脈管収縮（胎児）	胎児は肺呼吸を行わないため，肺を迂回するための循環経路として動脈管が存在する。胎児の動脈管は PG 類の存在により開いている。妊婦への NSAIDs 投与により PG の合成が阻害されれば，動脈管の収縮を招き，胎児の循環に障害を引き起こす可能性がある

・プロドラッグであり，代謝の後に活性体となり薬効を発現する（内服直後の消化管への負担が少ない）

・錠剤，細粒，テープ，パップ，ゲルなどの剤形が存在する

COX-2 選択的阻害薬・NSAIDs：セレコキシブ，メロキシカム，エトドラク

・関節リウマチ，変形性関節症，腰痛，腱鞘炎などに用いられる

・COX-2 を選択的に阻害するため，胃粘膜や腎への副作用が少ない

・海外にて選択的 COX-2 阻害薬の使用で，重篤な心血管系血栓塞栓症の発現を増加させたとの報告がある

【気管支・鼻】LT 受容体遮断薬：プランルカスト，モンテルカスト

・気管支喘息，アレルギー性鼻炎に用いる

・LT 受容体遮断作用により，気管支拡張および鼻閉の改善作用を示す

・鼻汁よりも「鼻閉（鼻づまり）」を改善する効果が高い

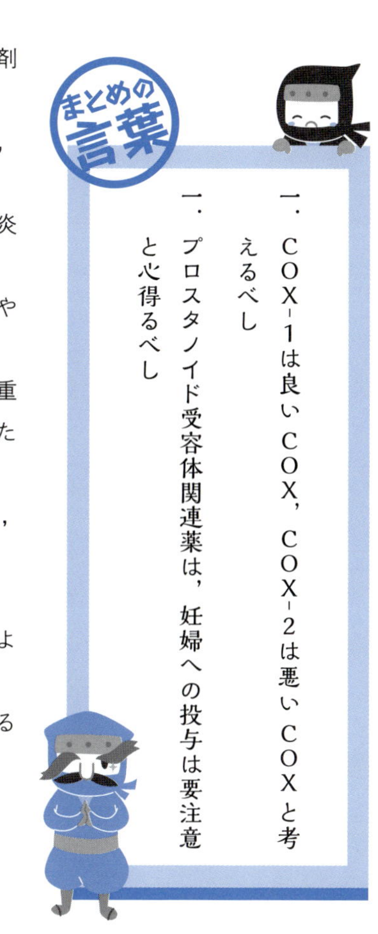

其の弐 まとめ

薬剤がなぜ効果を現すのか，多くの場合，受容体に薬剤が結合することで，受容体の生体内での働きを増強したり，阻害したりすることで，薬理学的な効果を発現します。

まずは，自分が理解しようとしている薬剤が，どんな薬効があるのかを理解しておくことはもちろんですが，どんな受容体に結合して，どんな作用があるのかについて理解しましょう。同効薬を考えるうえで，薬剤の作用点である受容体の種類を把握することは，同効薬を知る第一歩になります。

代表的な受容体の種類とどんな効果があるのかを押さえておくことが必要です。それぞれの病態に対する標準的な薬剤がどの受容体を持っていて，生体内での働きを増強するのか，阻害するのかを理解することが必要です。

同効薬の薬剤の作用点である受容体への結合率の違いはあるにせよ，受容体は多くの場合同じはずです。でも上級知識として，例えば，ある薬剤の作用点としてα受容体とβ受容体があったとして，この受容体にはα_1，α_2，β_1，β_2などといった多型があり，同効薬によってはα作用のみを持つもの，$\alpha\beta$作用を持つもの，同じα作用でもα_1作用が強いもの，α_1，α_2作用両方に同等の作用を持つもの，α_1，α_2，β_1には作用するがβ_2には作用しないものなどさまざまです。同効薬の違いを理解するうえでも微妙に異なる差異を知っておくこと，細やかな違いを理解しておくことが，同効薬を進める場合に極めて重要になります。

受容体の分布を理解しておくことは，起こり得る有害事象を説明する時にも役に立ちます。心臓に対する薬剤であっても，同じ受容体が中枢や肝臓，腎臓などに存在するのであれば，心臓に関する作用だけでなく有害事象として，中枢や肝臓，腎臓に症状が出現することもあり得ます。これは副作用を考えるうえでも役に立ちます。例えば，A薬とB薬という同効薬があったとします。A薬を服用して肝機能障害が出ている場合に，同効薬であるB薬に変更するかを考える場合などです。A薬であれば，α_1，α_2，β_1，β_2の受容体に作用する。B薬であれば，α_1，α_2，β_1の受容体に作用する。肝臓には主にβ_2の受容体が分布するということになれば，B薬の方がβ_2受容体に作用しないので，A薬よりも有害事象が出にくいことが想定されるわけで，肝障害が出にくいということになります。作用部位や作用臓器を理解しておくことで，副作用についても理論的に説明することができます。このように受容体の作用と分布を理解しておくことで同効薬について理解を深めることができます。

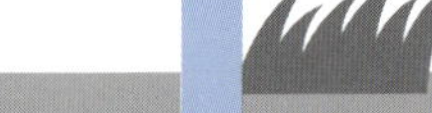

其の参

同効薬を理解するための薬物動態

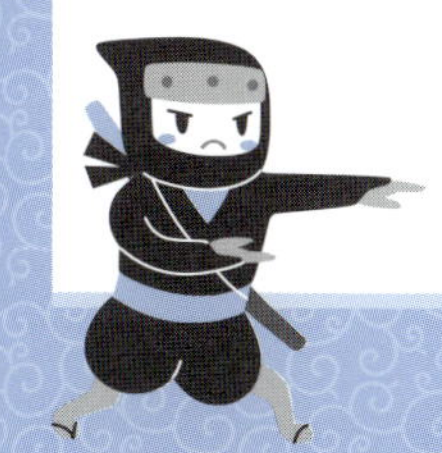

1. 受容体の作用から考えた薬物動態の巻

食べ物は，胃で分解され小腸で吸収されます。では薬は体の中でどうなっていくんでしょうか？

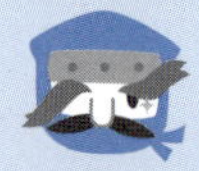

食べ物と同じように吸収されて分解されていくのじゃ。さて，薬はどこに効くんじゃったかのう

受容体です！　さっき勉強しました。

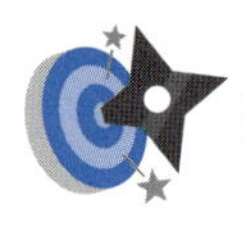

薬の濃度，最大反応，親和性と作用の関係

「其の弐　1. そもそも受容体って何？」で述べたように，リガンド（薬）が受容体にくっつくことにより薬はその作用を発揮します。しかし，リガンドと受容体の関係はそう単純ではありません。つまり，どのリガンドでも受容体にくっついたら受容体の作用を 100％発揮するとは限りませんし，受容体表面の薬物濃度も重要になります。そこで，今度は薬と受容体の関係性について見ていきましょう。薬の作用は濃度と最大効力，受容体との親和性が関係します。

薬物濃度

まず，受容体表面の薬物濃度と作用を考えてみましょう。薬物濃度が上がると薬理効果は高くなります。受容体ではどういうことが起きているのでしょうか。例として，簡単なモデルを示します。細胞の表面に受容体が 5 つ並んでいるとしましょう。受容体の 1 つにしか薬がくっついていない場合，効果は受容体 1 つ分，つまり 20％の効果しか発揮できません。薬の濃度を上げていくと，薬が結合した受容体が増えていき，5 つすべてと結合すると 100％の作用を発揮できます。ここで，すべての受容体が薬で占有されるとそれ以上薬の濃度を上げても効果は上がらなくなります（実際には，最大反応を引き起こすのに受容体を 100％占有する必要はないことがわかっていますが，本稿ではわかりやすいように，受容体を 100％占有すると 100％の反応が得られると仮定しています)。

最大反応

次に，薬の受容体に対する刺激の強さを考えてみましょう。薬が受容体に結合しても受容体が持つ反応を 100％引き出せるとは限りません。同じ受容体に作用する薬 A と薬 B が存在するとします。薬 A は受容体にくっつくとその受容体の 50％の反応を引き出せ，薬 B は 100％引き出せると仮定します。受容体 5 つが薬 A，B それぞれですべて占められた場合，最大反応が得られますが，得られる最大反応は薬 A に対し，薬 B は半分です。また，薬は濃度を上げればどこまでも作用が強くなるとは限りません。どこかで頭打ちになります。この最大反応のことを最大効力といい，薬によって違います。

親和性

今度は，薬と受容体の親和性（結合力）について考えてみましょう。薬が受容体にくっつく時のイメージとしては，細胞表面でいす取りゲームをしているようなものです。たとえるなら受容体はいすであり，薬がいすの奪い合いをしているということになります。しかも，いったんいすに座ったら終わりではなく，絶えずいすから離れたり座ったりを繰り返しています。

拮抗薬 X と拮抗薬 Y があり，X は Y よりも，いすに座るスピード，座った後いすに居続ける時間が長かったとしましょう。この場合，拮抗薬 X は拮抗薬 Y より少ない濃度でいす（受容体）を多く占有できます。つまり，X は Y よりも，より少ない濃度で同じ薬理反応を引き出すことができるということになります。

ここまでで，薬の作用は濃度，最大反応，親和性で決まることが理解できたと思います。このうち最大反応と親和性は薬の特性であり変わりません。臨床で調節できるのは濃度だけです。薬が作用を発現するためには受容体を占有できるだけの濃度の薬が受容体の近くに存在しないといけません。

さて，それでは薬の濃度は高ければ高いほどよいのでしょうか？　みなさんは大学で，薬の濃度が高すぎると生体反応が強くなりすぎて副作用が起きるということを学んだと思います。一方，受容体表面の薬の濃度が低いと，薬は受容体に十分くっつけず，薬本来の作用が発揮できなくなります。つまり，薬の濃度が高すぎると副作用が起き，低すぎると作用が発揮できない，言い換えると受容体表面の薬の濃度は高すぎず低すぎない至適用量の範囲が望ましいということになります。この範囲を臨床用量または治療量といいます。

薬の体内動態の違いが血中濃度に影響する

では，同じ量の薬を投与しても人によって血中濃度にばらつきがあるのはなぜでしょうか？　それは薬の体内動態の違いによるものです。

内服薬を服用した時を考えてみましょう（図 1）。飲み込んだ薬は消化管から吸収され血液中に入り（吸収），まず初めに肝臓に行きます。肝臓で一部が分解され，残りは血管を通じて全身の細胞に運ばれます（分布）。薬は標的とする細胞表面で受容体と結合して作用を発揮します。一方，標的以外の細胞表面で受容体と結合すると副反応を引き起こします。体内に運ばれた薬は肝臓などで分解されるか（代謝），分解されずに腎臓から尿中に排泄され体の外に出されます（排泄）。

体の中の薬の濃度は体内動態，つまり吸収，分布，代謝，排泄の過程で決まります。体内動態を理解することで，効果を最大限に引き出したり，副反応や相互作用を避けることができるのです。

吸収

内服薬の場合，主に消化管粘膜から薬が「吸収」されます。通常，脂溶性の高い薬の方が消化管からの吸収がよいとされています。どのくらい薬が吸収され，生体に利用されるかを示すのが生体利用率（バイオアベイラビリティ）です。同効薬でも，生体利用率が高い薬は低い薬より用量が少なくてすみます。同じ成分でも剤形によって吸収率には違いがあり，臨床の場面ではこの違いで薬を選ぶことが多々あります。

モルヒネを例にとって考えてみましょう。モルヒネの即効性製剤は効果発現が速い

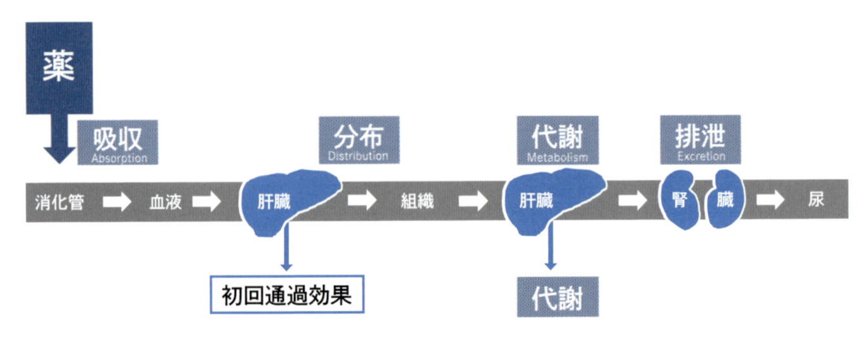

図 1　薬の体内動態（ADME）

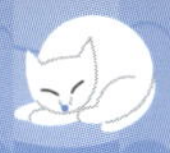

ため，痛くなった時の頓服に使いますが，効果持続時間が短く長時間は効きません。一方，持続性製剤はゆっくりと成分を放出するため，吸収もゆっくりで長い時間がかかり，効果発現時間が長時間になるよう工夫されています。また，モルヒネの坐薬は直腸粘膜から吸収されるため，錠剤よりも初回通過効果を受けにくくなっています。

病態によっては消化管からの吸収が不安定なことも多く注意が必要です。例えば重症感染症での初期治療は，吸収過程による個人差を考えなくてもよい注射薬を用いることが多いのはこのためです。

分布

消化管から吸収された薬は，肝臓を経て循環血液中に入ります。そこから標的臓器（標的受容体の場所）まで到達し，作用を現します。この過程を「分布」といいます。薬の分布過程に影響するのがアルブミンなどの血漿蛋白質です。薬は血漿蛋白質と結合した状態では血管壁を通り抜けて組織まで到達できず，受容体に結合することができません。そのため，薬として作用を発現するのは，血液中にある薬のうち，血漿蛋白質と結合していないフリー薬物のみです。そこで問題となるのは，栄養不良により血漿蛋白質が減少してしまった場合や血漿蛋白質に結合しやすいほかの薬に血漿蛋白質が取られてしまった場合です。このような場合，フリー薬物が増加して作用が強くなりすぎ，副作用が発生することがあります。

代謝

薬は本来，体の中には存在せず，体にとって異物です。体には体内の異物を排出しやすいように“変える”機能が備わっており，異物である薬もその機能により別の化学構造に変えられ，排泄されます。異物を別の化学構造に変化させることを「代謝」といいます。水溶性の薬はそのままの形で腎臓から排泄されることが多く，脂溶性の薬はそのままでは排泄困難なため，肝臓の酵素により水溶性に変化させられて排泄されます。薬は代謝されると多くは生理活性がなくなりますが，なかには代謝されて生理活性を持つものもあり，これを活性代謝物と呼びます。

薬のなかには副作用防止や目的部位のみで効果を発現させるため，生理活性を持たない形で投与し，代謝され活性を持つよう設計したプロドラッグ製剤があります。代表的な例を挙げましょう。ロキソプロフェンは，NSAIDs の副作用である胃腸障害の軽減を目的として活性を持たないプロドラッグの形で投与され，体内で速やかに代謝されて活性体である trans-OH 型になり作用を発揮します。

代謝には肝臓の酵素が関わっていますが，薬の酸化反応を主に担っているのがチトクロム P450（CYP）です。この CYP にはさまざまな亜型が存在し，それぞれ代謝される基質（薬）が異なっています。

排泄

薬の排泄経路は尿中や胆汁中，呼気，乳，汗，涙，唾液などいくつかありますが，主な排泄経路は尿中と胆汁中です。腎臓では，糸球体ろ過，尿細管分泌，尿細管再吸収の3つのプロセスにより尿を生成しています。薬は直接もしくは肝臓で代謝されこの過程により，尿中に排泄されます。胆汁排泄はMDR1，MDR2などのトランスポーターにより肝細胞内から胆管内へと薬物が排泄される経路です。水溶性の高い薬やその代謝物は尿中排泄されますが，胆汁排泄される薬や代謝物はそれよりも脂溶性の高い場合が多いです。肝臓でグルクロン酸抱合体に代謝された薬は胆汁排泄されやすいですが，腸管のβ-グルクロニダーゼにより脱抱合され，再び吸収されて腸肝循環をするものもあります。このような薬は抗生物質の投与により腸内細菌叢が乱れると，薬効の持続性が変化することがあります。

吸収・分布・代謝・排泄は同種同効薬でも当然違いますし，投与された個人でも違います。同じ薬を同じ人に投与しても，内服した時の状況で吸収にはばらつきが生じます。吸収に影響を及ぼす要因として，胃内のpHの変動，消化管運動の低下，胃内容物の有無，ほかの薬物との相互作用などがあります。

代謝過程でも個人差があります。CYPの発現や活性には年齢，性別，遺伝的要因などさまざまな変動要因が存在します。年齢，性別に関しては「其の参　2. 性差に伴う薬物動態の特徴の巻，3. 年齢に伴う薬物動態の特徴の巻」をご覧ください。遺伝的要因の例として，CYP2C19では日本人の約20％に遺伝子多型による酵素活性の低下が認められています。

また，CYPの影響を受けやすい薬は相互作用も多くなるため，併用薬の有無が重要になってきます。同種同効薬には吸収・分布・代謝・排泄の過程が異なっているものもあり，同種同効薬の選定の際のポイントの1つになります。

まとめの言葉

一．薬の体内濃度はADMEによって決まることを理解すべし

一．同効薬の選択はADMEの違いも考慮すべし

2. 性差に伴う薬物動態の特徴 の巻

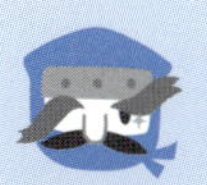
薬物動態についてはしっかりと理解できたかな。女性と男性は同じではないのじゃ

えっ，同じヒトなのに違うんですか

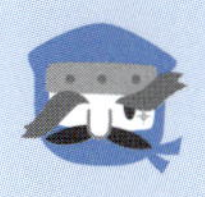
薬によっては無視できないこともあるのじゃよ

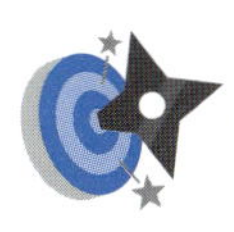

薬物動態には性差がある

男性と女性では薬物動態に性差があることが知られています。同じ薬を同じ投与量で投与しても，男性と女性では薬効や副作用が違ってくるかもしれません。実際には男性と女性の薬物動態の違いが臨床上の問題となることは極めて稀ですが，万が一副作用が起きた場合には，薬の量を考えるヒントとして薬物動態の性差を知っておくことも大切です。

吸収過程

経皮吸収は男性と女性では同等ですが，経口投与では女性の方が男性より吸収されやすく，吸入投与では男性の方が女性より吸収されやすくなっています。

分布過程

水溶性薬物の分布容積は，男性の方が女性よりも大きくなっており，脂溶性薬物の分布容積はこの逆です。これは一般的に女性の方が体脂肪が多いことが関係していると考えられています。また，アルブミン結合率は男性と女性で同等ですが，α1-酸性糖蛋白結合率は男性の方が女性よりも大きくなっています。

代謝過程

薬の代謝過程にも男性と女性で差があり，薬物代謝酵素の発現や活性に関わっています。CYP3A4 の代謝活性は女性の方が男性よりも大きく，CYP1A2，CYP2D6 は男性の方が女性よりも大きいです。

排泄過程

排泄過程も性差が存在することが知られており，糸球体ろ過率，尿細管再吸収，尿細管分泌は男性の方が女性よりも多いです。

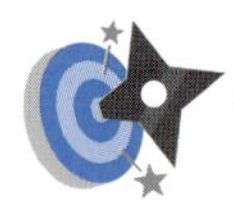

性差が認められる薬の実例

実際に男性と女性の薬物動態の違いにより女性の方が男性よりも副作用の発現率が高いことが報告されている薬があります（表 1）。

プロプラノロールのクリアランスは，女性の方が男性よりも低く，そのため女性の方が男性よりも血中濃度が高くなることが知られています[1)]。オランザピンも同様で，添付文書の「慎重投与」の項に「本剤のクリアランスを低下させる要因（非喫煙者，女性，高齢者）を併せ持つ患者」と記載されています。ピオグリタゾンの副作用である浮腫は，男性の発現率は 3.9％に対し女性は 11.2％です。そのため，「用法及び用量に関連する使用上の注意」に「浮腫が比較的女性に多く報告されているので，女性に投与する場合は，浮腫の発現に注意し，1 日 1 回 15mg から投与を開始することが望ましい」と明記されています。

一．薬の薬物動態には性差が関係することを考えておくべし
一．性差で投与量が違う薬もあることを認識しておくべし

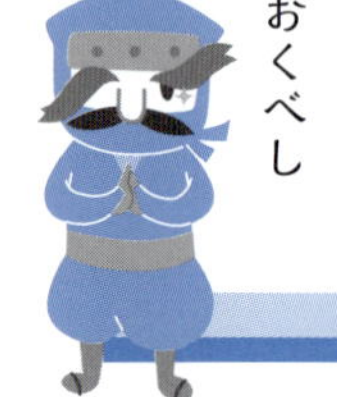

表 1　性差が認められる薬

成分名	性差の詳細
プロプラノロール	女性は男性よりもクリアランスが低い
リドカイン	
オランザピン	
フルオロウラシル	女性は男性よりもジヒドロピリジンデヒドロゲナーゼの活性が低い
ピオグリタゾン	浮腫の発現が女性の方が多い

【参考文献】
1）Walle,T et al.：Propranolol metabolism in normal subjects：association with sex steroid hormones. Clin Pharmacol Ther, 56(2):127-32, 1994

3. 年齢に伴う薬物動態の特徴 の巻

受容体と薬物動態の理解はばっちりです。これで怖いものなしですね

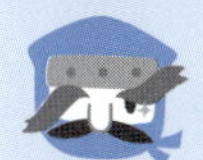
薬物治療を行わなければいけない患者は，元気な大人ばかりではないのじゃ。患者個々で考えていかなければならないのじゃ

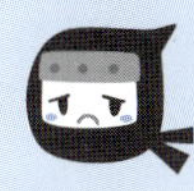
患者個々？

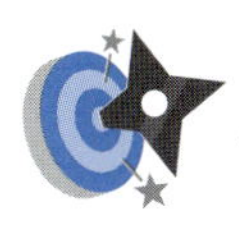

患者によって薬物動態，病態はさまざま

薬による治療を受ける患者にはどのような人がいると思いますか？　高齢者，肝疾患のある患者，腎臓の悪い患者，持病のある患者，小児，極度の肥満患者，短腸症候群の患者，敗血症にかかっている患者などさまざまな人がいますよね。

ではこれらの人たちに，全く同じ量の薬を用いても問題はないのでしょうか？　臨床試験から設定された標準用量（治療量）は一般的に代謝機能の低下がなく，ADL（日常生活動作）の高い成人で設定されています。しかし臨床の現場ではさまざまな患者に薬を投与しなければなりません。そのような患者に薬を投与する場合は，添付文書通りの投与量ではなく投与量の調節や副作用への注意が必要になってきます。患者によって薬物動態は異なっており，また病態によっても個別に変わるため，投与量の考え方や注意点が変わってくるのです。

例えば，小児は体が小さいため，成人と同じ薬を投与すると初期薬物濃度が高くなりますし，排泄も違います。肝疾患，腎疾患のある患者では薬物動態のうち代謝，排泄が低下します。短腸症候群は吸収が変化しますし，敗血症で循環動態が不安定であれば，薬物動態のすべてが影響を受けることもあり得ます。

薬物動態の変化を考えなければならない代表的な例として，本稿では小児と高齢者を，「4．特殊病態下に伴う薬物動態の特徴（肝）の巻」と「5．特殊病態下に伴う薬物動態の特徴（腎）の巻」で腎疾患，肝疾患のある患者について解説します。

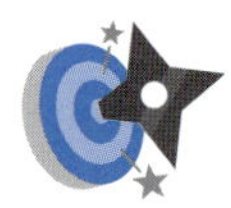

小児の薬物動態の特徴

小児に薬を投与する場合，年齢や体重を考慮し，添付文書の小児用量から投与量を計算していると思います。小児用量が記載されていない場合，Young 式や Von Harnack の換算表を使って成人の投与量の何分の 1 にすればよいかを割り出して投与します（表 1）。

しかしこれらの小児薬用量推定法は，生理機能が急速に発達し薬物動態が大きく変わる時期にいる新生児，乳幼児において，一律に年齢や体表面積比のみで推定してしまうという問題点があります。そのため，小児の薬物療法を行ううえで必要な薬物動態の変化を理解することが重要になってきます。

小児は成長過程で体の大きさや組織・器官の発達が急激に変化します。生まれたばかりの赤ちゃんと中学生では体の大きさだけでなく，組織・器官の発達度合いも同じではありません。それほど小児では薬物動態の変化があるのです。

一般に，小児は年齢により早産児，正期産新生児（0 ～ 27 日），乳幼児（28 日～ 23 カ月），児童（2 ～ 11 歳），青少年（12 歳以上）に区分されます。生まれてから成人になるまで，体の大きさだけでなく，内臓やその機能もだんだんと完成してきます。そのため，薬物動態も年齢区分により大きく変わります。

薬物動態における小児と成人の違いを次に示します。

吸収過程

新生児から生後 3 カ月くらいまでは胃酸の分泌機能が未発達で胃の pH が高めです。そのため，フェノバルビタール，フェニトインなどの弱酸性の薬は吸収が低くな

表 1　小児の薬用量推定式

【Young 式（2 歳以上）】

$$\frac{\text{年齢}}{(\text{年齢}+12)} \times \text{成人量}$$

【Von Harnack の換算表】

年齢	3 カ月	6 カ月	1 歳	3 歳	7.5 歳	12 歳	成人
対成人量比	1/6	1/5	1/4	1/3	1/2	2/3	1

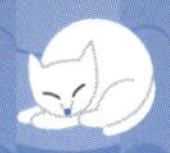

ります。特に新生児では，胃腸機能の未発達により胃内停滞時間が長くなるため，薬が長く消化管にとどまる傾向にあります。また，学童期までは皮膚からの吸収率が高く，塗り薬などによる全身的な影響が現れやすいので注意が必要です。

分布過程

一般に新生児期から幼児期は体内水分量が多く，脂肪が少なくなっています。この体内水分量の変化は，主に細胞外液によるものであるため，水溶性の薬は体重当たりの投与量を増量する必要があります。

新生児期は，アルブミンやα-1酸性糖蛋白質などの血中蛋白質が少ないため遊離型の薬物が多くなり，薬の作用が強く出る傾向にあるので注意が必要です。

代謝・排泄

特に新生児期では肝臓の機能が未発達です。例えばCYP3A4の発現は生まれた直後では成人と比較して10％程度ですが，1年でほぼ同等まで発現します。血流量や尿細管分泌も生まれた直後は低いのですが，1年でほぼ成人レベルに到達します。

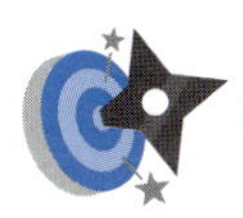

高齢者の薬物動態の特徴

高齢者の生理機能は年齢とともに低下していきますが，その程度には個人差があります。同じ年齢でも，各臓器機能が保たれ，体力のある人もいれば，ADLが低下し介護が必要な人もいます。このように個人差が非常に大きいので，小児のように年齢では区分できず，患者それぞれで各機能を個別に評価し，薬物治療を行わなければなりません。

一般的な高齢者の薬物動態の変化を次に解説します。

吸収過程

高齢者では胃腸管血流量，胃酸分泌，胃内容排出速度などが低下します。これにより，胃内pHの変動による薬の吸収の変動や消化管運動の低下による最高血中濃度到達時間の遅延が起こります。

分布過程

高齢者では成人と比べ体内水分量が減少しています。これにより，脂溶性の薬の分布が増加し，水溶性の薬の分布は減少する傾向にあります。また，薬物結合蛋白質であるアルブミンが減少するためフリー薬物の濃度が上昇し，薬の作用が強く現れることがあります。

代謝・排泄過程

肝機能の低下（CYP 活性の低下）や肝血流量の減少が見られます。そのため肝代謝型の薬物の代謝能が低下し，結果として血中濃度が上昇します。また，腎血流量の減少や糸球体ろ過機能，尿細管分泌機能が低下するため，腎臓からの排泄遅延が起こり，腎排泄の薬の血中濃度が高くなることがあります。

高齢者では，腎臓や肝臓といった薬物代謝に関係する臓器だけでなく，心拍出量などの生理機能が全般的に低下している場合も多く見られます。このことから高齢者では生理機能の予備能が少なく，少しの要因で副作用が強く現れてしまう可能性があります。さらに高齢者は複数の疾患を持っていることも多く，多剤併用している場合が多くなります。これらの要因から成人と比較すると，高齢者では副作用の発現率が高くなります。高齢者の薬物動態を理解し，副作用の発現を未然に防ぐことが大切になってくるのです。

冒頭で述べたように高齢者は個人差が大きいため，年齢だけではなく，患者ごとの諸臓器の機能をしっかりと評価し，適切な薬物量を常に考えながら治療を行うよう心がけましょう。

また，薬物動態の変化とは意味合いが違いますが，理解力に関しても低下してきます。そのため，服用忘れや飲み間違いのリスクも考えなければなりません。薬の服用に関する注意点の理解も同様です。著者の場合，食間という用法で食事の最中に服用した患者を経験したことがあります。患者個々の薬の体内動態をしっかりと評価し，投与量の減量を行ったとしても，服用に間違いがあれば何にもなりません。できるだけわかりやすい用法・用量の薬を選ぶことも必要になってきます。高齢者で同効薬を選ぶときには，薬物動態の変化プラス理解力の低下も念頭に置いておくとよいでしょう。

高齢者の薬物療法では，「薬の種類，量，投与回数を減らし，なるべくシンプルに」が基本となります。

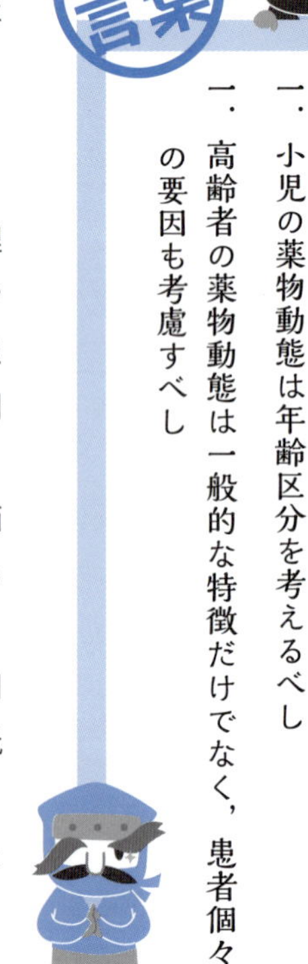

4. 特殊病態下に伴う薬物動態の特徴（肝）の巻

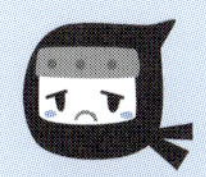
薬物動態っていろいろ変わるのですね。くじけそうになってきました…（涙）

何を弱気になっておる！　ここでは肝薬物代謝能低下について学習するぞ！

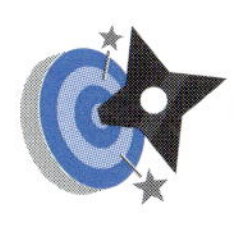

肝機能低下に伴う薬物動態の特徴

薬の主な代謝器官は肝蔵です。このことは，肝臓の機能低下が薬の薬物動態に大きな影響を与えることを意味しています。肝機能低下時の薬物動態の変化を正確に理解すること，目の前の患者の肝蔵の臓器機能を評価することは，薬剤師として適正な薬物療法を行ううえでとても重要です。

脂溶性の高い薬物は主に肝臓で代謝されます。そのため，肝機能低下時は肝薬物代謝能が低下し，肝代謝の薬の血中濃度が上昇するため注意が必要です。肝機能低下時の薬物治療を考えるうえで，肝機能の正確な評価と薬物投与量の減量が大事になります。

肝機能の評価方法

薬学生に「肝機能の指標には何がありますか？」といった質問をすると，多くが「AST，ALT です」と答えます。肝臓は予備能が大きい臓器ですから，AST，ALT は肝障害の一時的な指標であって，肝臓の予備能つまり肝薬物代謝能が低下しているかどうかはこれだけではわかりません。実際，急性肝炎では，一部の薬を除いて多くの薬では薬物動態に影響は見られません。

臨床で肝予備能を評価する指標として，Child-Pugh 分類があります（表 1）。Child-Pugh 分類は肝硬変の重篤度判定に使用されている基準です。一般に Child-Pugh 分類で B に分類される中等度以上の肝機能障害がある場合，薬物代謝能が有意に低下するといわれています。C 型肝炎治療薬であるアスナプレビルは，Child-

表 1　Child-Pugh 分類

項目＼ポイント	1 点	2 点	3 点
脳症	ない	軽度	ときどき昏睡
腹水	ない	少量	中等量
血清ビリルビン（mg/dL）	2.0 未満	2.0～3.0	3.0 超
血清アルブミン値（g/dL）	3.5 超	2.8～3.5	2.8 未満
プロトロンビン活性値（%）	70 超	40～70	40 未満

各項目のポイントを加算し，その合計点で分類する

Child-Pugh 分類	A	5～6 点
	B	7～9 点
	C	10～15 点

Pugh 分類で B，C は禁忌と添付文書上に明記されており，最近では Child-Pugh 分類で禁忌を規定したり，薬物動態が記載されている薬が増えています。Child-Pugh 分類の項目は脳症，腹水，血清ビリルビン，血清アルブミン，プロトロンビン時間など薬剤師でもわかる項目ですので，しっかり評価を行いましょう。

＊Child-Pugh 分類は，肝機能が低下している患者に対し，低下の度合を A，B，C で判定するものです。正常な患者に行っても A と判定されてしまうため，正常な患者に行っても意味はありません。

肝機能低下時の薬物動態変化

肝障害時の変化は肝実質細胞の減少による肝代謝クリアランスの低下，肝血流速度の低下，血漿アルブミン濃度の低下によるフリー薬物の上昇，胆汁うっ滞などさまざまな要因を考えなければなりません。

ここでは肝硬変を例に薬物動態変化をおさらいしましょう。

肝硬変とは，慢性の肝障害により肝細胞が損傷され，自己修復がうまくいかないと線維化が生じて肝臓が萎縮することです。この線維化により門脈圧亢進が起こり，側副血行路が発達します。側副血行路は肝蔵を還流しないため，有効肝血流量は減少します。

肝細胞数の低下は肝薬物代謝酵素活性の低下につながり，肝固有クリアランスの低下を引き起こします。薬物の肝クリアランスは肝血流律速型（すぐに代謝される）と肝処理能律速型（なかなか代謝されない）の 2 タイプに分類されます。どちらも肝臓の酵素で代謝されますが，肝血流律速型は，代謝スピードが肝血流量に比べて十分

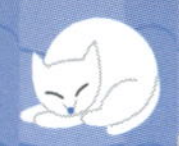

大きい薬物です。そのためクリアランスは肝血流量に依存します。プロプラノロールなど初回通過効果が大きい薬剤はこのタイプです。逆に代謝スピードが肝血流量に比べて十分小さい薬物ではクリアランスは代謝スピードと蛋白質にくっついていないフリー薬物の濃度に依存します。このタイプを肝処理能律速型といい，ジアゼパムやバルプロ酸が代表的な薬物です。肝硬変による肝実質での代謝の低下は肝血流律速型薬物，肝処理能律速型薬物ともに血中濃度は上昇します。さらに肝血流律速型薬物は肝血流量低下の影響も多大に受けることになります。また，アルブミンなどは肝臓で産生されるため肝硬変では血中アルブミン量などが低下し，これによりフリー薬物の濃度が上昇します。また，アルブミン量の低下や腹水貯留などは薬物の分布に影響を与える可能性もあります。また，重篤な肝障害により胆汁うっ滞が起きるため，リファンピシンなどの胆汁排泄型薬剤のクリアランスも低下します。

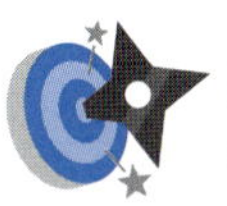

肝機能低下時の薬物治療の考え方

肝機能の評価には，腎機能低下時のクレアチニンクリアランスのような画一的な指標はありません。そのため，肝硬変の重症度であるChild-Pugh分類を薬物代謝酵素の変化を予測する指標として使用しているにすぎません。また，肝障害時の変化は肝実質細胞の減少による肝クリアランスの低下，肝血流量の低下など種々の要因が単一的に起こるのではなく，患者の病態や薬物による複数の要因が複雑に絡んできます。そのため，多くの薬物でいまだに肝障害時の投与量は明確ではありません。しかし，肝機能低下時の薬物動態について理解したうえで，肝機能の評価を十分行えば，その薬の体内動態をある程度推測することができます。実際にはその推測をもとに，肝代謝型の薬物を投与する場合は少量から投与し，副作用などを十分に観察しながら治療を行うのです。

一．肝予備能の評価にはAST，ALTではなくChild-Pughスコアを用いるべし

一．肝硬変では肝実質的の薬物代謝能が低下するだけでなく，肝血流量低下や薬物結合蛋白も低下することを覚えておくべし

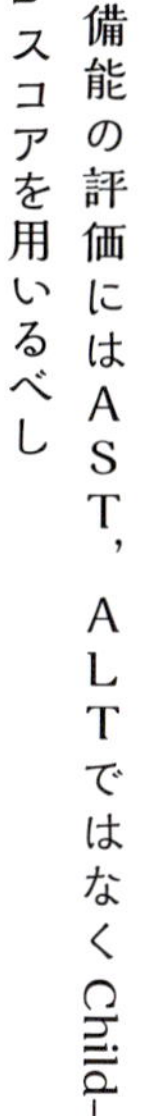

5. 特殊病態下に伴う薬物動態の特徴（腎）の巻

師匠，肝機能低下時の薬物治療は複雑ですね。それに比べ腎機能はクレアチニンクリアランスで用量が決まるから簡単ですね

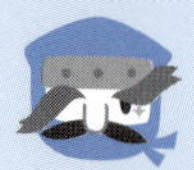
ところがそう簡単ではないのじゃ

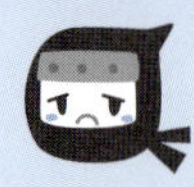
えっ，ほかに何かあるのですか？

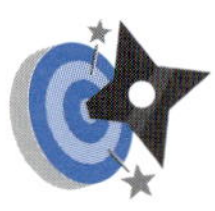

腎機能低下に伴う薬物動態の特徴

薬の主な排泄器官は腎臓です。薬物の排泄臓器である腎臓機能の低下は，肝臓機能低下と同じように薬物動態に大きな影響を与えます。本稿では腎機能低下患者の薬物動態をおさらいしましょう。

水溶性薬物は主に腎臓から排泄されます。腎臓の機能が低下すると排泄能の低下が起こり，体から薬が抜けていくスピードが遅くなります。消化管から吸収された薬は門脈を通り，肝臓で最初の代謝（初回通過効果）を受けなかった薬が循環血中に移行します。肝機能低下時は初回通過効果が減少するため，薬の血中濃度が上昇しますが，腎臓は排泄臓器ですので一般的には単回投与であれば血中濃度は上昇せず消失半減期が延長します。複数回投与では，血中にある薬が排泄しきっていないところに薬を追加投与することになり血中濃度は上昇します。

腎機能の評価方法

腎機能低下患者の薬物治療を適切に行うためには腎機能の評価を適切に行う必要があります。

腎機能の評価方法は下記のようにさまざまなものがあります。最も正確な糸球体ろ過率測定法はイヌリンクリアランスの測定ですが，準備方法，測定方法が煩雑でこの測定方法でなければならないという場合以外は用いません。内因性クリアランス測定

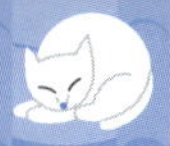

表 1　腎機能推定式と特徴

Cockcroft-Gault のクレアチニンクリアランス推定式

推定式	男性　CLcr＝{(140－年齢)×体重}÷{72×Scr} 女性　CLcr＝男性のCLcr×0.85
特徴	＊一般的に eGFR より正確であるが血清 Cr 値 0.6 未満の患者では過大評価しやすい。肥満患者では過大評価するため，理想体重を用いる。

日本人向け GFR 推定式

推定式	男性　eGFRcreat(mL/min/1.73m^2)＝194×Cr－1.094×年齢－0.287 女性　eGFRcreat(mL/min/1.73m^2)＝194×Cr－1.094×年齢－0.287×0.739
特徴	＊CKD の診断指標のために作成されたもの。体表面積が 1.73m^2 に標準化されていることに注意。18 歳以上の成人が対象であり，小児には適用できない。

血清シスタチン C を用いた推定式

推定式	男性　eGFRcys (mL/min/1.73m^2)＝(104×Cys^C－1.019×0.996 年齢)－8 女性　eGFRcys (mL/min/1.73m^2)＝(104×Cys^C－1.019×0.996 年齢×0.929)－8
特徴	＊血清シスタチン値は筋肉量や食事量，運動の影響を受けにくいため，るい痩患者など血清 Cr 値では評価が難しい患者に有用である。 eGFRcreat と同様 18 歳以上の成人が対象であり，小児には適用できない。

法も 24 時間畜尿が必要になるため，実臨床では困難な場合もあります。そこで，血清クレアチニン値からクレアチニンクリアランスや GFR を推定する計算式が広く用いられています。

表 1 に腎機能推定式とその特徴をまとめました。計算式それぞれで特徴，注意点があり，よく理解しておくことが重要です。腎排泄の薬の添付文書には，腎機能別に用量の減量が記載されているものが多く見られます。eGFR（mL/min/1.73m^2）は CKD の診断指標になっていますので，検査値欄に eGFR が自動で表示されるという施設も多いでしょう。しかし，現在発売されている薬の添付文書では多くが Cockcroft-Gault 式での推定式で治験が行われていることは知っておかなければならず，注意が必要です。

また，米国では 2010 年までクレアチニン測定法が jaffe 法で行われており，日本で一般的な酵素法でのクレアチニン値と 0.2 程度の違いが出てくることも覚えておいた方がよいでしょう。

最近発売される薬では腎機能が eGFR（mL/min/1.73m^2）で行われているものもあります。つまり，薬により治験時のクレアチニンの測定条件や腎機能評価式が勤務施設のものと異なるため，検査値に表示された値がそのまま使用できない可能性があるということです。このような違いは安全性が比較的高い薬の場合はあまり問題になることはありませんが，副作用が強いハイリスク薬の場合は治験時にどういった条件（クレアチニンの測定方法は jaffe なのか酵素法なのか，計算式は何を使用していたのか）を製薬会社に確認し，測定法の違いを補正したり（酵素法の値に 0.2 を足すと jaffe 法の値に近くなります），推定式を治験で用いられたもので計算して，より治験時の条件で評価することも必要です。

腎機能低下時の薬物治療の考え方

腎機能低下時では排泄が遅延するため投与量の減量が必要になる場合があります。減量方法に関しては添付文書に記載のあるものも多いですし，専門書籍も豊富です。日本腎臓病薬物療法学会が作成している「腎機能低下時に最も注意が必要な薬剤投与量一覧」も学会の web サイトから閲覧できます。基本的にはそのような資料をもとに投与量を決定すればよいでしょう。

また，投与量の下げ方は，①1 回投与量を下げる，②1 回量は下げず投与間隔を延ばす──の 2 通りが考えられます。1 回投与量を下げるか，投与間隔を延ばすかは薬物の特性に応じて選択します。つまり，治療域の狭い薬の場合，1 回投与量を下げた方が血中濃度のピークとトラフの幅が狭くでき，より適している可能性があります。また，十分な血中濃度が必要な抗生物質だと 1 回投与量は下げずに，投与間隔を延ばした方がよい場合があります。どちらが適切かという選択は，薬の特性と腎機能低下時の薬物動態をしっかりと理解していればできるので，まさに薬剤師の腕の見せどころと言えるでしょう。また，肝機能低下時の薬物療法と同様，初回投与量を減量してそれでおしまいではありません。投与後に効果，副作用をしっかりとモニタリングし，投与量の微調整を行うように心がけましょう。

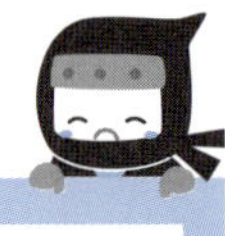

一．腎機能の推定式それぞれの特徴，欠点を理解すべし

一．腎機能低下時の用量は薬剤特性を考えて一回量を下げるか投与間隔を延ばすのか決定すべし

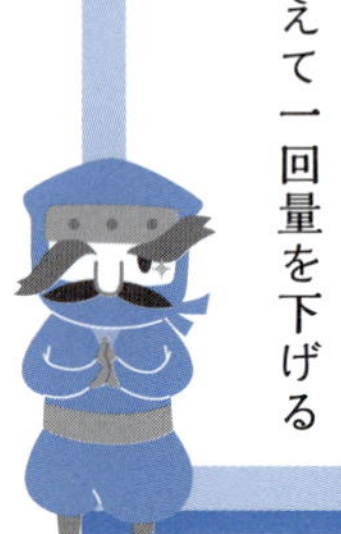

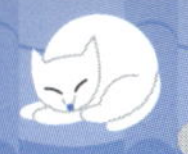

忍法補足の術

後発医薬品，AGって？

医療制度の改革を受けて，現在積極的に病院や薬局で切り替えが進められている後発医薬品（ジェネリック医薬品）ですが，成分は同じであっても添加剤や剤形などの工夫により服薬患者にとっては全く異なる薬剤と認識してしまうことがあり，注意が必要です。

以下に，先発医薬品から後発医薬品への変更調剤時に，特に患者に説明が必要なケースを押さえておきます。

・OD錠などでは錠剤の色や大きさが異なる→内服しにくくなりアドヒアランスの低下を招く
・シートの色や取り出しやすさが異なる→PTPシートの色で服薬するタイミングを確認している患者もいることから，異なる医薬品と認識してしまう，服薬しているほかの医薬品と外観が似ているため重複して服用するなど服薬間違いを引き起こす
・外用薬では使用感が異なることがある→使用時に刺激が強く副作用と認識し，指示通りに使用せず期待された薬効が得られない

患者に医薬品を交付するタイミングでこうした注意点を確認しておかないと，患者が正しく服薬していると認識したうえで薬効などの判断をして処方する医師との信頼関係が損なわれてしまうかもしれません。このように，後発医薬品への変更調剤時には上記注意事項に該当しないか患者に確認し交付することが望ましいでしょう。

そこで，近年積極的にオーソライズド・ジェネリック（AG）が開発，販売されています。先発医薬品企業から許諾を得て，原薬，添加物および製法などが先発医薬品と同一の後発医薬品がAGです。特に外観や錠剤の大きさは先発医薬品とほぼ同等であることから，積極的に採用している施設もあります。ただしAGであったとしても，製造方法以外にもAUCやC_{max}が異なる医薬品が販売されているので，そうした背景まで理解しておくことが大切です。

其の参 まとめ

「違いがわかる大人になりたい」。これはいつも考えていることですが，生物にも多様性が必要だと思います。均質な環境からは何も生まれませんが，多様性があるからこそ，進化や進歩，発展があると考えています。いろいろあるから面白いんです。

薬剤は確かに受容体に作用するわけで薬理学的な効果を発現しますが，アウトカムは薬理学的な作用の発現の有無ではなくて，人間の生体反応に改善，緩和をもたらしたかという臨床的な問題になります。要するに，症状が良くなったか，悪くなったかです。

単純な薬理学的な効果ではなくて，人間の生体反応に効果をもたらしたかということについては，人間の生体内の環境が薬剤にとって働きやすいか，そうでないのかを考えることは非常に重要なことです。

身体的に大きい人，小さい人，男性，女性，高齢者，小児，薬剤代謝の中心にある肝臓の機能低下，薬剤排泄の腎臓の機能低下などに注目して，同効薬を選択することで，細やかな薬剤選択が可能になります。ある薬剤を投与する場合，基礎疾患のために腎障害があれば，腎臓に負担が少ない薬剤への変更を考慮します。大柄な人物であれば，分布容積が大きくなるので投与量の調整が必要になります。小児であれば，成人に比較して代謝をはじめとした薬物動態が違います。

薬物治療を考えた場合，病態生理だけではなく，病勢や患者背景（基礎疾患の有無や体格），薬物特性などについても考慮する必要があります。薬物動態や分布容積などを考慮して同効薬の選択を臨床的に行う必要があります。

考慮すべき評価指標が何なのかを判断するのが重要です。肝機能に関しては，Child-Pugh 分類で評価を行い，腎機能であれば，尿素窒素，クレアチニン，eGFR などに基づいて薬剤の選択や投与量を決定します。

薬剤は投与しただけで終わりではなくて，経過を追って薬効を観察しなければなりません。経過を追って薬効を観察する際にも患者背景を意識した評価指標が必要になります。このため，何をどう評価すべきか，どの指標を用いるかを考えることが重要です。

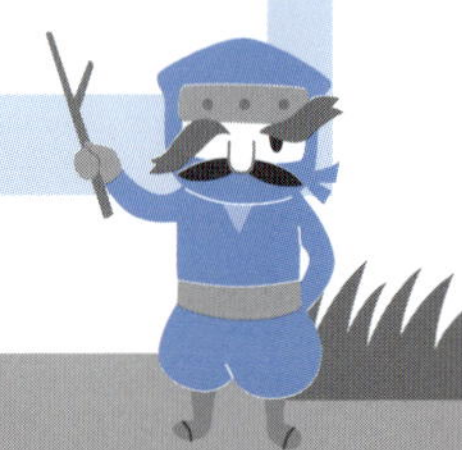

其の四

難易度別に考える！
同効薬を提案する場面

1. 便秘で困ったら何を提案する？の巻

難易度 ★☆☆

便秘薬を服用中の患者さんが，便秘と下痢を繰り返しています。便秘薬が効き過ぎているのでしょうか？

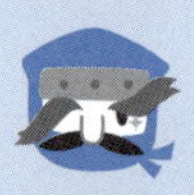
その繰り返しは便秘の一種かもしれんのう

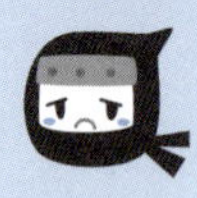
下痢なのに便秘なのですか？

便秘の病態を知ろう

排便習慣は個人差が大きく，1日でも便が出なかったら腹部膨満感などの症状が出て困るという人がいる一方，1，2日排便がなくてもいつも通りという人もいます。便秘の定義は学会により異なりますが，便秘は「排便回数や排便量が少ないために糞便が大腸内に滞った状態」，または「直腸内にある糞便を快適に排出できない状態」とされています（表1）。

便秘は器質性便秘と機能性便秘に分けられます。器質性便秘は大腸の形質的変化を伴う便秘です。例えば，大腸がんに伴う大腸狭窄による便秘などがこれにあたります。

一方，機能性便秘は大腸の働きの異常が原因で起こる便秘です。機能性便秘はさらに弛緩性便秘，痙攣性便秘，直腸性便秘に分けられます。

ここからは機能性便秘の特徴と薬物治療についておさらいしましょう。

表1　便秘の定義

学会	便秘の定義
日本内科学会	3日以上排便がない状態。または，毎日排便があっても残便感がある状態
日本消化器病学会	本来体外に排出すべき糞便を十分量かつ快適に排出できない状態
日本緩和医療学会	腸管内容物の通過が遅延・停滞し，排便に困難を伴う状態

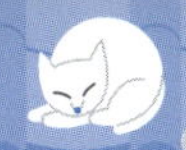

①弛緩性便秘

大腸の蠕動運動と緊張の低下により，便の通過時間が延長し起こります。通過時間の延長により，便中の水分はどんどん吸収され，便は硬くなり出にくくなります。また，長期臥床の場合や高齢者では腹圧の低下も原因となります。

②痙攣性便秘

大腸の痙攣により便の移動が障害されて起こります。痙攣を起こすと腸の圧力が上昇することで，腹部不快感や痛みを感じます。排便は少量で硬便・兎糞となります。腸の痙攣部分より上部では便の水分量が増えるため，便秘と下痢を交互に繰り返すことがあります。ストレスや不規則な生活習慣などが原因で起こります。

③直腸性便秘

直腸に便が到達しても直腸の感覚が鈍く排便運動が生じないことが原因です。排便を我慢することが多かったり，下剤や浣腸を多用した場合に起こりやすくなります。

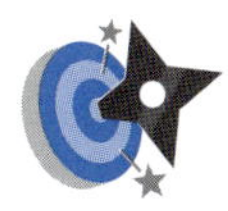

処方提案の考え方

便秘薬には塩類下剤，膨張性下剤，糖類下剤，刺激性下剤などさまざまな種類があります。最近ではクロライドチャネルアクチベーターのルビプロストンや胆汁酸トランスポーター阻害薬のエロビキシバット，慢性便秘症に加え過敏性腸症候群型便秘にも適応を持つリナクロチドが次々と発売されました。これらの薬剤を処方提案する前に次の①～③をチェックしましょう。

①便回数，便の性状などを詳しく聞き取る

排便回数や便の性状，腹痛，腹部膨満感などの腹部症状や残便感，排便困難症状，食生活，生活習慣，腹部手術歴などの既往歴を確認します。便の性状は客観的評価のためにブリストル便形状スケールがよく用いられます（図 1）。

②服用薬をチェックする

副作用で便秘を起こす薬剤も多く，服用薬のチェックは欠かすことができません。抗コリン作用を持つ薬剤（抗うつ薬や一部の抗精神病薬など）や抗パーキンソン病薬，オピオイド，抗がん薬の一部（ビンクリスチン，ビンデシン，パクリタキセルなど），Ca 拮抗薬，利尿薬，制酸薬，5-HT_3 拮抗薬などは副作用で便秘を引き起こします。必要時は減量，中止できないか検討します。

Type1	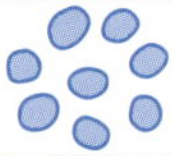	硬くてコロコロの兎糞状の便
Type2	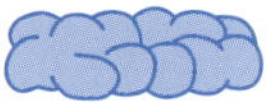	ソーセージ状であるが硬い便
Type3	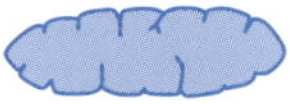	表面にひび割れのあるソーセージ状の便
Type4	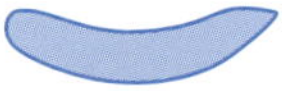	表面がなめらかで柔らかいソーセージ状，あるいは蛇のようなとぐろを巻く便
Type5	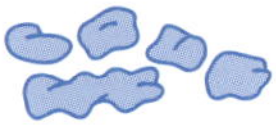	はっきりとしたしわのある柔らかい半分固形の便
Type6	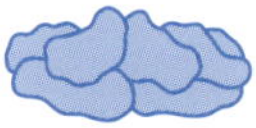	境界がほぐれて，ふにゃふにゃの不定形の小片便，泥状の便
Type7	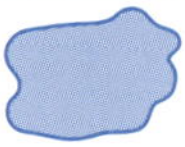	水様で，固形物を含まない液体状の便

〔Lewis SJ et al.：Stool form scale as a useful guide to intestinal transit time, Scand J Gastroenterol, 32(9)：920-924, 1997 をもとに作成〕

図 1　**ブリストル便形状スケール**

③便習慣，生活習慣の見直しを指導する

便秘の改善には排便習慣，生活習慣を見直し，便秘の原因を少しでも取り除くことが重要です。下剤は便秘の原因を治すものではなく，あくまで対症療法ということを忘れてはいけません。食生活の改善は，しっかり 3 食とる，適度な水分摂取，食物繊維の多い食事などを指導します。生活習慣の改善は生活リズムを規則正しくする，睡眠時間を十分とる，便意が起きたら我慢しない，適度な運動を行う，適度にリフレッシュしストレスを解消するなどを指導します。乳酸菌やビフィズス菌などのプロバイオティクスは腸内環境を整え，便秘の改善に有効とされています。

次に処方提案です。下剤の主な分類と薬剤，効果を表 2 にまとめました。便秘薬には大きく分けて便を軟らかくするタイプと消化管運動を亢進させるタイプがあります。便の性状から硬くて出ないのか，腸が動いていないのかを判断し，それに合った便秘薬を選ぶとよいでしょう。

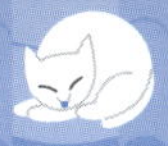

表 2　主な便秘薬の分類と効果

分類	薬剤	効果
塩類下剤	酸化マグネシウム	便を軟らかくする
糖類下剤	ラクツロース，ソルビトール	便を軟らかくする
刺激性下剤	センナ，大黄，ピコスルファート，ヒマシ油	消化管運動亢進
上皮機能変容薬	ルビプロストン（クロライドチャネルアクチベーター），リナクロチド（グアニル酸シクラーゼC受容体アゴニスト）	便を軟らかくする
胆汁酸トランスポーター阻害薬	エロビキシバット	便を軟らかくする・消化管運動亢進

①弛緩性便秘

弛緩性便秘は大腸の運動・緊張の低下が原因のため，水分が抜け，硬い便になり排出されにくくなるので，便を軟らかくするタイプの塩類下剤などでまず便を軟らかくさせるようにします。便が十分軟らかくなっても出ない場合（必ず便の性状は患者に聞き取りしてください）は，蠕動を亢進させるため刺激性下剤を追加します。

➡**提案例**：酸化マグネシウム，ルビプロストン，リナクロチド，エロビキシバット，ピコスルファート

②痙攣性便秘

腸の痙攣が原因ですので，痙攣をより増加させる刺激性下剤は禁忌です。便を軟らかくするタイプを用いましょう。症状によって痙攣を止めるため抗コリン薬が使われることもあります。

➡**提案例**：酸化マグネシウム，ルビプロストン，リナクロチド，エロビキシバット

③直腸性便秘

直腸性便秘は直腸の感覚が鈍く排便運動が生じないことが原因ですので，腸を動かすタイプの便秘薬を用います。

➡**提案例**：ピコスルファート

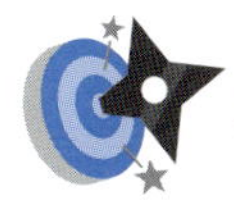

処方提案後の follow ポイント

①塩類下剤の場合

酸化マグネシウムが代表的な薬剤です。緩下薬として比較的穏やかな効果が期待できます。酸化マグネシウムは腸内で重炭酸塩になります。この重炭酸塩の影響で腸内

の浸透圧が上昇し，水分が腸内に移行します。この結果，便の水分量が増え軟らかくなります。同時に便の体積が増えることで腸管に拡張刺激を与え，大腸の蠕動運動を促します。酸化マグネシウムはマグネシウムを含んでいますので，テトラサイクリン系抗菌薬やニューキノロン系抗菌薬，ビスホスホネート製剤，一部のセフェム系抗菌薬などマグネシウムとの結合で難溶性キレートを作るものとは同時投与を避けなければなりません。このような場合には，どちらかを２時間ほどずらして服用するようにします。大量の牛乳，Ca 製剤との併用（サプリメント含む）でミルクアルカリ症候群が現れる可能性があるため，患者に説明しておく必要があります。また，高マグネシウム血症が起こり重篤な転帰をたどる症例も報告されているため注意が必要です。特に長期服用患者や高齢者，腎機能低下患者はマグネシウムが蓄積しやすく，慎重に適応を選ばなくてはなりません。さらに投与中は定期的に血清マグネシウムを測定するようにしましょう。透析など重度腎機能低下患者には実質禁忌であり，糖類下剤などが使用されます。

②糖類下剤の場合

糖類下剤は消化管で浸透圧を高めて，便を軟化すると同時に便量を増やし便秘を改善します。塩類下剤と作用はほぼ同じですが，マグネシウムなどを含まないため重度腎機能低下患者によく用いられます。また，糖類下剤はプロバイオティクスのえさとしても作用するという利点もあります。ただし，ラクツロース，ソルビトールとも液体の製品が主流であり，持ち運びに難があるという欠点があります。また，厳密にはラクツロース，ソルビトールは通常の便秘には適応がなく（ラクツロースは産婦人科術後と小児の便秘に適応が，ソルビトールは消化管 X 線造影時の便秘の防止に適応あり），ほかの便秘薬がどうしても使用できない場合のみ使用されることが多いです。

③刺激性下剤の場合

刺激性下剤は腸を刺激し蠕動運動を活発化することで排便を促します。ヒマシ油は小腸刺激性，ピコスルファートやセンナは大腸刺激性です。小腸刺激性のヒマシ油は効果が即効性で強力なため，食中毒時に腸の内容物を速やかに排出させる目的で使われます。そのため，通常の便秘ではあまり使用されません。ピコスルファートやセンナは緩下薬より効果が速やかで強いため実臨床では酸化マグネシウムと同様によく使用されます。

刺激性下剤は急性腹症，痙攣性便秘，腸管に閉塞のある患者，妊婦は禁忌です。相互作用は基本的にありません。大腸刺激性下剤は長期連用でだんだんと効かなくなってくることがありますので，使用は必要最小限にとどめましょう。

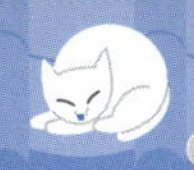

④上皮機能変容薬の場合

クロライドチャネルアクチベーターのルビプロストンとグアニル酸シクラーゼC受容体アゴニストのリナクロチドがあります。

ルビプロストンは腸管粘膜上のクロライドイオンチャネルを活性化し，小腸腸管内腔への Cl^- 輸送により浸透圧を生じさせ，腸液の分泌を促進します。その結果，便の水分含有量が増え，便が軟らかくなり便秘が改善します。妊婦は禁忌です。基本的に頓用使用ではなく定期的に使用する薬剤です。効果としては酸化マグネシウムと同じく便を軟らかくするものですが，効果は比較的強く，下痢をしてしまう患者もいるので注意しましょう。主な副作用は悪心・下痢です。食後服用で吐き気が出にくくなるため空腹時投与は避けてください。

リナクロチドは腸管の管腔表面のグアニル酸シクラーゼC受容体を活性化させることにより，細胞内のcGMP濃度を増加させ，腸管内の水分の分泌を促して便を軟らかくします。また，痛みに過敏になっている神経線維を抑え，腹痛等を改善する効果を持つことが特徴です。

⑤胆汁酸トランスポーター阻害薬の場合

エロビキシバットは回腸末端部の上皮細胞に発現している胆汁酸トランスポーターを阻害し，胆汁酸の再吸収を抑制することで大腸に流入する胆汁酸の量を増加させます。胆汁酸は腸管からの水分の分泌を促し消化管運動を促進させ，便秘を改善します。このように，効果としては便を軟らかくする作用と消化管の動きを良くする作用の両方を併せ持った薬剤です。本剤は胆汁酸の再吸収を阻害する薬剤のため，食事摂取により胆汁酸が分泌される前に投与しておいた方が効果的であることから食前服用となっていますので注意しましょう。腸閉塞の患者は禁忌です。また，P糖蛋白質阻害作用を持つためジゴキシンやダビガトランなどと相互作用があります。主な副作用は腹痛と下痢です。

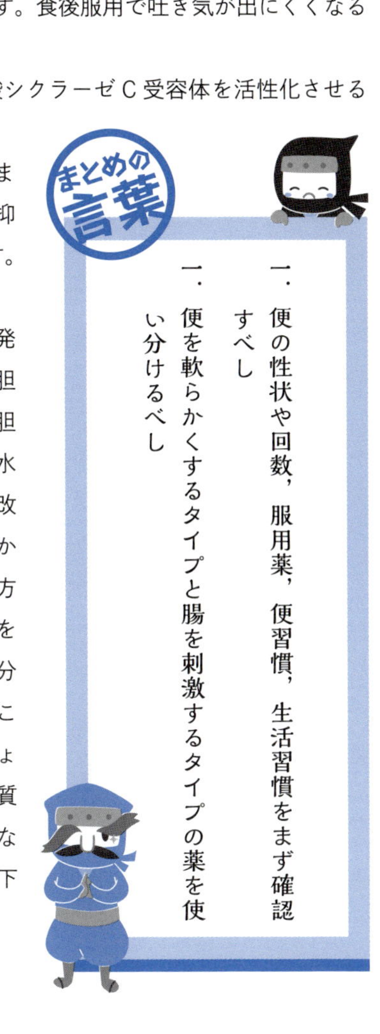

2. 下痢で困ったら何を提案する？ の巻

難易度★☆☆

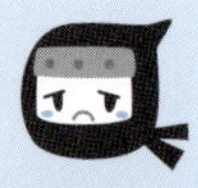
下痢の時って，すぐに下痢止めを考えてしまうのですが……

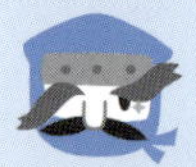
ふむふむ…。どうして下痢になるのか考えてみるとよいぞ

えっ！　さっき出てきた受容体が関係しているのかな？

皆さんの日常生活で経験したことがある不快な症状のうち，ポピュラーなのは「下痢」ではないでしょうか？　CMや電車の広告で「会議前の突然の下痢に○○」といったキャッチフレーズのOTC医薬品が散見される中，薬剤師として，どういったことが原因で下痢になるのか，今一度おさらいしておくと医師の処方意図がわかって患者への指導に役立つでしょう。

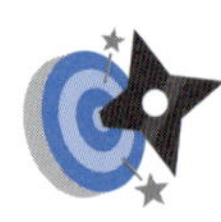

下痢の病態を知ろう

下痢とは便の中の水分が過剰になった状態をいいます。体の中で水分を吸収する部位は主に大腸ですが，何らかの原因によって水分吸収のバランスが崩れ，下痢となります。

下痢は，細菌による食中毒症状を主体とした急性下痢と，炎症性腸疾患やホルモン産生腫瘍などによる慢性下痢に分類されます。さらに細かく分類すると表1の4つに分けることができます。図1には下痢に用いられる薬剤の主な作用部位を示しました。

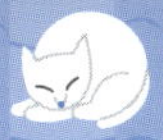

表 1　下痢の分類

分類	メカニズム
浸透圧性下痢	食物（経管栄養剤など）の浸透圧が高いと腸での水分を吸収する力が弱くなり，水分が十分吸収されずに下痢が生じる。ガムなどに含まれる人工甘味料を大量に摂取した場合などに起こる下痢もこれに分類される
分泌性下痢	腸は水分の吸収のほか，腸液も分泌し唾液や胃液などの消化液全体で 1 日 7L ぐらい分泌されているため，毒素やホルモンなどにより消化管粘膜におけるバランスが乱れることで，腸管内へ水分が過剰に分泌される（ムスカリン様アセチルコリン受容体が一部関与）
蠕動運動性下痢	腸蠕動が活発すぎると，腸での食物の吸収時間が短くなり水分が十分吸収されずに下痢が生じる。現代病といわれている過敏性腸症候群の下痢型はこれに分類される（セロトニン受容体が関与）
滲出性下痢	腸の炎症により粘膜の破綻があると，そこから多量の浸出液が排出され便の水分量が増加し下痢が生じる

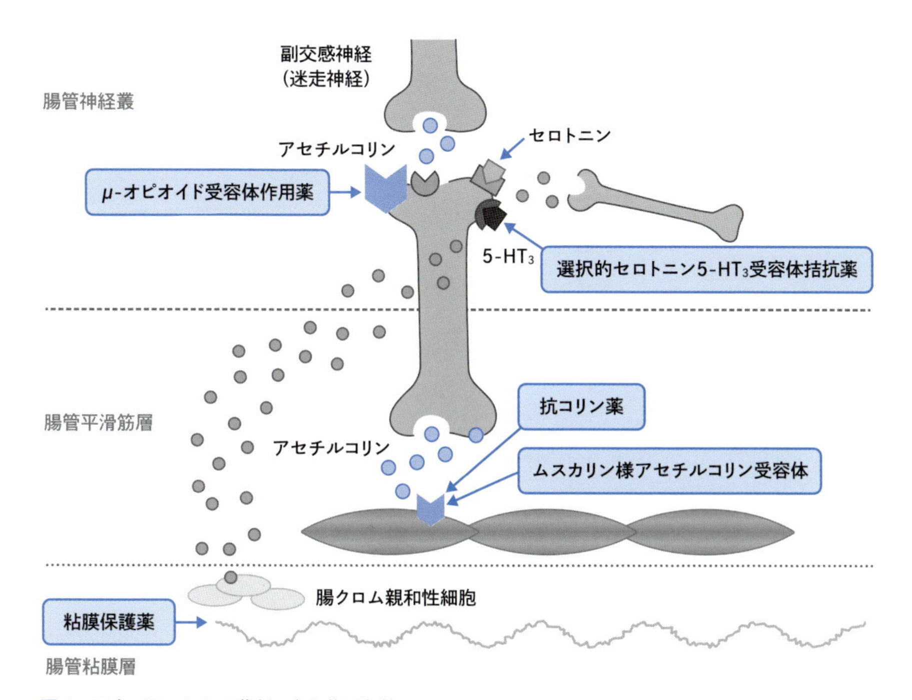

図 1　下痢に用いられる薬剤の主な作用部位

処方提案の考え方と follow ポイント

同効薬の提案の前に，まずは脱水などの症状が出ていないかの確認が必要です。次の段階として，下痢に対する対症療法を考えていきましょう。

①浸透圧性下痢

ソルビトール，マンニトールなどの糖類やマグネシウムの服用を中止することで腸管内への水分流入が抑制されて下痢が止まります。

➡**提案例**：原因となる薬剤の中止や食物を避ける

➡**提案後の follow ポイント**

アルコール摂取による下痢なども該当します。生活習慣を改善するだけでよくなることが多いといわれています。通常 1～2 日で下痢症状は治まります。原因となる薬剤のうち，定期服用薬の場合は一方的に中止するのではなく，便を緩い状態にしながら経過をみている場合もあるため，必ず主治医へ確認・報告することも忘れずにしましょう。

②分泌性下痢

毒素が排出されれば治まってくることが多いですが，水分摂取は積極的に行うなどの注意喚起が必要です。

➡**提案例**：ロペラミド，コデインリン酸塩水和物，タンニン酸アルブミン，天然ケイ酸アルミニウム，生菌製剤（ビフィズス菌，宮入菌，乳酸菌など）

➡**提案後の follow ポイント**

ロペラミド，コデインリン酸塩水和物など μ-オピオイド受容体作用薬の場合は，腸管の神経叢の μ-オピオイド受容体に作用しアセチルコリンの放出を抑制することにより止瀉作用を発揮します。ロペラミドは CYP3A4 および CYP2C8 で代謝され，コデインリン酸塩水和物は UGT2B7，UGT2B4，CYP3A4，CYP2D6 で代謝されることから，これらを阻害する医薬品と併用した際に，代謝が阻害され血中濃度が上昇する可能性があります。

また，ロペラミドは P糖蛋白の基質であることから，イトラコナゾールなど P糖蛋白阻害作用を併せ持つ医薬品との併用に注意する必要があります。意外と知られていないことですが，μ-オピオイド受容体作用薬の重要な基本的注意事項として，眠気やめまいが起こることがあるので，自動車の運転など危険な作業には従事させないようにしましょう（アセチルコリン放出抑制によると考えられている）。

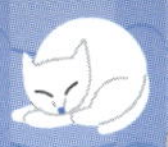

タンニン酸アルブミンは，腸管内でゆっくり分解してタンニン酸を遊離して腸の粘膜へ付着し，収れん作用を発揮し止瀉作用を示します。天然ケイ酸アルミニウムは，下痢の原因となる毒素を吸着する作用を持っています。ロペラミドと併用する場合は，ロペラミドの効果が減弱する可能性がありますので，一方を食後，他方を食間というように投与間隔を空けるなど注意が必要です。

生菌製剤はいずれの薬剤も腸内細菌のバランスが乱れ，下痢などの諸症状を改善する目的で処方されます。ビフィズス菌は乳酸や酢酸を産生し，整腸作用を示します。ビフィズス菌は酸素のあるところでは生きていけない偏性嫌気性菌です。同様に酪酸を産生する宮入菌も偏性嫌気性菌です。つまりこれらの薬剤の作用部位である大腸は酸素が行き届いていない環境ですので，こういった生菌製剤が使用されます。一方，乳酸菌は酸素がある中でも生きていられる通性嫌気性菌であり，比較的酸素が存在している小腸に分布しています。乳酸などの有機酸を産生して腸内を酸性にし，下痢や便秘などを改善します。こういった生菌製剤は，抗菌薬関連下痢症などの目的で併用されることがあります。その場合，抗菌薬の作用により生菌が死んでしまい整腸作用を発揮することができないので，抗菌薬に耐性のある生菌製剤が用いられます（ビオフェルミンR錠，ラックビーR散など）。

③蠕動運動性下痢

便の腸管内通過時間をゆっくりにする薬を考慮します。

➡提案例：ラモセトロン，ブチルスコポラミン

➡提案後の follow ポイント

選択的セロトニン 5-HT_3 受容体拮抗薬で，腸に存在するセロトニン受容体を遮断してアセチルコリンの放出を抑制し，下痢や頻回の排便を改善します。本剤は男性，女性で開始用量が異なることに注意が必要です。男性では5μgから（最大10μg），女性では2.5μgから（最大5μg）です。もともと男性の下痢型過敏性腸症候群で承認された薬剤ですが，女性への適応拡大の際，便秘や硬便など副作用の頻度が男性に比べ多く，そのため用量が異なっているとされています。

ラモセトロンは，CYP1A2 阻害作用を有する薬剤との併用で，ラモセトロンの血中濃度が上昇する可能性があり注意が必要です。またほかの止瀉薬との併用で便秘になってしまうことがあります。セロトニン受容体はそのほとんどが腸に存在するといわれていますが（「其の弐　4．セロトニン受容体」参照），中枢神経系にも存在します。副作用については，5-HT_3 受容体自体が中枢神経系へ及ぼす影響は少ないといわれているため，主に消化器系の副作用が多く報告されています。

ブチルスコポラミンは副交感神経を活発にするアセチルコリンの働きを抑え，下痢などの症状を抑えていく抗コリン薬です。ブチルスコポラミンの下痢に対する効能は「機能性下痢：生活習慣の乱れやストレスによる下痢」だけであり，細菌感染などによる下痢などは適応になっていないことに注意が必要です。ムスカリン様アセチルコリン受容体は心臓や唾液腺などに分布しているため，抗コリン薬服用時は，そういった臓器への影響を考慮します。心臓では，心拍数が上がってドキドキします。唾液に関しては，分泌量低下により口渇が現れます。膀胱においては排尿時の平滑筋収縮が抑えられ排尿障害が認められます。OTC 医薬品として下痢を効能とする抗コリン薬（ロートエキス 3 倍散）が市販されていることから，患者指導時には OTC 医薬品との併用は避けるよう説明することが大切です。

④滲出性下痢

腸の粘膜を修復することが大切となることから，潰瘍性大腸炎やクローン病など原疾患のコントロールにより下痢症状が改善してきます。

➡**提案例**：分泌性下痢と同様

➡**提案後の follow ポイント**

分泌性下痢と同様ですが，慢性的な疾患のため服用が長期になることがあるため，服薬アドヒアランスの低下を防ぐよう薬剤師の指導が重要になってきます。

このように下痢の原因としていろいろ考えられることが皆さんには理解できたと思います。医師が診察時に患者の訴えからどのタイプの下痢として診断したのか処方内容から薬学的視点を活かして推察し，処方された薬剤の薬効を患者が理解できる言葉で説明することが大切です。さらに，処方薬の相談があった場合には，本稿で示した「提案後の follow ポイント」を参考に医師や患者への情報提供もしっかりと行えば，薬剤師としての役割を果たすことができるでしょう。

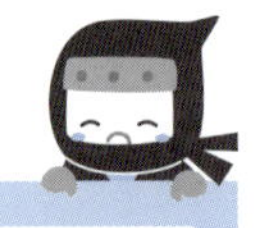

一．まずはどのような原因で下痢になっているか，よく考えるべし

一．副作用や相互作用などは下痢止めだからと考えず，もう一度おさらいしておくべし

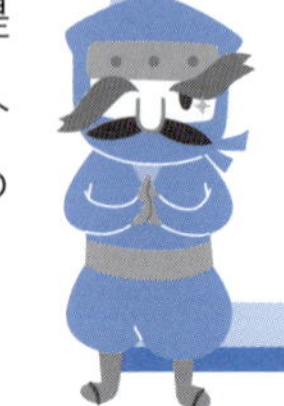

3. 食欲不振で困ったら何を提案する? の巻

難易度★★★

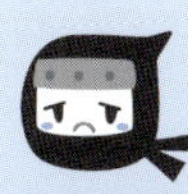
受け持ちの患者さんが食欲不振だって言ってました。胃薬勧めようかな…

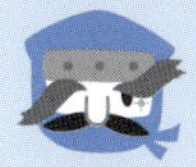
胃薬といってもいろいろあるぞ。どれを勧めるのじゃ

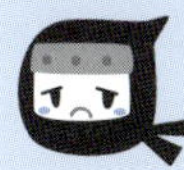
えーと…。健胃消化薬？　制酸薬？　うーん，どれにしましょう？

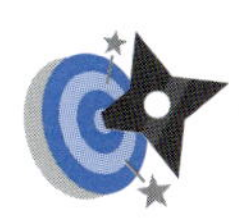

食欲不振の病態を知ろう

夏バテで食べたくないということは皆さんも１度は経験したことがあるのではないでしょうか。夏バテの時は胃がもたれる，胃が何となく重い，胃が張るなどの症状もよく起こり，消化管機能の不調ということを感覚的に理解できると思います。食欲不振はいろいろな原因で起こりますが，ここでは消化器領域に絞って薬物治療をおさらいしていきましょう。

食欲不振は食べ物を摂取したいという生理的な欲求が低下したり，喪失した状態です。食欲不振で亜鉛や銅などが不足すると食欲不振がさらに進行し，どんどん栄養状態が悪化する負の連鎖に陥ることもあります。長期間の低栄養は，筋力減少や易感染症，骨粗鬆症などいろいろな症状を引き起こします。

食欲不振の原因は？

食欲不振の原因はさまざまです。大きく分けて病気によるものと病気によらないものに分けられます。病気によるものとして，がんや慢性胃炎，胃潰瘍・十二指腸潰瘍，心不全，慢性腎臓病などがあります。うつ病や認知症，神経性食欲不振症など精神的な病気が原因の場合もあります。病気によらないものとしては，加齢，ストレス，不規則な生活習慣，飲酒などです。鎮痛薬や向精神薬などの薬剤が副作用の原因となることもあります。

一般的によく目にする食欲不振の原因は胃潰瘍・十二指腸潰瘍，慢性胃炎が多いのではないでしょうか。慢性胃炎は胃粘膜の組織学的炎症や内視鏡で同定可能なびらんなどがある器質的疾患が認められるものや，症状はあるが器質的疾患がないものなどいろいろな疾患・概念を含んでいます。胃に器質的な変化がある疾患の多くは，ピロリ菌の感染が原因となっています。

一方，器質的病変がないものは機能性ディスペプシアと呼ばれます。機能性ディスペプシアとは，症状の原因となる器質的，全身性，代謝性疾患がないにもかかわらず，慢性的に胃もたれや心窩部痛など心窩部を中心とする腹部症状を呈する疾患と定義されています。胃の消化や収縮運動など，胃の全般的な機能低下が原因とされています。

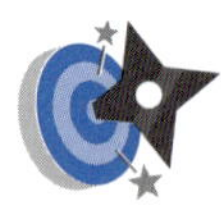

処方提案の考え方

先述したように食欲不振の原因はさまざまであり，すべての食欲不振が薬で治るとは限りません。ストレスや不規則な生活習慣ではそれらが改善されれば食欲不振の薬は必要ないかもしれません。また，服用薬の副作用が原因なら，副作用を引き起こしている薬剤の変更などが必要です。このように食欲不振を起こしている原因をできるだけ取り除き，薬剤が有効と思われる場合には薬物治療を行います。まずは以下をチェックしましょう。

①食欲不振以外の症状の確認

食欲不振の原因として便秘や味覚障害が原因となっているかもしれません。食欲不振以外の症状もチェックしましょう。

②服用薬の確認

前述したように食欲不振は服用薬が原因となっている場合があるかもしれません。表1に食欲低下を起こしやすい薬剤を示しました。服用薬の確認と副作用アセスメントを行いましょう。

表1　食欲低下を起こしやすい薬剤

原因	薬剤
悪心・嘔吐出現	SSRI，オピオイド，鉄剤，リチウム製剤など
消化管運動抑制	鎮咳薬，5-HT_3拮抗薬，オピオイド，抗不整脈薬，カルシウム拮抗薬など
胃粘膜障害	NSAIDs，副腎皮質ホルモン薬，抗生物質など

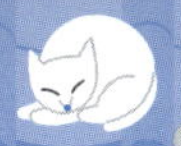

③非薬物療法も同時に行う

栄養指導などの非薬物療法も重要です。消化吸収機能が弱っている場合は刺激物を避け，消化の良いものをとるよう指導します。少量の食事を頻回にとるなど患者に合わせた指導を行いましょう。低栄養時の栄養補助食品もいろいろ発売されていますので，状況によりそれらも考慮してみましょう。

処方提案と follow ポイント

食欲不振に使用される薬は健胃消化薬，H_2 受容体拮抗薬などの制酸剤や消化管運動機能改善薬，漢方薬などいろいろあり，原因や症状により使い分けます。

①短期間の食欲不振，食べ過ぎなど明らかに重大な原因が除外できる場合

➡**提案例**：健胃消化薬（S・M 配合散など）

➡**提案後の follow ポイント**

胃腸機能の低下により胃酸の逆流や胃の防御因子の低下（胃粘膜障害），消化管運動の低下により胸やけや胃の不快感，消化不良などが出現し食欲低下を引き起こします。健胃消化薬には制酸薬や健胃作用を持つ生薬，消化酵素などが配合されています。代表的な薬剤として S・M 散や KM 散，FK 配合散などがあります。これらはほぼ同等の組成であり，効果もほぼ同等です。制酸薬として金属イオン（Mg）を含むので，テトラサイクリンやニューキノロン系抗菌薬との相互作用があり，注意が必要です。また，このことより，透析患者への投薬は禁忌となっています。副作用は高 Mg 血症，尿路結石などがあります。なお，健胃消化薬は OTC 医薬品としても市販されているので患者側にもなじみ深いと思います。

②消化性潰瘍の場合

胃潰瘍などの消化性潰瘍には酸分泌抑制薬が用いられます。また，機能性ディスペプシアでも，心窩部痛症状がある場合は短期間，制酸剤や H_2 受容体拮抗薬，プロトンポンプ阻害薬（適応外）が用いられます（表 2）。

➡**提案例**：ファモチジン，ランソプラゾール，ボノプラザンなど

➡**提案後の follow ポイント**

H_2 受容体拮抗薬は壁細胞のヒスタミン H_2 受容体に拮抗し，胃酸の分泌を抑制します。ラフチジン以外の H_2 受容体拮抗薬の代謝経路は主に腎排泄です。腎機能低下では減量が必要です。ラフチジンの尿中排泄率は約 20%であり主に肝代謝で

表 2　H_2 受容体拮抗薬，PPI の各薬剤の特徴

分類	一般名	特徴
H_2 受容体拮抗薬	ファモチジン	最も多く使用されている H_2 受容体拮抗薬
	ラフチジン	カプサイシン感受性知覚神経を介した胃粘膜防御因子増強作用を持つ
	ニザチジン	酸分泌抑制作用と消化管運動促進作用を持つ
プロトンポンプ阻害薬	エソメプラゾール	ラセミ体であるオメプラゾールの一方の光学異性体（S 体）
	ランソプラゾール	腸溶性顆粒を充填したカプセル剤，水なしで服用可能な口腔内崩壊錠がある
	ラベプラゾール	CYP でも代謝されるが，主な代謝経路が非酵素的な経路で代謝されるため CYP による相互作用が起こりにくい
	ボノプラザン	新規作用機序の PPI で酸分泌抑制効果の発現が速く，強い

す。そのため，腎機能低下患者にはほかの H_2 受容体拮抗薬より安全に使用できます。H_2 受容体拮抗薬は副作用に汎血球減少，無顆粒球症があり注意が必要です。

プロトンポンプ阻害薬（PPI）は壁細胞の最終段階であるプロトンポンプを特異的に阻害し胃酸分泌抑制作用を示します。PPI は H_2 受容体拮抗薬より胃酸分泌抑制作用がより強力です。PPI は胃酸に不安定なため，腸溶性コーティングが施されています。代謝経路は H_2 受容体拮抗薬と異なり，主に肝代謝です。主な副作用は悪心，腹痛，下痢，便秘などの消化器症状があります。また，肝機能障害や無顆粒球症，血小板減少などの血液障害が現れることがあり，注意深いモニタリングが必要です。オメプラゾールやランソプラゾールは CYP2C19，CYP3A4 阻害作用を有するため，それらで代謝される薬剤と相互作用がありますが，ラベプラゾールの代謝経路は主に非酵素的な還元反応です。そのためほかの PPI に比べ CYP への影響は相対的に低く，相互作用が起きにくいとされています。

ボノプラザンは新規作用機序のプロトンポンプ阻害薬です。カリウムイオンに競合してプロトンポンプを可逆的に阻害することで酸分泌抑制作用を発揮します。

③慢性的な胃もたれ，食欲不振の場合

器質的病変のない慢性的な胃もたれ，食欲不振の場合は表 3 に示した消化管運動機能改善薬が用いられます。

➡提案例：モサプリド，メトクロプラミドなど

➡提案後の follow ポイント

ⅰ　5-HT_4 受容体作動薬

副交感神経末端から分泌されたアセチルコリンが平滑筋の M_3 受容体に結合する

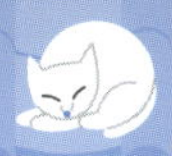

表3　消化管運動機能改善薬

分類	一般名	特徴
5-HT_4受容体作動薬	モサプリド	5-HT_4受容体は主に消化管に局在するため，他臓器での副作用が起こりにくい
オピオイド受容体作動薬	トリメブチン	消化管運動調律作用を持つ
ドパミンD_2受容体拮抗薬	メトクロプラミド	制吐薬としては中枢性・末梢性の両方の作用を持つ
	ドンペリドン	血液脳関門を通過しにくいため，錐体外路症状が起こりにくい
	イトプリド	ドパミンD_2受容体拮抗作用とアセチルコリンエステラーゼ阻害作用を併せ持つ

ことで消化管運動を亢進し，胃排出を促進します。5-HT_4受容体作動薬は副交感神経節後ニューロンにある5-HT_4受容体を刺激し，アセチルコリン分泌を亢進することにより消化管運動を亢進します。5-HT_4受容体作動薬のモサプリドは相互作用も少なく，比較的副作用も起こりにくく使いやすい薬剤で，副作用が起こったとしても通常は腹痛や下痢程度です。しかし，基本的注意に「劇症肝炎や重篤な肝機能障害，黄疸があらわれることがあるので，長期にわたり漫然と使用しないこと」と記載されており，副作用チェックは怠らないようにしましょう。

ii　ドパミンD_2受容体拮抗薬

ドパミンはドパミンD_2受容体を介しアセチルコリン分泌を抑制し，消化管運動に抑制をかけています。ドパミンD_2受容体拮抗薬はD_2受容体を遮断し，抑制を外すことにより消化管運動を亢進させます。ドパミンD_2受容体拮抗薬の副作用は錐体外路症状が重要になってきます。同じくドパミン受容体をブロックするフェノチアジン系やブチロフェノン系抗精神病薬との併用は十分注意しましょう。

iii　オピオイド受容体作動薬

消化管運動が亢進している時，トリメブチンはオピオイド受容体（μ受容体，κ受容体）に作用することで，副交感神経からのアセチルコリンの分泌を抑え，消化管運動を抑制します。一方消化管運動が低下している時はオピオイド受容体（μ受容体）に作用し，ノルアドレナリンの分泌を抑えます。ノルアドレナリンは副交感神経からのアセチルコリン分泌を抑制しているため，ノルアドレナリンの分泌低下により，腸管の動きが活性化します。このようにトリメブチンは消化管運動を調律する作用を持つのが特徴です。副作用は便秘，下痢，口喝などです。

④機能性ディスペプシアと確定診断された場合

機能性ディスペプシアと確定診断されると，表3の消化管運動機能改善薬に加えアセチルコリンエステラーゼ阻害薬が使用できます。

➡**提案例**：アコチアミド

➡**提案後の follow ポイント**

機能性ディスペプシアの適応を持つアコチアミドは神経終末から放出されたアセチルコリンを分解する酵素であるアセチルコリンエステラーゼの働きを阻害し，アセチルコリン濃度を高め，消化管運動を亢進します。機能性ディスペプシアと確定診断されないと使用できませんので注意しましょう。アコチアミドは食後投与で C_{max} が低下するため，食前投与，主な副作用は下痢，便秘，肝機能障害です。

⑤機能性ディスペプシアや慢性胃炎で消化管運動改善薬等が効果不十分な場合や消化管運動改善薬に追加で用いる場合

機能性ディスペプシアの薬物治療は初期治療で胃酸分泌抑制薬や消化管運動機能改善薬が，2次治療で抗うつ薬，抗不安薬，漢方薬が用いられます。ここでは漢方薬を取り上げます。

➡**提案例**：六君子湯，補中益気湯など

➡**提案後の follow ポイント**

食欲不振には六君子湯，補中益気湯などがよく使われます。六君子湯は食欲不振に用いられる代表的な漢方薬です。六君子湯はグレリンの分泌を促進し食欲不振を改善します。グレリンは主に胃から分泌されるペプチドで，成長ホルモンの分泌促進，消化管運動促進，胃酸分泌促進，食欲増進などさまざまな生理作用があります。補中益気湯は胃腸の調子を整え，体に力を与える漢方です。六君子湯，補中益気湯とも体力が弱った人向けの漢方薬ですが，どちらかというと補中益気湯はより虚弱者へ使用されることが多いので覚えておきましょう。

まとめの言葉

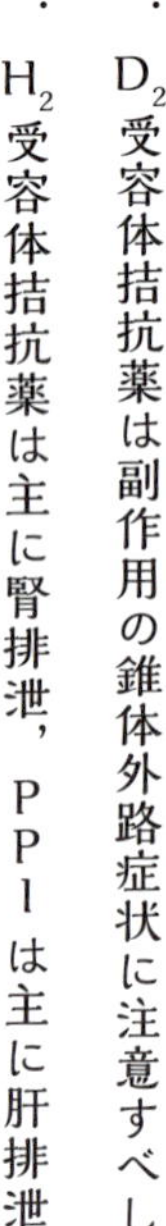

4. 頭痛で困ったら何を提案する？ の巻

難易度 ★★☆

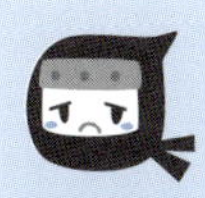
うーん。締め付けられるように頭が痛くて…

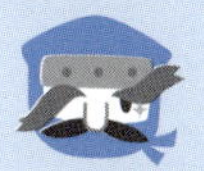
それは片頭痛かもしれんな

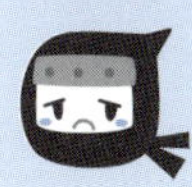
あれ，勉強のやり過ぎかと思っていました…

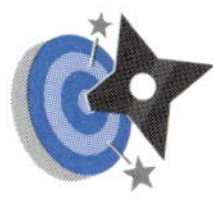

頭痛の病態を知ろう

日常の生活や仕事の QOL に影響する症状として，2 人に 1 人が頭痛で悩んでいるといわれています。長時間のデスクワークや緊張した状態が続くなど身体に負担がかかるストレスによって肉体的な緊張状態が続くことが頭痛の原因となっています。また頭痛の症状を緩和する方法として，多くの鎮痛薬が OTC 医薬品として発売されている状況から，頭痛はセルフメディケーションが進んでいる症状ともいえそうです。

頭痛の分類は，特に頭痛の原因となるような病気があるわけではないのに，繰り返し起こる頭痛（1 次性頭痛）と明らかな病気により起こる頭痛（2 次性頭痛）に大別されます。中でも 2 次性頭痛のうち，バットで殴られたような痛みの場合，クモ膜下出血など生命を脅かすような病気も考えられますので，病院への受診が必要となります。

1 次性頭痛は，「緊張型頭痛」，「群発頭痛」，「片頭痛」の 3 つが代表的です。

緊張型頭痛

緊張型頭痛は誰もが発症する頭痛で，長時間同じ姿勢でいたり，強いストレスを感じることで血流が悪くなり，筋肉の緊張が起こります。後頭部を中心に締め付けられるような痛みで表現されることが多い頭痛です。ストレスをためないことはもちろんですが，適度に体を動かして筋肉の緊張を取る，血流を良くするために肩などを温める，といった意識的な予防が大切です。薬物療法の中心はNSAIDsであることから，連用による胃腸障害や後述する薬物誘発頭痛に注意が必要です。

群発頭痛

群発頭痛は目の後ろを通っている内頸動脈が拡張して炎症を起こすため，目の奥が痛むといわれています。目をえぐられるような激しい痛みと表現されることが多いです。飲酒や喫煙によって増悪することが多いため，規則正しい生活を送ることが大切です。薬物療法では，唯一保険適応が認められているスマトリプタン皮下注射が使用されます。自己注射も可能になっています。予防的な治療法としては，Ca拮抗薬のベラパミルが使用されます（2011年9月より保険適用外での使用が認められています）。海外においてベラパミル360mg/日がプラセボ対照二重盲検試験で予防効果を示すことが報告されています。しかし心伝導遅延作用による徐脈や心不全を合併することがあり注意が必要です[1)]。

本稿では片頭痛について，発生機序から処方提案までおさらいしていきましょう。

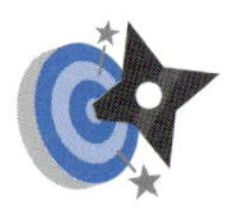

片頭痛の発生機序と分類

典型的な片頭痛は，文字通り頭の片側でズキズキと痛む拍動性の頭痛発作を繰り返します。ただし，痛みは4割の患者では頭の両側で起こることもありますし，非拍動性の場合は約5割ともいわれています。また，緊張型頭痛と関連付けされる肩こりは，実に75％の片頭痛患者に合併することがわかっており注意が必要です。日本人の片頭痛の有病率は8.4％と報告され，男女比は女性の方が3倍多く患者がいることがわかっています[1)]。男性では20～30歳代，女性では30～40歳代が多いといわれています。国内での薬剤使用率では約60％の患者が市販薬のみで対応し医療機関から処方されている薬剤のみ服用している患者は5.4％でした[2)]。まだまだ片頭痛で医療機関を受診する人は少ないようです。

片頭痛は吐き気や嘔吐を伴うことが多く，光や音，臭いに敏感になるなどの頭痛以外の症状を伴うのが特徴です。さらに，人によっては片頭痛が始まる前に「前兆」を感じることがあります。目の前にチカチカと光るフラッシュのようなものが現れ，視野の片側，または中心部が見えにくくなる閃輝暗点（せんきあんてん）を訴えます。このような前兆の多くは15～30分で消失し，続いて頭痛が始まります。前兆を訴える患者は，片頭痛患者全体の1～2割といわれています。

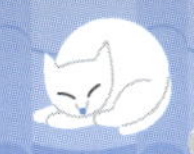

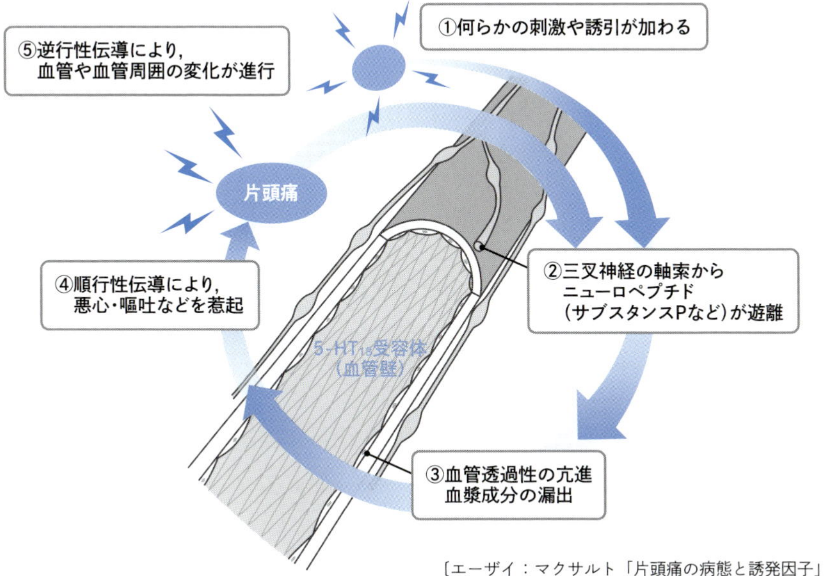

〔エーザイ：マクサルト「片頭痛の病態と誘発因子」
(https://medical.eisai.jp/products/maxalt/guidance/patient.html) をもとに作成〕

図 1　片頭痛の発生機序「三叉神経血管説」

片頭痛の発生機序は「三叉神経血管説」が有力です（図 1）。頭の中の硬膜の血管周囲に存在する三叉神経の軸索に①何らかの刺激が作用し，②血管作動性のニューロペプチド（サブスタンス P など）が遊離され，③神経原生炎症（血管透過性の亢進や血漿蛋白質の漏出など）が生じます。これにより三叉神経では，④順行性伝導（痛みとして感じる）と⑤逆行性伝導の伝導（ニューロペプチドの遊離促進）が発生し，片頭痛が起きるといわれています。

片頭痛は「前兆のない片頭痛」と「前兆のある片頭痛」に分類されます。急性期治療は薬物療法が中心的な役割を果たします。急性期治療と予防的治療では使用する薬剤が異なるので，理解しておく必要があります。

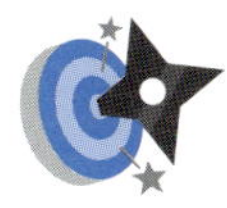

処方提案の考え方と follow ポイント

ここからは，「慢性頭痛の診療ガイドライン 2013」をもとに薬物療法についておさらいしていきましょう[3)]。

①片頭痛発作が軽度の場合

アスピリンを第1選択薬として使用します。必要に応じて制吐薬を併用します。1～2時間しても軽快しない場合は，後述するトリプタンに切り替えていきます。

➡**提案例**：アスピリン（バファリン配合錠 A330）

➡**提案後の follow ポイント**

アスピリン（330mg 含有製剤）は頭痛に適応を持ち，ガイドラインでは 330mg/回を1日3回までとなっていますが，添付文書用量は1回2錠を1日2回投与となっています。問い合わせ時には，用量まで伝えるようにしましょう。NSAIDs であるので，重篤な腎機能障害のある患者には投与禁忌となっています。

②片頭痛発作が中等度から重度の場合

過去に NSAIDs の効果がなかった軽度の片頭痛でもトリプタンが推奨されます（表1）。トリプタン製剤は選択的なセロトニン作動性薬剤で，血管壁の 5-HT_{1B} 受容体を刺激して拡張した硬膜の血管を収縮させ，また，三叉神経に存在する 5-HT_{1D} 受容体に作用し三叉神経の活動を鎮めて正常化します。この薬剤は使用タイミングや使用頻度により効果が十分発揮されないことがあるため，患者への服薬指導が重要となります。

➡**提案例**：スマトリプタン（錠，点鼻，注射アンプル，自己注射），ゾルミトリプタン，エレトリプタン，リザトリプタン，ナラトリプタン

➡**提案後の follow ポイント**

トリプタン製剤は頭痛発現後早期に服用するよう指導します。多くの臨床試験の結果では，前兆に服用しても効果がないことがわかっています。血管収縮作用があるので，虚血性脳血管障害や冠動脈疾患を有する患者への投与は禁忌です。

・スマトリプタン：3剤形処方可能ですが，作用時間がそれぞれ異なります（錠剤

表1　トリプタン製剤一覧表　（2018年6月現在）

一般名	スマトリプタン	ゾルミトリプタン	エレトリプタン	リザトリプタン	ナラトリプタン
1日最大投与量	4錠まで	4錠まで	2錠まで	2錠まで	2錠まで
追加投与間隔	2時間以上	2時間以上	2時間以上	2時間以上	4時間以上
効果不十分の時	次回より2錠服用可	次回より2錠服用可	次回より2錠服用可	増量不可	増量不可
後発医薬品の有無	あり	あり	なし	あり	なし

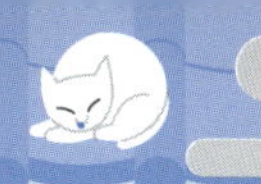

30分，点鼻薬15分，注射薬10分)。痛みが強く嘔吐している場合には注射薬が適応となります。

・ゾルミトリプタン：バイオアベイラビリティが40%とほかの製剤と比較して高く，中枢への移行もよい薬剤です。

・エレトリプタン：半減期が約4時間と長く，中枢への移行もよい薬剤です。ただし，食後投与の T_{max} が空腹時と比べて1時間延長することから服用時には患者への指導が必要になります[4)]。

・リザトリプタン：経口トリプタン製剤の中では T_{max} が1時間と速いが，半減期は短い。口腔内崩壊錠は，通常錠に比べて T_{max} が少し遅れている[5)]（通常錠：1.0時間，口腔内崩壊錠：1.3時間）ことには注意が必要です。

・ナラトリプタン：T_{max} が2.7時間と長く，効果発現はゆっくりですが半減期は長いため，効果の持続性はある薬剤です。

トリプタン製剤全般にいえることですが，薬剤の使用過多による頭痛である薬物乱用頭痛（medication overuse headache：MOH）を誘発することがわかっています。MOHに至る平均投与回数および日数は，18回/月，1.7年と報告されています[6)]。他の鎮痛剤よりも少ない服用回数でMOHになる傾向があります。1カ月に10回以内の使用にとどめるなどMOHに陥らないように適切にコントロールすることが重要です。

③予防的治療の場合

急性期治療において不十分な場合，月に2回以上の発作があれば，予防療法の必要性について検討してみることが推奨されています。

➡**提案例**：β遮断薬（プロプラノロール），抗うつ薬（アミトリプチリン），抗てんかん薬（バルプロ酸ナトリウム），Ca拮抗薬（ロメリジン）

➡**提案後のfollowポイント**

・ロメリジン：片頭痛の予防薬の第1選択薬の1つ。10～20mg/日用います。

・バルプロ酸ナトリウム：欧米では片頭痛治療薬として歴史のある薬剤で，日本では2010年に公知申請にて「片頭痛の発症抑制」として保険適用の対象に加わりました。400～600mg/日が推奨されています。妊婦には禁忌となっています。

・プロプラノロール：海外のガイドラインでも第1選択薬として使用されています。20～60mg/日の用量で使用されています。妊婦に使用可能な薬剤です。2013年より保険適用の対象に加わりました。

・アミトリプチリン：低用量（5～10mg/日，就寝前）から開始し，効果を確認しながら漸増していきます。10～60mg/日が推奨されています。うつ病を合併している場合にも使用可能です。2012年より保険適用の対象に加わりました。

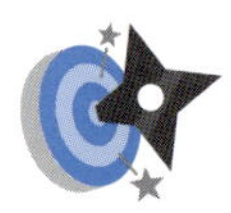

医療機関への受診勧奨が大切

頭痛の病態で示しましたが，「片頭痛」以外の「緊張型頭痛」と「群発頭痛」では処方内容が異なってきます。つまり，医師の診断を経ずに自己の判断にて鎮痛薬として市販されているOTC医薬品を使用していると一向に良くなるはずがありません。セルフメディケーションの推進は国策として推進されていますが，頭痛薬などの鎮痛薬を購入する消費者には使用目的の確認のほか，丁寧に症状など確認することで薬剤師の判断として医療機関の受診を勧めていくことが大切ではないかと考えます。消費者にとって適切なタイミングで受診が遅れてしまうと，仕事に影響が出るだけでなく生活の質を落としかねません。

このように，同効薬をおさらいしておくことは，薬物療法に詳しくなるだけではなく，薬剤師としての国民の期待に応えることにもつながってきます。頭痛薬など消費者がアクセスしやすい症候への薬物療法においては，セルフメディケーションの砦として薬剤師の底力が今期待されています。

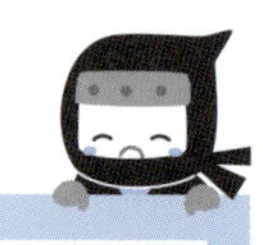

一．片頭痛の程度によって予防薬や治療薬が異なることを理解すべし

一．トリプタン製剤の使い方について説明できるようにしておくべし

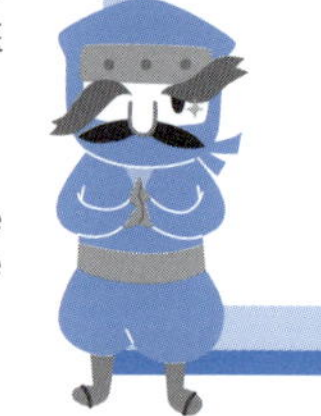

【参考文献】
1) 清水利彦：群発頭痛の治療に関する最近の進歩．臨床神経，53 (11)：1131-1133, 2013
2) Sakai F et al.：Prevalence of migraine in Japan：a nationwide survey. Cephalalgia, 17 (1)：15-22, 1997
3) 日本神経学会・日本頭痛学会　監，慢性頭痛の診療ガイドライン作成委員会　編：慢性頭痛の診療ガイドライン2013，医学書院，2013
4) レルパックス錠添付文書：2012年9月改訂（第12版）
5) マクサルト錠添付文書：2014年3月改訂（第9版）
6) Limmroth V, et al.：Features of medication overuse headache following overuse of different acute headache drugs. Neurology, 59(7)：1011-1014, 2002

5. 急な血圧上昇で困ったら何を提案する？ の巻

難易度★★☆

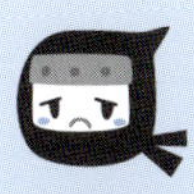

担当患者さんが急に血圧が高くなってフラフラするみたいです

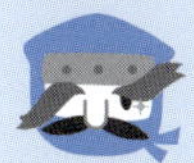

ふむふむ，そういう時はどうして血圧が高くなるのか考えてみるのじゃ

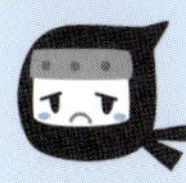

えっ！　下痢と時と同じ答えですね，師匠

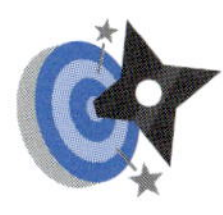

血圧の病態を知ろう

「血圧が高くてクラクラする」，「低血圧でつらい」。血圧についてこういう話を耳にすることは，私たち薬剤師には多いと思います。入院中の患者のバイタルとして毎日必ず血圧の測定は行いますし，保険薬局では血圧計を設置して患者や住民の健康管理に取り組んでいます。そんな私たちに身近な血圧ですが，なぜ血圧が上がるのか，どのような場面で薬物療法が適応になるのかおさらいしていきましょう。

全身に及んでいる血管の中を流れているのが血液です。血液は，心臓から動脈を通って手や足の先までの毛細血管に行き届き，ここで酸素や栄養素が細胞組織へ取り込まれます。そして二酸化炭素や老廃物を受け取って，静脈を介して心臓に再び戻り，肺循環を経た血液が心臓に戻ってきます。そして再び心臓から動脈を介して全身へ，というのが血液の流れです。これを約1分間かけて行います。この心臓から動脈に送り出された血液の動脈壁にかかる圧力を「血圧」といいます。

血液が送り出された直後は一番血圧が高く，この際の血圧を最高血圧（収縮期血圧），血液が心臓へ戻ってくる直前の血圧は一番低くなるので，この際の血圧を最低血圧（拡張期血圧）といいます。血圧は心拍出量と末梢血管抵抗により計算されます。

血圧が高くなってきた際には，さまざまな要因で上昇していることを考える必要があります（図1）。

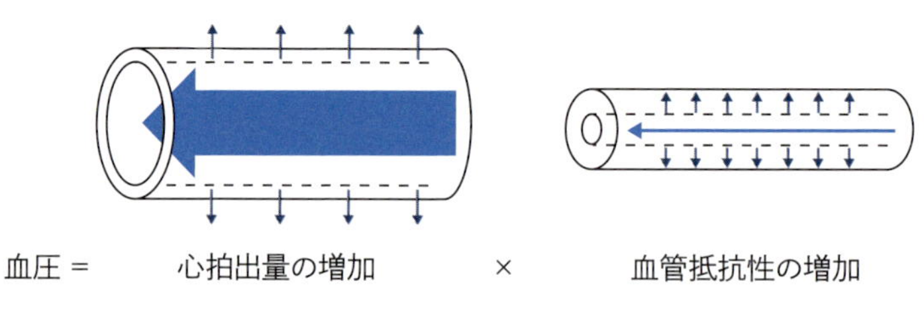

図1　血圧が高い状態のイメージ

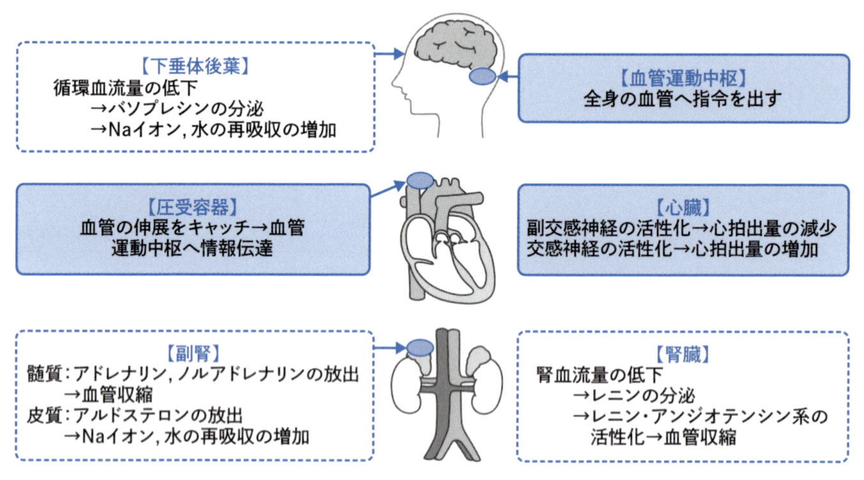

図2　血圧の調整機構

次に図2を見てみましょう。ヒトでは血圧の変動が起きても一定範囲内に維持するよう2つの調節機構が働いています。

1つ目は，血管運動中枢による自律神経系を介した調節です（図2の網かけ部分）。大動脈と頸動脈には，血管の伸展を感知する受容体（圧受容器）があります。血圧が上昇して血管壁が引っ張られると，その情報が脳内の血管運動中枢に伝えられます。すると，血管運動中枢は，自律神経を介して心拍数を減少させ，また，血管を拡張させるように命令を出します。その結果，血圧は低下します。

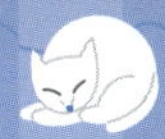

2つ目の調整機構としては，ホルモンによる調節です（図2の破線囲み部分）。副腎髄質ホルモンであるアドレナリン，ノルアドレナリンは，血管の平滑筋を収縮させることにより，血圧を上昇させます。また，循環血液量が減少して血圧が低下した場合には，下垂体後葉からバソプレシン（抗利尿ホルモン）が分泌され，腎臓での水の再吸収を増加させます。その結果，循環血液量が増加し，血圧は上昇します。

腎血流量が低下すると，レニン・アンジオテンシン系が働いて，腎臓からレニンが分泌されアンジオテンシノーゲンがアンジオテンシンに変化します。アンジオテンシンは血管を収縮させて血圧を上昇させるとともに副腎皮質からアルドステロンを分泌させます。アルドステロンは集合管におけるNaイオンの再吸収を増加させるため，水分の再吸収が促進され水分の貯留が起こって循環血液量が増加し，血圧が上昇します（「其の弐　9. アンジオテンシン受容体」参照）。

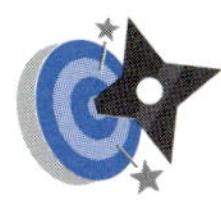

処方提案の考え方とfollowポイント

入院中の急な血圧上昇の時の処方提案の考え方について見ていきましょう。先ほどもおさらいしましたが，急な血圧上昇→短時間で発現→自律神経が関与と考え，原因となっている因子を除去していくことを考えます。

①循環血液量

投与されている輸液（細胞外液など）やアルブミン製剤，輸血などを把握し，流量が速過ぎないか確認してみる。

➡**提案例**：流量に起因している場合は，輸液量の調整・中止などを行う

➡**提案後のfollowポイント**

輸液をしていて血圧をモニタリングしている状態というのは，一般的には重症管理している状況です。手術などにより体に過大侵襲が加わることでストレスを感じ，術後の経過に応じて血圧が変動することもあります（ムーアの分類）。注意しないといけないのは，例えば循環血液量が原因で血圧の変動を認めていた場合に，降圧薬などの薬物療法を提案し開始すると，もしかしたら原因が除去された途端に過度な血圧低下を認めるかもしれません。

②末梢血管抵抗

血圧の変動要因として，さまざまなホルモンが関係しています。動脈の内側が狭くなり血液が円滑に流れなくなると血圧が高くなります。血管を拡張して血圧を下げる

代表的な薬剤として，Ca 拮抗薬があります。

（注）なお，本内容については入院中の急な血圧上昇というケースでの同効薬の提案について執筆しています。長期間降圧薬を服用するようなケースではありませんので，詳しい降圧薬の使い分けなどは成書でご確認ください。

血管の平滑筋細胞に Ca イオンが細胞外から，細胞膜に存在する Ca チャネルを通って流入すると，筋肉が収縮して血管が狭まり，血圧が上昇します。Ca 拮抗薬は，主に動脈の平滑筋を緩めて血圧を下げます。

➡**提案例**：ニカルジピン（注射），ベニジピン，シルニジピン，アムロジピン

➡**提案後の follow ポイント**

・ニカルジピン（注射）：即効性のある注射薬として利用されています。主に手術直後の降圧目的で使用されることが多い印象です。単回投与の場合，半減期は約 1 時間と短いため，術後の管理と合わせて持続投与されることがあります。その場合，注意しないといけないことは，ニカルジピンは pH3.0～4.5 と酸性に傾いているため静脈炎を引き起こすことがあり，配合可能な輸液に混ぜるなどの対応が必要となります。もし単独投与で処方されていたら，配合されている輸液の確認など行いましょう。経口が可能になった段階で，降圧薬の継続が必要な場合は経口薬への切り替えなどを提案します。

・ベニジピン：脂溶性を高めて作用時間を長くした Ca 拮抗薬です。電位依存性 Ca^{2+} チャネルの L 型のほか T 型や N 型にも作用して糸球体の輸入細動脈だけでなく輸出細動脈を拡張させることで，腎保護効果を有するともいわれています。

・シルニジピン：ベニジピンと同様脂溶性を高めた製剤で，電位依存性 Ca^{2+} チャネルの L 型のほか神経終末に存在している N 型にも作用して交感神経による輸入細動脈や輸出細動脈の収縮を抑制して，糸球体内圧を低下させるほか，反射性頻拍も抑制するといわれています。

・アムロジピン：電位依存性 Ca^{2+} チャネルの L 型に作用し半減期が 33～39 時間と長いのが特徴で，1 日 1 回の服用で十分な降圧効果が得られるのが特徴です。長時間作用タイプは，血中濃度の上がり方が緩やかなため反射性の交感神経活性の亢進が起こりにくいといわれています。

なお，これらの Ca 拮抗薬は肝臓の代謝酵素 CYP3A4 で代謝されます。グレープフルーツなどの柑橘類に含まれるフラノクマリンという成分が，CYP3A4 を強力に阻害するためカルシウム拮抗薬の血中濃度が上昇し，過度な血圧低下を招くため摂取しないよう注意喚起する必要があります。

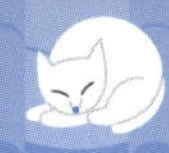

③なかなか改善しない場合

➡**提案例**：循環器内科や腎臓内科など専門医への受診を勧めましょう。

➡**提案後の follow ポイント**：新規薬剤が処方された場合は必要に応じて注意事項の説明のほか，退院前にはお薬手帳などに追加になった薬剤を記載することも忘れないでおきましょう。

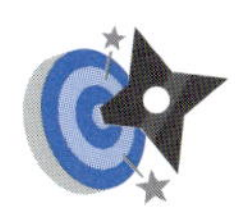

ARB の提案には注意

急な血圧上昇は，患者バイタルを測定している看護師が困る症状の 1 つのようです。術後や抗がん薬投与終了後など医師が近くにいない場合など急なことなので主治医から高血圧の指示が出ていない場合もあります。もともと高血圧に対して処方されている薬剤があれば，内服できる場合は再開することもあります。内服できない状況では，本稿で示した注射薬がよい適応と考えることができます。まずは，提案する場合はそのような状況かどうかを確認しておくようにしておきましょう。

同じ降圧薬に，Ca 拮抗薬のほかにアンジオテンシンII受容体拮抗薬（ARB）がありますがなぜこれは提案しないのでしょうか？　各 ARB の添付文書に記載されていますが，CKD 患者においては「腎血流量の減少や糸球体ろ過圧の低下により急速に腎機能を悪化させるおそれがあるので，治療上やむを得ないと判断される場合を除き，使用は避けること」であるため，安易に処方提案すると腎機能悪化などを招くことがあります。ARB は，専門医が処方開始する際は，2 週間から 1 カ月は eGFR 値の低下や血清 K 値の上昇に注意し処方するぐらい注意が必要な降圧薬です。薬効上は，Ca 拮抗薬などと同じ降圧薬ですが，提案する場面によっては注意する必要があることを心得ておきましょう。

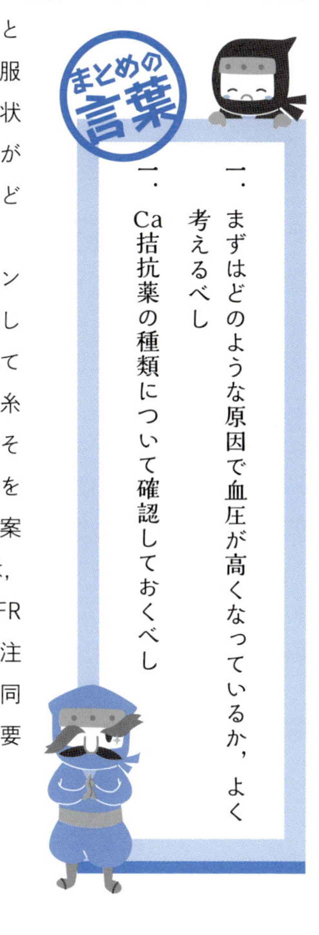

6. むくみで困ったら何を提案する？ の巻

難易度★★★

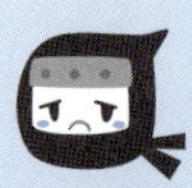
むくみってどうして起こるのですか？　よく考えてみます

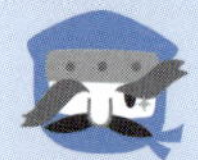
うむ，その調子じゃ

こういうことが原因だから…薬は…

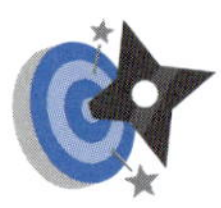

浮腫の病態を知ろう

皆さんも１度はむくみの経験をしたことがあるのではないでしょうか？　むくみはいろいろな場所で起こります。足先を上に向けて横になるだけで治まるむくみもありますが，どうしてむくみが起こるのかその発生要因を理解しておくだけで提案する薬剤が異なってくることが理解できるでしょう。本稿では，むくみを浮腫として解説していきます。

ヒトの体の約60%は水分で構成されており，細胞内に存在しています。これらの水分は血管から組織へ移行したり，血管へ戻ったりと入れ替わっています。しかし，何かの原因でこの水分がうまく回収できずに，細胞の間に残ったままになっている状態を「浮腫」といいます。もう少し専門的に解説すると，浮腫はスターリングの法則に示される組織間液と循環体液間の毛細血管における水移行，体液量の調節因子，腎臓からの水やNa排泄などによる体液量調節バランスの異常によって発生します。

通常，血管は分子量が小さい水や電解質は通しますが，分子量が大きい蛋白質（アルブミンなど）は通さない半透膜の性質を持っています。また，組織との物質交換という重要な機能を有するのは毛細血管のみです。血管外へ水を押し出す力である静水圧と，血管内へ水を引き寄せる膠質浸透圧の関係を表したスターリングの法則により水の移動は決定されます。動脈側の毛細血管では「静水圧＞膠質浸透圧」となるため

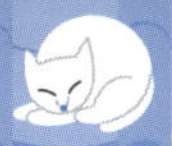

組織側へ水が移動し，静脈側の毛細血管では「静水圧<膠質浸透圧」となるため血管内に水が移動します。つまり，毛細血管領域全体における水分移動が「静水圧>膠質浸透圧」となれば，組織に水が過剰に貯留した状態となり浮腫となります。

（注）スターリングの法則：正常な組織の体液のバランスは毛細血管の内と外の静水圧と膠質浸透圧の差の均衡によって保たれている，と考える法則。

では，どのようなことが原因で血管内から血管外への水分移動が起こるのでしょうか。

①血管静水圧の上昇

心臓のポンプ機能が低下し，末梢の血液循環量が低下します。そういう状態が続くと心臓へ戻るはずの静脈血が戻れずに，停滞し圧力つまり静脈圧が上昇します。そこに水分が増加することで，さらに静水圧が上昇します。膠質浸透圧を超える静水圧の上昇は組織に水分がしみ出し浮腫が生じます。例えば，右心不全になると体中の血液の流れが悪くなってうっ血状態に至り，心臓へ戻れず右心の手前であふれた血液中の水分が手足などの末梢に貯留してしまい，浮腫が起こります。

②浸透圧の低下

血管壁には隙間があり，水分や電解質が行き来して体液の調節を行っています。血液中の蛋白質のうち約67%を占めるアルブミンは血管内で水分を保持する役割（膠質浸透圧）があり，この機能が保てなくなるか血管壁に異常が起きると浮腫が生じます（表1）。アルブミンは肝臓のみで作られるため，肝不全による浮腫の時は著しく低下し，水分を保持できなくなることでお腹に水分がたまり，腹水が生じます。がん患者など蛋白質が低下し低栄養に至るような場合でも同様です。また，腎疾患では腎機能が低下することで蛋白質が尿中に排泄され水分の保持ができなくなるとともに，余分なナトリウムが排泄されなくなって血液中にナトリウムが増えるため浮腫が生じます。

表1　浮腫の分類と病態

浮腫の分類	原因	背景にある病態
血管静水圧の上昇	毛細血管内部の静水圧が上昇し，組織間隙に水分が流出	心不全，腎不全
浸透圧の低下	毛細血管内部の水分をとどめる力が低下し，血管内から組織間隙に水分が流出	ネフローゼ症候群，肝硬変，がんなどによる低栄養
血管透過性の亢進	炎症により血管壁の透過性が高まり，血漿成分が組織間隙に流出	炎症，火傷，アレルギー

③血管透過性の亢進

炎症などにより毛細血管から水分がしみ出しやすくなり，間質に水分が貯留し浮腫が生じます。

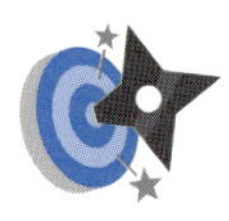

処方提案の考え方と follow ポイント

突発的な浮腫が認められた場合は，主治医に報告すると同時に何が原因なのか患者の病態の把握に努めることが大切です。

①がん化学療法（シスプラチン，ドセタキセル）による浮腫

➡提案例

・シスプラチンによる浮腫：シスプラチンは投与前後に腎障害予防のための大量輸液を行うことから，十分な尿量が確保されていない場合などは，体重増加を指標としてフロセミドなどの利尿薬を提案します。

・ドセタキセルによる浮腫：ドセタキセルが微小管を阻害することで血管の浸透圧に変化が起こり，血液中の水分保持作用がある蛋白質が血管外に漏れ出すことが浮腫の原因と考えられています。浮腫を予防するためにステロイド薬のデキサメタゾンの点滴や内服を提案します。

➡提案後の follow ポイント

・シスプラチンによる浮腫：一般的に抗がん薬による治療中は腎機能などのモニタリングを行います。通常のクレアチニンクリアランスなどの検査のほか，尿量の急激な減少や浮腫の進行による体重増加が認められる場合は，腎機能の低下が原因である可能性が高く，注意を要します。フロセミド投与後は，効果持続時間は6時間前後であることも考慮し，夜間などにかかる場合はトイレへ行く際，めまい，ふらつきなどにより転倒に注意するよう指導することも大切でしょう。

・ドセタキセルによる浮腫：治療当日は点滴，翌日以降は内服で行われることが多いため，服薬を継続していくことで浮腫の軽減につながることを理解してもらうよう説明していくことが大切です。また，最近では浮腫の発現予防に対して，ステロイドの前日投与の有用性が示唆された報告もあることから，こういった内容についても医師と協議していくことが治療継続にもつながると考えます[1]。

②薬剤性浮腫の場合

➡提案例：被疑薬の中止を提案

➡**提案後の follow ポイント**：浮腫を来しやすい薬剤はいくつかあり，代表的な薬剤として NSAIDs や Ca 拮抗薬などが挙げられます。薬剤性浮腫の原因となり得る薬剤について確認してみましょう[2]。

i　非ステロイド系抗炎症剤（NSAIDs）

NSAIDs はシクロオキシゲナーゼ（COX）活性を抑制し，プロスタグランジン（PG）合成を抑制することにより消炎鎮痛作用を示します。PG は腎において，腎血流量の保持，尿細管での Na 再吸収抑制，抗利尿ホルモン（ADH）やアンジオテンシン II に対する拮抗作用を有しており，Na・水利尿に働いています。そのため，NSAIDs により PG 産生が抑制されると，腎血管収縮により腎血流が低下し，Na 再吸収の亢進により Na 貯留が起こり，さらに ADH 作用が増強し，腎集合管での水再吸収も増加するために浮腫が発生すると考えられます。COX には COX-1 と COX-2 の 2 種類があり，腎には COX-1 のみが発現し，炎症には COX-2 のみが関与することにより，浮腫を引き起こさない NSAIDs として COX-2 選択的阻害薬が発売されています。

ii　降圧薬・循環器用薬

降圧薬は，利尿薬や ACE 阻害薬，ARB，一部の β 遮断薬のように Na 排泄を促進する薬剤もありますが，次の薬剤では Na 貯留を引き起こすものがあります。

ジヒドロピリジン系の Ca 拮抗薬（ニフェジピン，ベニジピン，アムロジピンなど）は，主作用である血管拡張作用により血管透過性の亢進，毛細血管内圧の上昇を来し，浮腫を生じると考えられています。β 遮断薬は，心拍出量低下，交感神経機能抑制，レニン分泌抑制により降圧作用を示しますが，腎血流量が明らかに減少し，腎での Na 再吸収が亢進して浮腫を生じることがあります。

ヒドララジンやニトロ系の血管拡張性降圧薬は，末梢血管抵抗の低下によりレニン－アンジオテンシン・アルドステロン（RAA）系が亢進し，Na 貯留，浮腫を起こすとされています。また，ACE 阻害薬や ARB ではアレルギー性の機序で血管浮腫（深部皮膚，皮下，粘膜下組織に生じる血管反応で，毛細血管の拡張および透過性亢進によって起こる局所的な浮腫のこと）を来すことがあり注意が必要です。アミオダロンは，重症の不整脈患者に使用され重大な副作用も多い薬剤ですが，甲状腺機能低下を招くことがあり，その結果，浮腫を来すことがあります。

iii　ホルモン剤

副腎皮質ステロイドはミネラルコルチコイド作用を有するため腎尿細管での Na 再吸収を促進し，浮腫を来す可能性があります。特にヒドロコルチゾンやプレドニゾロンはその作用が強いとされています。男性ホルモン（テストステロン）もステロイド剤と同様の機序で，大量に投与すれば浮腫を生じる可能性があります。エストロゲンには肝臓でのレニン基質の増加作用があり，RAA 系を賦活化させ，そのために Na 貯留と浮腫が生じます。また，重要な合併症として深部静脈血栓症を発症することもあり，その際は局所性の浮腫を認めます。

iv 糖尿病治療薬

インスリンによる浮腫は，糖尿病性ケトアシドーシスや長期間血糖コントロールが不良であった患者に，大量のインスリンを投与し急激に血糖コントロールを改善した時に発生しやすいといわれています。インスリンは，尿細管での Na 再吸収の促進と血管透過性亢進の作用があり，これが浮腫の原因と考えられますが，急激な血漿浸透圧低下の要素もあります。チアゾリジン系のインスリン抵抗性改善薬であるピオグリタゾンにより，浮腫を生じることが知られています。比較的女性に多く浮腫の報告がなされており，女性や高齢者では少量から開始することが望ましいとされています。

v 中枢神経系用薬

躁うつ病の躁状態の治療に使用される炭酸リチウムは，アルドステロン増加作用による Na 貯留の増大や副作用である甲状腺機能低下により浮腫を生じることがあります。カルバマゼピン，アミトリプチリンには ADH 分泌作用があり，水再吸収亢進が起こるために浮腫を生じます。ドンペリドン，メトクロプラミド，スルピリドなど抗ドパミン作用を有する薬剤はプロラクチン分泌作用があり，プロラクチンは腎糸球体濾過量を増加させ，腎尿細管における Na 再吸収を亢進させます。また中枢への作用として飲水増加作用があることも浮腫出現の一因となります。その他のプロラクチン分泌促進作用のある薬剤は，モルヒネ，エストロゲン，クロルプロマジンなどが報告されています。

vi 漢方薬・グリチルリチン製剤

漢方薬の多くには甘草が含有されており，その有効成分であるグリチルリチンはアルドステロン様作用を有するため，水・Na 貯留により浮腫を生じることがあります。

vii 過剰輸液

腎機能障害，心機能低下，低蛋白血症などの基礎疾患がある場合や高齢者の場合には，過剰な輸液による水や Na の貯留により浮腫を来すことがあり，注意が必要です。また，これらの病態のない患者であっても，過量の Na 負荷は浮腫の原因となり得ます。

viii　Na 含有薬

炭酸水素ナトリウムは 1g 中に Na として 12mEq を含有し，過剰投与による浮腫を来します。そのためアシドーシスの補正の際は，必要量を算出し過量にならないよう注意する必要があります。注射用抗菌薬の中には Na 塩として大量の Na が含まれているものもあり，これらの抗菌薬を大量に投与した場合，Na 貯留により浮腫を生じることがあります。特にホスホマイシンは 1g 中に 14.5mEq もの Na が含まれており注意が必要です。

③心不全の場合

➡**提案例**：循環器内科など専門医への受診を勧めましょう。

➡**提案後の follow ポイント**

処方された薬物療法と生活習慣の改善を遵守していくことが良い治療法となることを説明していきましょう。心不全で使用する薬剤は利尿薬だけではなく，ACE 阻害薬や β 遮断薬など多様な薬剤が処方されます。高齢の患者も多いことから，入退院を繰り返してくる場合など周りの家族のサポートや保険薬局との服薬状況の連携などに積極的に関わっていきましょう。

④水分代謝不良によるむくみ（漢方薬の適応）

➡**提案例**：防已黄耆湯（ぼういおうぎとう）

➡**提案後の follow ポイント**

夕方になると足がむくんでくるような一時的なむくみに対して処方されることがあります。OTC 医薬品としても販売されています。含有生薬として，甘草を含んでいるので高用量（1 日量で甘草として 6g 以上）を使用時は，甘草の副作用である偽アルドステロン症の発現に注意します。

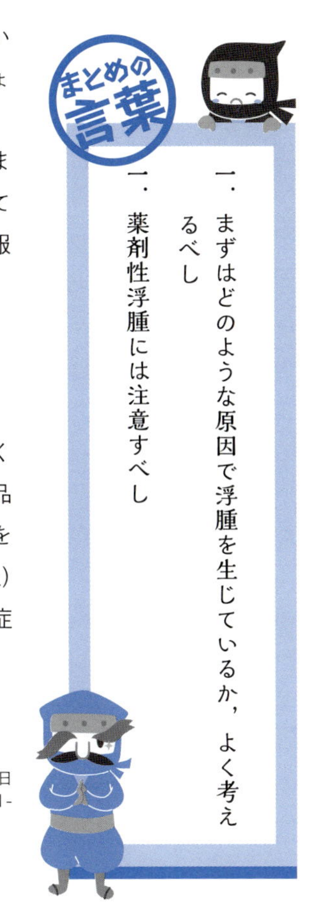

【参考文献】
1）加藤あい　他：ドセタキセルによる浮腫予防に対するステロイド前日投与の効果についての後方視的研究．癌と化学療法，41(2)：211-214，2014
2）横野浩一：薬学の時間　2007 年 3 月 15 日放送（http://medical.radionikkei.jp/yakugaku/date/20070315/）

7. 頻尿で困ったら何を提案する？ の巻

難易度 ★★★

頻尿で困ることってまだ経験したことがありませんね

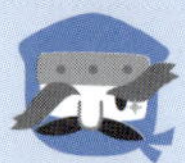
むむむ。わしはこの間，忍に教えている時に我慢できなかったのじゃ

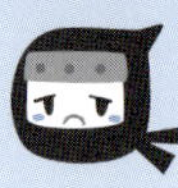
えっ！　そうだったんですか（汗）

過活動膀胱の病態を知ろう

「頻尿」と聞いただけで，尿意を感じる読者はまだ少ないと思いますが，QOL を落とすことで有名な頻尿症状は男女関係なく訴えを聞くことが多いものです。近年は下部尿路機能障害（蓄尿・排尿）として，神経因性膀胱や前立腺肥大症のほかに過活動膀胱に対する薬剤の選択肢が増えてきています。下部尿路系は支配している受容体もさまざまであるため，しっかりおさらいしていきましょう。

過活動膀胱（overactive bladder：OAB）は尿意切迫感を有し，通常は頻尿，夜間頻尿を伴い，切迫性尿失禁を伴うこともあれば伴わないこともある症状をいいます。具体的には，膀胱に尿が少ししかたまっていない状態で強い尿意を感じる，トイレに行くまで我慢できずに漏らす，夜間トイレに何度も起きるといった症状をいいます。国内では約 800 万人の患者がいるといわれています。

過活動膀胱の原因として，神経因性（脳卒中や脊髄損傷など）と非神経因性（特に男性では前立腺肥大などの下部尿路閉塞，加齢，特に女性では骨盤底筋の脆弱化）に分かれ，そのほとんどを非神経因性が占めています。病態としては膀胱にある排尿筋の過活動が認められていますが，何らかの原因で神経過敏になっている場合や原因が特定できない場合など，複雑に絡み合っています。

まず排尿の仕組みについて確認しましょう（図 1）。膀胱に尿がたまる際は，交感神

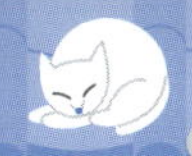

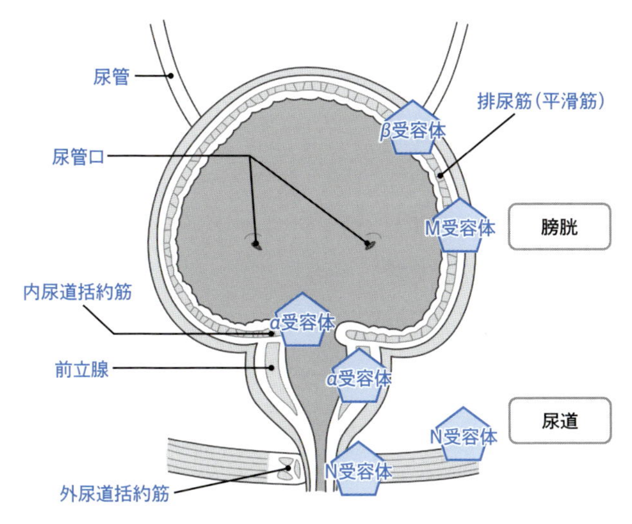

図1　下部尿路における各受容体

経終末よりノルアドレナリンが放出され，β受容体を介して膀胱は弛緩し，α受容体を介して尿道が収縮します。同時に，体性神経の興奮によりニコチン受容体を介して尿道が収縮することにより尿がたまります。150mL ぐらいたまると脳に信号が送られ，膀胱の筋肉が収縮し，尿道の筋肉が緩み排尿します。尿をためている間は，その逆の活動を行っています。つまり尿をためている間は交感神経が働き，排尿する際は副交感神経が働きます。そういったことを理解して薬物療法を考えていきましょう。

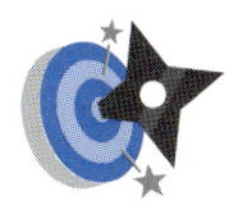

処方提案の考え方と follow ポイント

過活動膀胱の治療は，膀胱訓練や骨盤底筋体操などの行動療法と薬物療法があります。薬物療法では，抗コリン薬と β_3 作動薬が中心的な薬剤として使用されます。抗コリン薬は，膀胱のムスカリン受容体へ結合して膀胱平滑筋を弛緩させます。服用開始後，1週間から1カ月で効果が現れます（副交感神経を遮断して交感神経を刺激する）。β_3 作動薬は膀胱の β_3 受容体へ結合して，膀胱畜尿機能を増強します（交感神経を刺激する）。

①**女性の場合**：抗コリン薬，β_3 作動薬

➡**提案例**：オキシブチニン，プロピベリン，トルテロジン，ソリフェナシン，イミダフェ

ナシン，フェソテロジン（以上，抗コリン薬），ミラベグロン（β_3 作動薬）

➡提案後の follow ポイント

オキシブチニンは M_3 受容体に選択性が高いことから，口渇などの副作用に注意します。オキシブチニンは貼付剤も使用できることから，錠剤の服用が困難な患者の場合には選択肢に入ります。ただし，かぶれやすく毎回貼付部位を変える必要があります。ソリフェナシンも同様に M_3 受容体への選択性は高いのですが，唾液腺より膀胱への選択性が高いことから，口渇などの副作用は少ないといわれています。一方，プロピベリンは膀胱への選択性が低いことから抗コリン薬特有の口渇や便秘などの副作用が多いといわれています。抗コリン薬の副作用のうち，高齢者では中枢神経系の副作用（認知機能障害など）に注意が必要です。そういった脳内移行が少ない抗コリン薬として，トルテロジンが使用されています。イミダフェナシンは膀胱への M_3，M_1 受容体への選択性が高く，半減期が短いことから夜間頻尿回数を減らすなどの有効性が示唆されている報告があります[1)]。フェソテロジンはプロドラッグであり，代謝を受けるとトルテロジンと同じ活性代謝物へ変換され薬効を発揮します。トルテロジンは 1 日 1 回 4mg の用法のみでしたが，フェソテロジンは 8mg まで増量が可能で，4mg では効果不十分だった患者の選択肢になります。

抗コリン薬の全身性副作用について表 1 にまとめました。特に，口渇，便秘は服薬継続率の低下につながることから，排便コントロールや口腔を湿潤環境にする洗口液やキシリトールガムの利用など，患者に説明しておくことが大切です。また，OTC 医薬品として抗コリン作用を有するフラボキサートが女性用の頻尿治療薬として発売されていることから，重複しないよう併用薬の確認も必要となってきます。

ミラベグロンは抗コリン作用がなく，畜尿機能を高める薬剤として抗コリン薬と

表 1　抗コリン薬の全身性副作用

臓器	受容体	副作用
中枢神経系	M_1	めまい，傾眠*，認知機能障害
目	M_3	視力調節障害，眼球乾燥
唾液腺	M_3	口腔内乾燥
心臓	M_2	頻脈
胃	M_1	消化不良
大腸	M_2，M_3	便秘
膀胱	M_2，M_3	排尿困難，残尿

＊：自動車などの運転には注意するよう説明する。

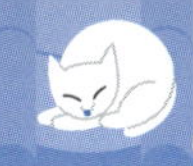

並び，使用されるようになってきました。注意することとしては，生殖可能な年齢への投与に関しては性ホルモンへの影響を危惧して慎重投与となっているほか，併用禁忌薬としてフレカイニドとプロパフェノンがあります。これは，ミラベグロンおよびこれらの薬剤がともに催不整脈作用を有し，またミラベグロンのCYP2D6阻害作用により，CYP2D6で代謝されるフレカイニド，プロパフェノンの血中濃度が上昇するおそれがあるためです[2)]。

② 50歳以上の男性の場合（前立腺肥大症が疑われる場合）：α_1遮断薬，PDE5阻害薬（タダラフィル），抗コリン薬，β_3作動薬

➡**提案例**：まずは前立腺肥大症の治療（α_1遮断薬，PDE5阻害薬）が開始されて，1～2カ月服用しても症状の改善が得られない場合は，抗コリン薬やβ_3作動薬の併用（add-on療法）を考慮するとされています[3)]。

➡**提案後のfollowポイント**

前立腺肥大症患者に抗コリン薬を併用すると，尿閉などの重篤な合併症を起こすことがあるので，慎重に投与していきます。

③その他：漢方薬など

➡**提案例**：八味地黄丸，清心蓮子湯，三環系抗うつ薬

➡**提案後のfollowポイント**

心疾患や抗コリン薬が使用できない患者に対して漢方薬が処方されることがあります。夜間頻尿を訴える高齢者には八味地黄丸，尿が出づらく神経過敏な場合には清心蓮子湯を使用します。また，夜尿症，遺尿症に適応を有する薬剤としてイミプラミンなどの三環系抗うつ薬が使用されることがありますが，抗コリン作用を有することに注意が必要です。

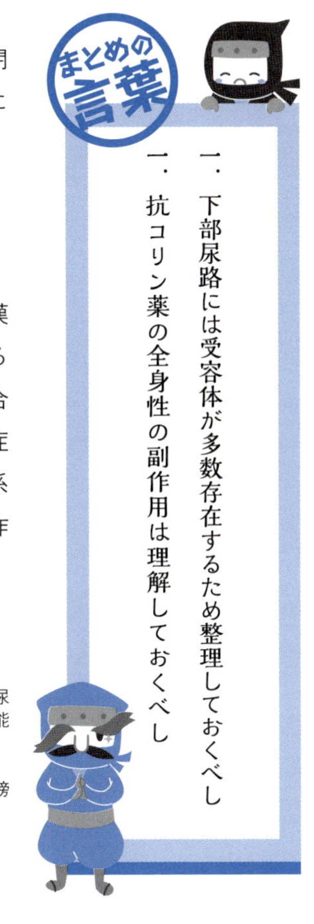

【参考文献】
1）鈴木常貴　他：抗コリン薬イミダフェナシンの過活動膀胱・夜間頻尿に対する治療効果と睡眠障害への影響に関する検討（狭山入間飯能Study）．泌尿器科紀要，59(6)：335-340，2013
2）ベタニス：インタビューフォーム2016年3月改訂（第12版）
3）日本排尿機能学会過活動膀胱診療ガイドライン作成委員会：過活動膀胱診療ガイドライン第2版，リッチヒルメディカル，2015

8. 咳で困ったら何を提案する？の巻

難易度★☆☆

患者さんが咳をしていますのでT先生に咳止めを出してもらいましょう！

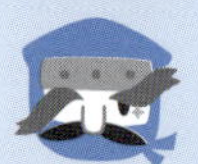

その患者，咳止めは必要なさそうじゃ

えっ，でも咳をしていますよ…？

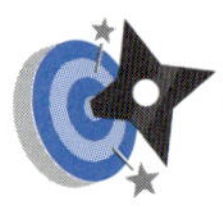

咳の病態を知ろう

咳は呼吸器を受診する患者が訴える症状のうち，最も多いものの1つです。子供がかぜをひいて咳が止まらないなど日常で頻繁に見られる症状であり，なじみ深いのではないでしょうか？　咳と一言でいっても，引き起こしている原因はさまざまです。そのため，薬剤師として咳止めを提案する場合には，咳をしているから咳止めを提案するのではなく，その原因をしっかり考えてから提案するようにしましょう。

咳嗽反射（咳）は気道内に貯留した分泌物（痰など）や外からのほこり，ウイルスなどの異物を気道の外に排出しようとする生体防御反応です。ほこりなどの異物が気道に入り込むと，気道壁に分布する咳受容体が刺激されます。その刺激が脳にある咳中枢に伝わると，咳反射が起こります。「咳嗽に関するガイドライン」（日本呼吸器学会）では，咳を持続時間によって「急性咳嗽」（3週間以内），「遅延性咳嗽」（3～8週間），「慢性咳嗽」（8週間以上）の3つに分類しています。

急性咳嗽の原因は多岐にわたりますが，最も多いのは呼吸器感染症とされています。一方，慢性の咳嗽になるにつれ，呼吸器感染症が原因の割合は低下していきます。そして，慢性咳嗽では咳喘息が原因となる頻度が高くなります（慢性化していくほど，原因となる呼吸器感染症の割合は低下し，慢性咳嗽の原因として咳喘息の頻度が高くなります）。ほかの原因には胃食道逆流症，副鼻腔気管支症候群，アトピー咳嗽，慢

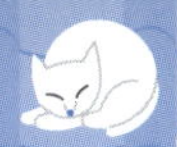

性気管支炎などがあります。そして，薬剤師として咳の原因で忘れてはならないのが，降圧薬であるACE阻害薬の副作用です。ACCPの「EBMに基づいた臨床実践ガイドライン」では，ACE阻害薬による咳嗽の対処法として，次の項目を推奨しています[1)]。

①まずACE阻害薬の投与を中止してみる
②必要な場合の再投与は可能
③中止できない場合には咳嗽抑制薬の投与
④アンジオテンシンII受容体拮抗薬（ARB）に変更する

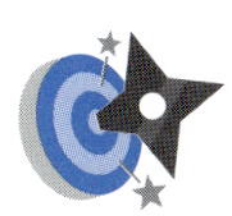

処方提案の考え方とfollowポイント

一般的な咳止めは中枢性鎮咳薬に分類され，原因とは無関係に中枢レベルで咳を抑制する非特異的治療法で，気管支の異物，喀痰の除去も止めてしまいます。中枢性鎮咳薬が効くと原因が明らかにされないままに咳症状だけが改善してしまうといった問題点もあり，その使用は必要最小限にしなければなりません（ここで問題となるのが，中枢性鎮咳薬は原因にかかわらず，咳症状を改善してしまいます。そのため，使用は必要最小限にとどめておく必要があります）。そのため鎮咳薬を提案する前に以下の点をチェックしましょう。

①咳の原因疾患

咳の原因の中には鎮咳薬以外で効果が得られる疾患もあります。そのような疾患では特異的治療薬がまず試されます。特異的治療薬とは咳を引き起こしている原因に応じた治療薬です。表1は代表的な原因とその治療薬です。このような疾患がないか

表1　咳の原因と特異的治療薬

原因	治療薬
咳喘息	気管支拡張薬
胃食道逆流症	プロトンポンプ阻害薬またはH_2受容体拮抗薬
副鼻腔気管支症候群	マクロライド系抗菌薬
アトピー咳嗽	H_1受容体拮抗薬
慢性気管支炎	禁煙
ACE阻害薬による空咳	薬剤の中止，ARBへの変更

どうかも忘れずにチェックしましょう

②咳による日常生活への影響

咳は，異物を気道の外に排出する生体防御反応ですので，むやみに鎮めればよいというものではありません。夜間の咳で寝られない，咳により体力の消耗が激しい，肋骨あたりの痛みや筋肉痛がひどいなど日常生活に支障を来すような場合は鎮咳薬を用い症状を軽減する必要があります。

③咳を止めるリスク

基礎疾患や年齢，体力等をチェックし，咳を止めた場合のリスクについての評価も行いましょう。咳を鎮めることによって，脳血管障害の多い高齢者は特に誤嚥のリスクが高まります。

特異的治療薬で効果不十分な場合や症状が強い場合は中枢性鎮咳薬の出番です。上記を踏まえたうえで鎮咳薬の提案と follow ポイントをおさらいしてみましょう。

中枢性鎮咳薬の投与を考える場合は，必要な患者のみに用いてから必要最小限の期間にとどめることが大切です。表 2 は中枢性鎮咳薬の薬剤ごとの特徴です。中枢性鎮咳薬が必要な場合，薬剤ごとの特徴を把握したうえで最も適切な薬剤を選択するようにしましょう。

①今まで咳止めを服用していない場合

中枢性鎮咳薬には麻薬性と非麻薬性がありますが，まず非麻薬性鎮咳薬を使用します。痰を伴う咳（湿性咳嗽）には去痰薬の併用を考慮します。非麻薬性鎮咳薬には咳反射抑制作用だけではなく，ほかの作用を併せ持つ薬剤もあります。チペピジンやエ

表 2　中枢性鎮咳薬の特徴

分類	薬剤	特徴
麻薬性	コデイン	強い咳や痰の少ない咳に有効。気管支喘息発作には禁忌
	ジヒドロコデイン	強い咳や痰の少ない咳に有効。気管支喘息発作には禁忌
非麻薬性	チペピジン	去痰作用あり。尿が赤く変色することがある
	デキストロメトルファン	モノアミン酸化酵素阻害薬使用患者には禁忌
	エプラジノン	ムコ多糖溶解作用あり
	クロペラスチン	禁忌なく使用できる。咳中枢作用と弱い気管支拡張作用，抗コリン作用あり
漢方	麦門冬湯	感染後遅延性咳嗽に有効という報告あり

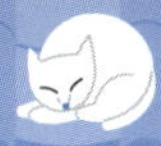

プラジノンは去痰作用を持っていますので痰の多い咳には良い適応となります。

➡**提案例**：非麻薬性鎮咳薬（デキストロメトルファン，クロペラスチン，チペピジン，麦門冬湯など）

➡**提案後の follow ポイント**

非麻薬性鎮咳薬は延髄の咳嗽中枢に直接作用して咳反射を抑制することにより咳を鎮めます。鎮咳作用は麻薬性鎮咳薬に比べると劣りますが，非麻薬性のため依存性はありません。非麻薬性鎮咳薬の副作用は，便秘，眠気，吐き気などがあります。最も多く用いられているデキストロメトルファンはモノアミン酸化酵素阻害薬（MAO 阻害薬）との併用で，セロトニン症候群の恐れがあるため併用禁忌となっています。チペピジンは代謝物が赤色であり赤色尿を呈することがありますが問題ないことを患者に伝えておく必要があります。

漢方薬の麦門冬湯は，末梢 NO 阻害作用により咳を抑えます。感染後遷延性咳嗽を対象とする非盲検ランダム化パラレル試験では，麦門冬湯 9g を投与した症例で咳スコアが有意に低かったという報告があります[2)]。気管支炎や気管支喘息の治療にも用いられることがあります。副作用の発現頻度は低いですが，発疹や間質性肺炎に注意が必要です。

②上記で無効，または効果不十分な場合

非麻薬性鎮咳薬が無効の場合，麻薬性鎮咳薬を用います。

➡**提案例**：麻薬性鎮咳薬（コデイン，ジヒドロコデイン）

➡**提案後の follow ポイント**

麻薬性鎮咳薬は非麻薬性よりも効果が高いとされています。作用機序は延髄の咳嗽中枢に直接作用して咳反射を抑制することにより咳を鎮めます。麻薬性鎮咳薬はモルヒネと同じμ-オピオイド受容体作動薬です。コデインは体内で代謝され，1/6～1/10 がモルヒネに変換され鎮痛作用を発揮します。そのため，モルヒネよりも鎮痛作用は弱いですが，鎮咳作用はモルヒネよりも強いとされています。鎮咳薬として用いるコデインの投与量は，モルヒネに換算しても非常に少なく依存性が問題となることはまずありませんが，可能性はゼロではないため長期連用は避けましょう。

気道分泌を妨げることから気管支喘息発作中の患者には禁忌です。また，呼吸抑制や循環不全を増強する可能性があるため，慢性肺疾患に続発する心不全の患者は禁忌であり，注意が必要です。

主な副作用はμ-オピオイド受容体によるものです。リン酸コデインは下痢でも止瀉薬として処方されますが，鎮咳薬として用いた場合，止瀉作用は副作用になります。

麻薬性鎮咳薬の最も多い副作用は便秘であり，十分なモニタリングが必要です。その他の副作用として，吐き気，嘔吐が服用開始時に出ることもあります。眠気やめまいが起こることもあるので，自動車の運転など危険な作業に従事させないことになっています。

12歳未満の小児にコデインは禁忌に

米国食品医薬品局（FDA）は2017年4月20日，呼吸抑制等の副作用の危険性からコデイン類を含む医療用医薬品の12歳未満の小児への使用を禁忌としました。コデイン類は肝代謝酵素CYP2D6により，薬効を示す化合物（活性代謝産物）であるモルヒネ等に代謝され，鎮咳作用を示しますが，遺伝的にCYP2D6の活性が過剰である人（Ultra rapid metabolizer：UM）では，モルヒネ等の血中濃度が上昇し，呼吸抑制等が発現しやすくなる可能性があり，死亡例も出ています。

これを受け厚生労働省は2017年6月22日，コデイン類（コデインリン酸塩，ジヒドロコデインリン酸塩）含有製剤について12歳未満の小児への使用を禁忌とする方針を決めました。2019年までは経過措置として禁忌とせず，添付文書に「12歳未満の小児には使用しないこと」と注意喚起がなされますが，経過期間後は禁忌となります。禁忌となるのは医療用医薬品だけでなく，OTC医薬品も同様です。注意しましょう。

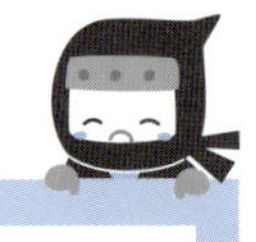

一．咳止めを提案する前に，止める必要がある咳かよく考えるべし

一．非麻薬性鎮咳薬から使用し，無効の場合は麻薬性鎮咳薬にステップアップすべし

【参考文献】
1) Dicpnigaitis PV：Angiotensin-converting enzyme inhibitor induced cough：ACCP evidence-based clinical practice guidelines. Chest, 129（1）:169S-173S, 2006
2) Mukaida K et al.：A pilot study of the multiherb Kampo medicine bakumondoto for cough in patients with chronic obstructive pulmonary disease. Phytomedicine, 18（8-9）: 625-629, 2011

9. 化学療法中の血栓で困ったら何を提案する？の巻

難易度★★★

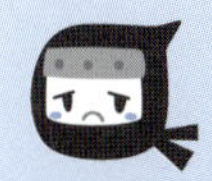

師匠，大変です！　化学療法を行っている患者さんが血栓を起こしました。ワルファリンの投与を提案してきます！

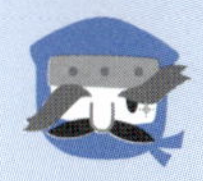

待て待て。今はほかにも使える薬がいろいろあるのじゃ

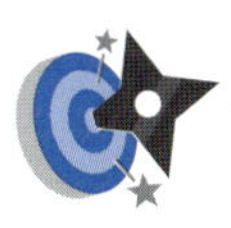

化学療法中の血栓の病態を知ろう

「化学療法中の患者さんの足が腫れてきた」。「超音波検査や CT を撮ると血栓症だった」。がん治療に関わっているとこのような場面は時々あります。以前はワルファリンを使っていましたが，今は直接作用型経口抗凝固薬（DOAC）もあります。さて，どう使い分けるのでしょうか？

がんは血栓を作りやすい疾患です。がんに伴う血液凝固能亢進によって発生する脳梗塞はトルソー症候群と呼ばれています。ほかにも深部静脈血栓症（VTE），肺血栓塞栓症（PTE），播種性血管内凝固症候群（DIC）などさまざまな血栓症が起こります。この中で最もよく遭遇するものが深部静脈血栓症です。がんになるとなぜ血栓ができやすいかというと，がんになると血液が粘性になるからです。がん細胞から産生される粘性物質であるムチンや組織因子，免疫細胞から分泌されるサイトカインなどのさまざまな物質が血小板，血管内皮などに作用して血液が粘性になります。さらにがん細胞による静脈内皮細胞の直接障害もあります。これらの要因からがんになると血栓ができやすくなります。それに加え，化学療法は血栓をより作りやすい方向に働きます。

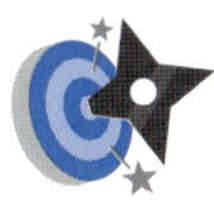

処方提案する時に考えること

血栓症により治療方法は変わってきます。ここでは深部静脈血栓症（VTE）につい

表 1　ワルファリンと DOAC の違い

	ワルファリン	DOAC
効果，副作用の指標	INR を用いて効果，副作用をモニタリングできる	モニタリング指標がない
効果発現	効果が得られるまで数日かかる	効果発現が速やか
食事の影響	納豆，クロレラなどビタミン K を多く含む食品で効果減少	受けない
拮抗薬	あり	なし*
相互作用	CYP2C9，CYP3A4 阻害薬など	CYP3A4，P 糖蛋白阻害薬など
薬価	安い	高い

＊：ダビガトラン（深部静脈血栓症の適応なし）のみ拮抗薬が発売されている

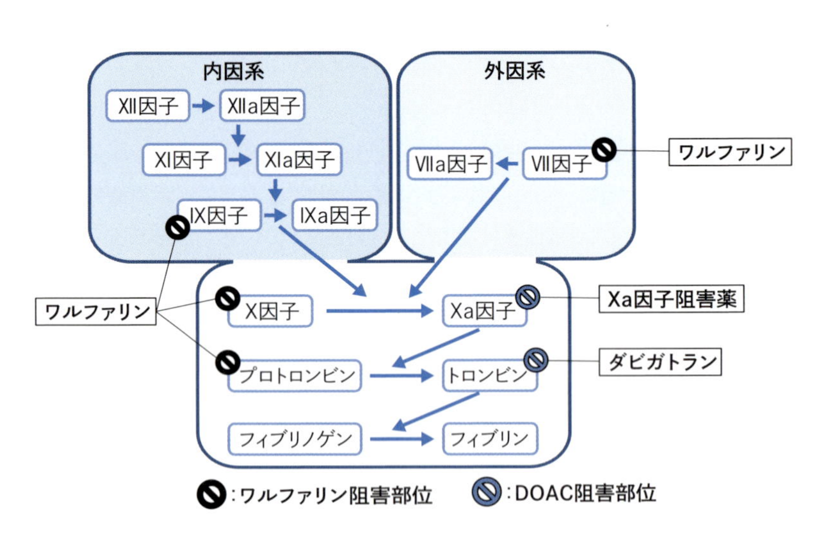

図 1　ワルファリンと DOAC の作用点

て処方提案を考えてみましょう。表 1 にワルファリンと DOAC の特徴を示します。

ワルファリンはビタミン K を阻害することで，多くの凝固因子の活性化を阻害しますが，DOAC はトロンビンや Xa 因子を選択的に阻害します（図 1）。そのため，ワルファリンは食事の影響を受ける，種々の凝固因子が減少し効果が安定するまで数日間かかるなどのデメリットがあります。すぐには効いてきませんのでワルファリンの効果が得られるまではヘパリンまたはフォンダパリヌクスを併用しなければなりません。また，抗凝固薬治療は出血リスクを考えなければなりませんが，Hokusai-

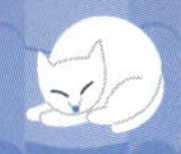

VTE 試験（エドキサバンとワルファリンの比較）や AMPLIFY 試験（アピキサバンとワルファリンの比較）のがん患者のサブグループ解析では，DOAC の方がワルファリンよりも出血率が低いと報告されています。またワルファリンで必ず覚えておいていただきたいのがカペシタビンやテガフール・ギメラシル・オテラシルカリウムと相互作用があるということです。これら 5-FU 系薬剤との併用で INR が急激に上昇する場合もあり，頻回の INR モニタリングで確認することが必要となってきます。カペンタビンとの併用で INR 上昇による出血のため，死亡例も報告されています。

一方，これらの特徴は患者によっては利点になる場合もあります。ワルファリンは効果発現が遅い代わりに効果消失時間も DOAC に比べ遅いのです。このため，1 日程度飲み忘れた場合でも治療効果への影響が少ない可能性があります。また，DOAC は高度腎機能低下患者では禁忌であり，禁忌付近の腎機能低下患者では治療効果・副作用がモニタリングできるワルファリンの方がメリットがある場合があります。さらに，ワルファリンには拮抗薬があるため副作用が起こった場合は対応が取りやすくなっています。また，DOAC はワルファリンに比べ薬価が高額です。例えばリクシアナ 60mg（一般名エドキサバン）を使用した場合の 1 日薬価は 545.60 円ですが，ワルファリン 5mg なら 9.60 円です。

あくまで私見ですが，以上を踏まえての処方提案を考えてみます。各薬剤の用法，用量は表 2 を参考にしてください。

① DOAC を勧める場合

・腎機能障害がない患者

表 2　深部静脈血栓症に適応のある薬剤の用法用量

分類	薬剤名	用法・用量
ビタミン K 拮抗薬	ワルファリン	1 回 1～5mg を 1 日 1 回から開始し，数日間かけて血液凝固能検査で目標治療域（INR2～3）に入るように用量調節する
DOAC	リバーロキサバン	深部静脈血栓症または肺血栓塞栓症発症後の初期 3 週間はリバーロキサバンとして 15mg を 1 日 2 回，食後に経口投与し，その後は 15mg を 1 日 1 回，食後に経口投与する
	アピキサバン	1 回 10mg を 1 日 2 回，7 日間経口投与した後，1 回 5mg を 1 日 2 回経口投与する
	エドキサバン	エドキサバンとして体重 60kg 以下では 30mg，体重 60kg 超では 60mg（腎機能，併用薬に応じて 1 日 1 回 30mg に減量する）を 1 日 1 回，経口投与する （注）ヘパリンなどで急性期治療を行った後，維持治療として本剤を投与する

・コンプライアンスのよい患者
・納豆，青汁がどうしても食べたい患者
・カペシタビンなどフッ化ピリミジン系抗がん薬を使用している患者
・服用量が変わることでアドヒアランスが低下する患者（DOACの中でも用量の変更がないエドキサバンを勧める）
・急性期治療も内服で行いたい場合（エドキサバン以外のDOAC）

②ワルファリンを勧める場合

・高度腎機能低下患者
・薬価が安い方がよい患者

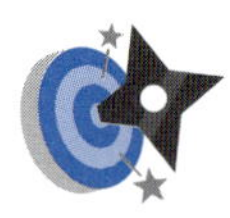

処方提案の考え方とfollowポイント

① DOACの場合

DOACには，現在ダビガトラン，リバーロキサバン，アピキサバン，エドキサバンがありますが深部静脈血栓症に適応を有しているのはリバーロキサバン，アピキサバン，エドキサバンのXa因子阻害薬です。Xa因子阻害薬は凝固カスケードのXa因子を選択的に阻害します。

これら3種のXa因子阻害薬の違いはまず用量です（表2）。リバーロキサバン，アピキサバンは初期用量が倍量になっています。血栓をある程度溶かす治療期間（急性期）が倍量投与期間と考えればよいでしょう。リバーロキサバンは初期量が3週間まで使用できるので，ほかのDOACと比べてメリットの1つといえるでしょう。逆にエドキサバンは維持療法でしか適応がありませんので，ヘパリンなどの適切な方法で急性期治療をしたうえでの切り替えの使用となっています。

Xa因子阻害薬は，代謝にCYP3A4とP糖蛋白が関与しています。そのためリバーロキサバン，アピキサバンはCYP3A4阻害薬とP糖蛋白阻害薬と相互作用があります。それらの薬剤は併用禁忌になっているものもあり必ず確認しておきましょう。ただし，エドキサバンはCYPの関与は10%未満であり併用禁忌薬剤はありません。

リバーロキサバンは中等度以上の肝障害（Child-Pugh分類BまたはCに相当）のある患者も禁忌となっています。また，DOACは腎でも排泄されます。そのため，深部静脈血栓症での使用では，リバーロキサバン，アピキサバンはクレアチニンクリアランスが30mL/min以下で，エドキサバンでは15mL/min以下で禁忌です（適

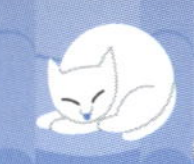

応により禁忌条件が違う薬剤があるので注意）。また，リバーロキサバン，アピキサバンは「非弁膜症性心房細動患者における虚血性脳卒中及び全身性塞栓症の発症抑制」に使用する場合は腎機能等により用量調節が必要ですが，深部静脈血栓症に使用する場合は用量調節をしない点は注意しましょう。それぞれの腎排泄率はリバーロキサバンが33%，エドキサバンが50%のところ，アピキサバンは27%と低く，腎機能低下患者では比較的安全に投与できます[1)]。主な副作用は出血，肝障害がありモニタリングが必要です。

②ワルファリンの場合

ワルファリンはビタミンKを阻害することにより血液凝固カスケードのプロトロンビン（第II因子），第VII因子，第IX因子，第X因子の生成を抑制し抗凝固作用を発揮します。このような作用機序のためビタミンKを投与すると抗凝固作用が減弱または消失してしまいます。そのため，ビタミンKはワルファリンの拮抗薬として用いられます。また，ビタミンKを多く含む食品（納豆，クロレラ，青汁など）を避けるよう指導が必要です。使用方法は初期用量（1～5mg）を1日1回投与し，数日毎にINRを測定し，その値で投与量を調節します。INRの治療域は疾患によって異なりますが，深部静脈血栓症では一般的に2.0～3.0を目標にコントロールします。多くの因子を抑えることや，食物中にビタミンKが含まれることなど変動要因が多いため，用量が決まってからも数カ月に1度INR値をチェックします。ワルファリンには非常に多くの相互作用があり，抗がん薬との相互作用もあります。相互作用は添付文書等で必ずチェックしておきましょう。主な副作用は出血，肝障害などです。

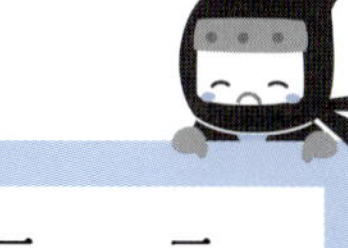

一．DOACの使い分けは急性期治療を何で行うかや腎機能，相互作用などを考えるべし

一．ワルファリン，DOACは投与中の出血を十分モニタリングしていくべし

【参考文献】
1）Turple AGG et al.：Nonvitamin K antagonist oral anticoagulant use in Patients with renal Impairment.Ther Adv Cardiovasc DIs,11(9)：243-256, 2017.

10. 痔で困ったら，何を提案する？ の巻

難易度★☆☆

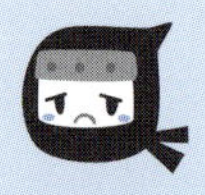
切れ痔♪　いぼ痔♬　痔ろう～♬

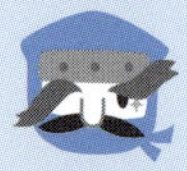
ん？　歌を作って覚えようというのか…。痔を侮ることなかれ

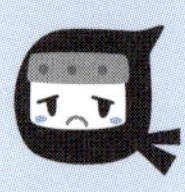
語呂合わせは勉強する時必須ですよ，師匠！

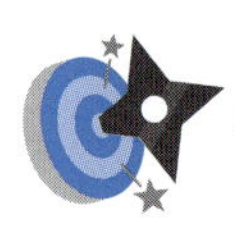

痔の病態を知ろう

痔は日本人の3人に1人がかかっているというアンケート結果があるくらい身近な疾患です。赤ちゃんからお年寄りまで対象の疾患というのもなかなか珍しいです。薬剤師として痔の薬物療法に関わるケースはそうそう多くないかもしれません。しかし，痔の症状があっても羞恥心のためか，医師やスタッフに言わないこともあります。悪性疾患が隠れていることもあるので，医療機関への受診勧奨はもちろん，薬物療法に関しておさらいしておくと，医師への提案や患者指導の際に役立つでしょう。

痔はよく「痔核」，「ヘモ」（hemorrhoid）など違った名称で呼ばれることが多い疾患です。一部の治療薬の商品名に「ヘモ」が使用されているのはこのためです。

痔は肛門疾患で，痔核，裂肛，痔瘻（じろう）の3種類があります（図1）。

①痔核

いぼ痔とも呼ばれ，肛門に強い圧力が加わると肛門クッションが膨隆します。歯状線の内側にできるものを内痔核，外側にできるものを外痔核といいます。歯状線より上側の粘膜には知覚神経が通っていないため内痔核は痛みを感じませんが，歯状線より下側の皮膚には知覚神経が通っているため外痔核は痛みを感じます。

②裂肛

切れ痔とも呼ばれ，便秘時に硬い便を排出したり，頻回の下痢によって肛門が切れ

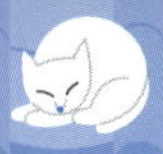

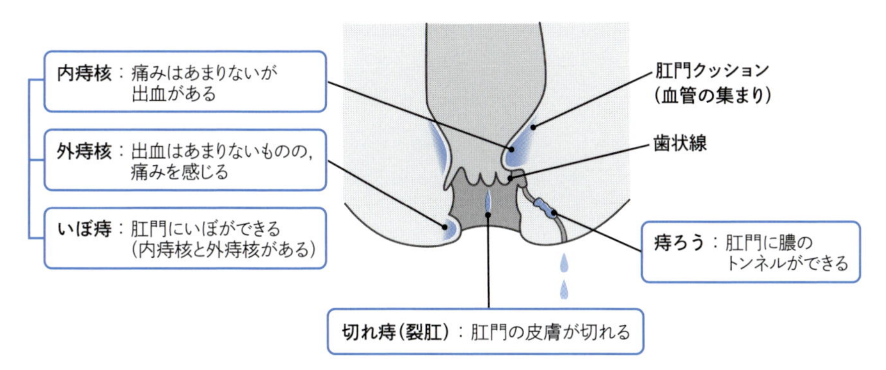

〔ボラギノール痔の基礎知識」をもとに作成（https://www.borraginol.com/knowledge/）〕

図 1　**痔の種類**

てしまった状態をいいます。

③痔瘻

歯状線のくぼみ部分に細菌が入って感染を起こすと周囲に膿がたまります（肛門周囲膿瘍）。これを繰り返していくと肛門周囲の皮膚を破ってトンネルができ，膿があふれ出てきてトンネルが残った状態を痔瘻といいます。

痔は年齢や性別を問わずできますが，妊娠後期に痔核の悪化を認めて，分娩後に便秘で裂肛を発症するケースが多いといわれています。

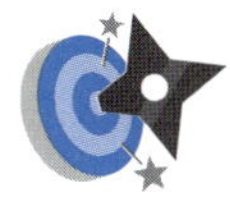

処方提案の考え方と follow ポイント

痔の病態の整理ができたら，次は薬物療法の提案の考え方について確認していきます。まずは表 1 を見てみましょう。

痔に用いる外用薬はステロイド製剤と非ステロイド製剤の 2 種類に分類されます。似たような商品名でも有効成分が異なっていることがわかります。

①痔核

排便時に内痔核が肛門の外へ飛び出す（脱出する）が，排便後は自然に戻る（還納する）ような場合は軟膏や坐剤での薬物療法が中心となります。剤形による効果の違

表 1　痔に用いる外用薬の分類

分類	有効成分名（強さ）	代表的な商品名
ステロイド製剤	ジフルコルトロン (very strong)	ネリプロクト坐剤・軟膏
	ヒドロコルチゾン (weak)	プロクトセディル坐薬・軟膏
		ポステリザン F 坐薬
		強力ポステリザン軟膏
非ステロイド製剤	トリベノシド	ボラザ G 坐剤・軟膏
	ビスマス	ヘルミチン S 坐剤

いはないといわれていますが，適応が異なります。坐剤は内痔核，軟膏は内痔核，外痔核ともに適応を持っています。

➡**提案例**：疼痛や腫脹が強い場合はステロイド製剤やトリベノシド製剤を使用します。

➡**提案後の follow ポイント**

・ジフルコルトロン製剤：特に痛みが強い場合に使用されます。ただし，添付文書では「概ね 1 週間を目処として使用し，その後の継続投与については，臨床効果及び副作用の程度を考慮しながら慎重に行うこと」と記載があるため，処方日数には注意が必要です。

・トリベノシド：抗浮腫作用と創傷治癒促進作用を有する点が既存の消炎鎮痛薬と異なります[1)]。局所麻酔薬のリドカインが配合されています。

・ビスマス含有製剤：止血作用を有し，出血量が多い場合に短期間使用します。

・便秘薬：便秘を伴う場合に用いて排便コントロールを促します（其の四　1. 便秘の巻参照）

・その他：痔核の症状が薬物療法で対応困難な場合は，外科治療を考慮するよう働きかけることが大切です。

②裂肛

切れ痔とも呼ばれます。一般に硬い便で発症することが多く，食事による便通コントロールを行います。

➡**提案例**：痛みを伴っている場合などは注入軟膏（ステロイド製剤，トリベノシド製剤）

➡**提案後の follow ポイント**

疼痛が強く出ている場合は，NSAIDs（ロキソプロフェンナトリウムなど）を併用します。ただし，高齢者に提案する場合は腎機能低下に注意する必要があります。急

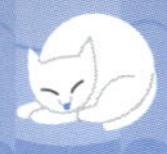

表 2　内服痔疾患治療剤一覧表（2018 年 8 月現在）

商品名（主な成分名）	注意事項
ヘモナーゼ配合錠（ブロメライン／トコフェロール酢酸エステル）	ブロメラインによるフィブリン溶解作用のため，ワルファリン等の抗凝固薬の作用を増強することがある
ヘモリンガル舌下錠 0.18mg（静脈血管叢エキス）	舌下錠であり，肝代謝を受けない。同じ主成分の一般用医薬品が販売されているため，同効薬の併用に注意が必要
ヘモクロンカプセル 200mg（トリベノシド）	機序は不明であるが，ラットによるプロトロンビン時間を指標とした実験で，トリベノシドはクマリン系抗凝血剤ジクマロールの作用を増強するとの報告がある [2]
タカベンス錠（メリロートエキス）	抗炎症剤としてギリシャ時代から使用されてきた成分 [3]
乙字湯	カンゾウが含まれている（2g/日）ので，ほかの漢方製剤との併用には注意する（偽アルドステロン症）

性期を過ぎた場合はステロイドを含有していない外用薬を使用します。

③痔瘻

ストレスやアルコール多飲による下痢や軟便が原因と考えられていますが，クローン病を伴っている場合もあるので，医療機関への受診が必要です。また，肛門周囲膿瘍の治療の基本は，切開して膿を排出するドレナージ療法が基本になります。肛門周囲膿瘍は，嫌気性菌（バクテロイデス・フラジリス）および好気性菌（大腸菌）の混合感染であるため，抗菌薬の選択には培養結果も考慮した選択が必要です。

ほかに，内服痔疾患治療剤が使用されることがあります。注意事項とともに表 2 にまとめました。内服薬を希望する患者がいる際に参考にしてください。

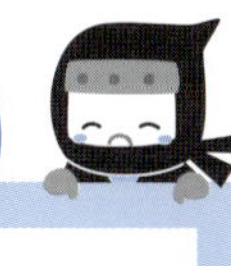

一．「たかが痔」と侮るなかれ

一．痔疾患用外用薬の整理をしておくべし

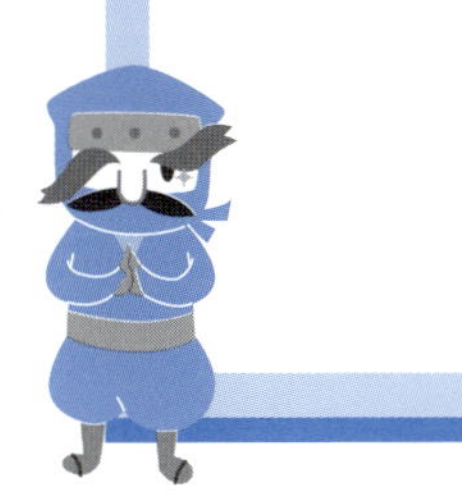

【参考文献】

1）ボラザ G 軟膏：インタビューフォーム，2016 年 4 月改訂（第 3 版）
2）ヘモクロンカプセル 200mg：インタビューフォーム，2016 年 4 月改訂（第 2 版）
3）タカベンス錠：インタビューフォーム，2012 年 11 月改訂（第 4 版）

11. しびれで困ったら何を提案する？の巻

難易度★★☆

巻き物を読んでいるうちに足がしびれて立てなくなりました

忍よ，どうして足がしびれるか知っているか？

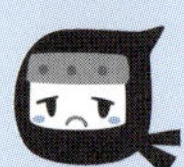
神経が圧迫されるからでしょうか？

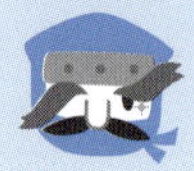
ふむ。良い機会だからしびれについて学んでみるかの

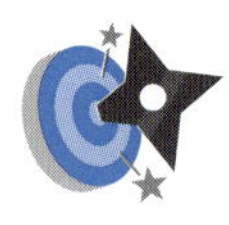

しびれの病態を知ろう

皆さんは，長時間正座をして足がしびれて立てなくなったことがあると思います。しびれは非常に多彩で，いろいろな原因から起こります。外傷後でも起こりますし，手根管症候群などの整形外科分野でも糖尿病やパーキンソン病などの内科的なものでも起こります。抗がん薬が代表的ですが，薬の副作用で起こっているかもしれません。このようにいろいろな原因で起こるしびれは，患者にとって非常につらいものです。本稿でしびれに対する薬物治療の使い分けをおさらいしましょう。

患者側も医療者側も，しびれという表現にはさまざまな感覚異常を含んでいます。感覚低下や運動麻痺などいろいろです。

感覚は，末梢神経から脊髄の神経後根に入り，脊髄の中を上行して，脳に伝えられます。この経路のうちのいずれかの部位で圧迫を受けたり，障害されると，しびれが生じます。また，血管が圧迫されて神経への血流が悪くなる時もしびれを感じます。

しびれの原因で代表的なものを表 1 に表しました。しびれの原因の治療法はそれぞれの疾患で異なるため，対症療法として安易にしびれを抑える薬剤だけを使用すべきではありません。しびれの原因の治療をしなければどんどん悪化し，取り返しのつ

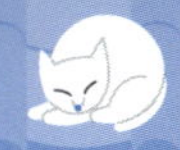

表1　しびれを引き起こす原因

障害部位	しびれの原因
脳の障害	脳出血，脳梗塞，脳腫瘍，パーキンソン病，脳炎など
脊髄・脊柱の障害	脊柱管狭窄症，頸椎症，椎間板ヘルニア，脊髄炎，脊髄腫瘍など
末梢神経の障害	手根管症候群，多発神経炎，糖尿病，更年期障害など
筋肉の障害	多発性筋炎など

かなくなる場合もあります。そもそも，しびれの薬だけではしびれを完全に止めることは非常に難しく，根治させるためには原因の治療が必須となります。薬剤を提案する前に，しびれの原因が何であるのか必ず確認しましょう。

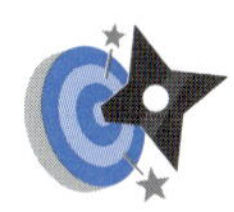

処方提案の考え方と follow ポイント

しびれの原因疾患は多岐にわたります。ここからは，比較的よく目にする脊柱管狭窄症のしびれについて薬物治療をおさらいしていきましょう。

①しびれがごく軽度の場合，副作用が少ない薬剤を選択したい場合

➡**提案例**：メコバラミン，牛車腎気丸（ごしゃじんきがん）

➡**提案後の follow ポイント**

- メコバラミン：メコバラミンに代表されるビタミン B_{12} 製剤は末梢神経障害の改善目的に一般的に用いられる薬剤です。ビタミン B_{12} は血液の産生に関与し，神経の働きを調節しています。ビタミン B_{12} は核酸合成時にメチル基転移反応に働くメチオニン合成酵素の補酵素として働きます。このように補酵素として働くことで核酸の生成を促進し，神経細胞の修復に働きます。ビタミン B_{12} 製剤の中でメコバラミンは神経への移行性が良いため，末梢神経障害に用いられます。効果を実感する患者は少ないですが，禁忌はなく副作用もほぼ出ないため多用されています。
- 漢方薬：しびれに対して漢方薬も使用されることがあります。牛車腎気丸は八味地黄丸に牛膝，車前子が加わった処方です。虚証の患者に使用する漢方であり，下肢痛，腰痛，しびれの適応があります。ほかには疎経活血湯（そけいかっけつとう）や当帰四逆加呉茱萸生姜湯（とうきしぎゃくかごしゅゆしょうきょうとう）などが処方されることがあります。漢方薬は西洋薬との併用ができるので，後述するプレガバリンなどが副作用で使用しづらい場合に追加を考えて

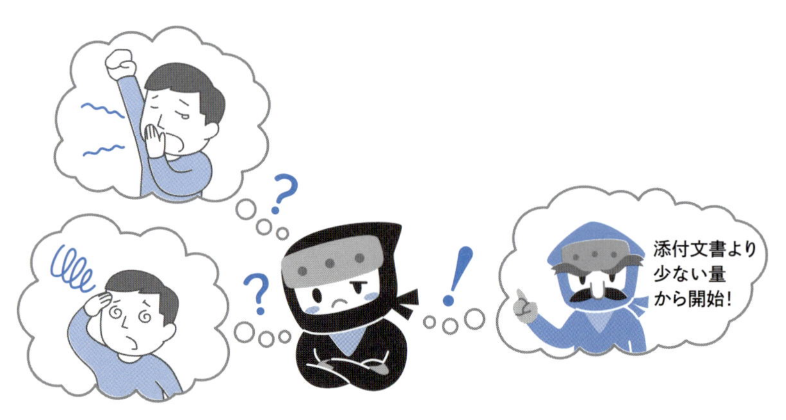

プレガバリンの副作用を抑えるには？

みてはいかがでしょうか。副作用は出ないと思っている読者もいるかもしれませんが，全くないわけではありません。比較的よく見かける副作用は悪心などの消化器症状ですが，証に合わない場合，のぼせなどが出てくることもあります。投与後はよく観察しましょう。

②血行障害が原因の場合

➡**提案例**：リマプロスト アルファデクス

➡**提案後の follow ポイント**

脚のしびれや脱力感は神経が圧迫され，血行が悪くなることも原因です。プロスタグランジン E_1 製剤は血管平滑筋のプロスタノイド受容体に作用し，細胞内 cAMP を増加させることにより血管拡張作用を示し末梢循環障害を改善します。リマプロスト アルファデクスは脊柱管狭窄症に伴うしびれの改善に適応があります。

プロスタグランジン E_1 は子宮収縮作用があるため妊婦には禁忌です。また，血小板凝集抑制作用があるため，出血傾向の患者等は慎重投与です。抗凝固作用は非常に弱いですが，手術の種類によっては術前に中止する必要があるため確認が必要です。副作用は下痢など消化器症状が代表的ですが，臨床試験での副作用発現率は 4.7％であり，安全性は高いといえます。

③上記薬剤で効果不十分な場合

➡**提案例**：プレガバリン，デュロキセチン

➡**提案後の follow ポイント**

神経障害性疼痛やしびれは，神経が過剰に興奮することにより起こります。神経

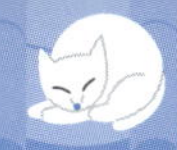

の興奮はCaイオンチャネルから流入したCaイオンにより引き起こされ，サブスタンスP，グルタミン酸などの神経伝達物質が過剰に放出されることにより疼痛やしびれという感覚として伝わります。プレガバリンはCaイオンチャネルをブロックし，Caイオンの流入を抑えることにより，神経伝達物質の放出を抑制し神経障害性疼痛やしびれを改善します。

プレガバリンはある程度の効果を期待できる薬剤ですが，服用し始めは，眠気やめまいが高頻度で起こるので注意が必要です。添付文書では初期用量として1日150mgを1日2回に分けて経口投与となっていますが，その量から開始すると眠気やめまいを訴える患者も多く見られるので，それより少ない量から開始した方がよいでしょう。特に高齢者に用いる場合は「1回25mg, 分1, 寝る前」から開始し，副作用の発現状況を確認して効果が出る量まで上げていく方が安全です。腎排泄の薬剤であり，腎機能障害患者は排泄が遅延するため，投与量の減量を行わなければなりません。

デュロキセチンは，セロトニンとノルアドレナリンの再取り込み阻害作用を介して下行性疼痛抑制系を賦活させ，痛みやしびれを抑制します。作用機序や注意点はp.153を参照してください。糖尿病性神経障害や適応外ですが化学療法によるしびれにも用いられます。

④薬物療法で改善しない場合

➡**提案例**：ブロック注射や手術の適応がないか，医師と相談しましょう。

➡**提案後のfollowポイント**

脊柱管狭窄症の痛み，しびれに対して内服治療は効果不十分なことも少なくありません。そのため，内服薬での治療だけではなく，ブロック注射や手術する場合もあります。このような非薬物治療もよく行われていることを理解しておきましょう。脊柱管狭窄症では痛みとしびれの両方が起きていることがよく見られます。そのため，痛みの治療も並行して行いましょう。

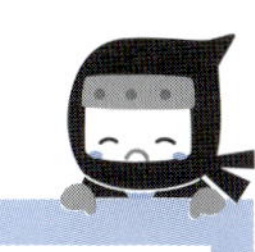

一．薬物療法ではしびれを完全に止めることは難しいことを理解すべし

一．プレガバリンは少量から開始し副作用を見ながら増量すべし

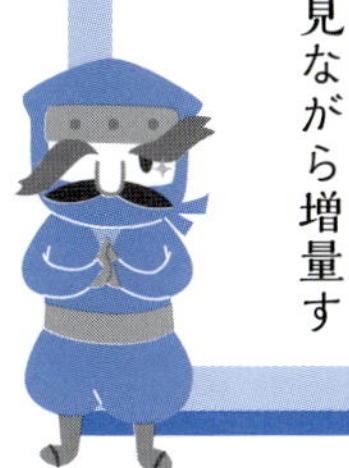

12. 関節痛・腰痛で困ったら何を提案する？の巻

難易度★☆☆

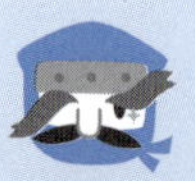
いたた…。ぎっくり腰をやってしもうた

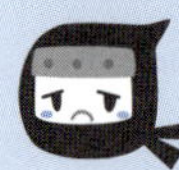
師匠，僕が薬を提案してあげますね。でも，種類がたくさんあって迷ってしまいます。どんな違いがあるんでしょうか？

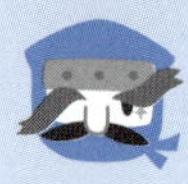
うーんうーん…

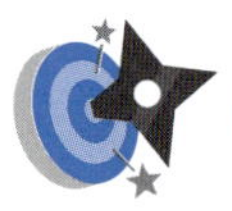

関節痛・腰痛の病態を知ろう

高齢患者の持参薬をチェックしていると，鎮痛薬を服用している患者が多い印象を受けます。関節痛・腰痛は日常診療で良く見られる症状の１つで，鎮痛薬を提案しようとしても鎮痛薬の種類が非常に多く，どの鎮痛薬をどのくらいの量で患者に使えばいいのか，あるいは本当にこの鎮痛薬で良いのか迷う場面も少なくありません。また，鎮痛薬を飲んでいるのに効果がないといった訴えもよく聞きます。皆さんも日常業務で困ることが多い分野ではないでしょうか？

関節痛も腰痛も症状であり，それを引き起こす疾患は多岐にわたります。関節痛の主な原因としては変形性関節症と関節リウマチがあります。ほかにも運動障害や化膿性関節炎，五十肩，痛風などがあります。一方，腰痛は原因が不明なことも多いですが，腰椎椎間板ヘルニア，脊椎すべり症，脊椎変形，一般的なこりなどが原因となります。また，腎結石やうつ病などの整形外科以外の疾患や，脊椎腫瘍や腹部大動脈瘤，骨転移などの重大な疾患が背景に存在することもあります。痛みの訴えイコール鎮痛薬の提案ではなく，関節痛・腰痛の原因によって対処法が異なるため，その原因をカルテや問診などでしっかりと把握しておくことが重要です。

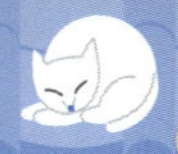

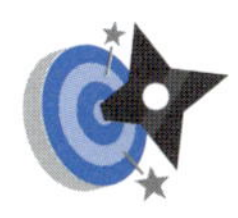

処方提案の考え方とfollowポイント

関節痛・腰痛は痛み症状の訴えですので鎮痛薬を使用することになりますが，鎮痛薬は症状を抑える薬であり，原因を治す薬ではありません。例えば，関節リウマチが原因の関節痛なら関節リウマチの治療をしなければ関節痛は悪化してしまいます。処方提案の前に関節痛・腰痛の原因を把握しましょう。

①痛みが弱い場合（内服薬か外用薬のどちらを使うのか？）

➡**提案例**：ケトプロフェンテープ，ロキソプロフェンパップなど

鎮痛薬としてNSAIDsを選択する場合は，内服薬に加え，外用薬も選択肢に挙げられます。貼付剤を使用した場合，薬剤の組織内濃度は皮膚表面が最も高く，深部になるにつれ低くなります。そのため，血中濃度は内服薬より低く，胃腸障害や腎機能障害のような副作用を抑えることができます。痛みが弱い場合は副作用を考え外用薬でスタートしましょう。しかし，貼付剤も同時に使用する枚数を増やしていけば，いつかは内服薬と同等の血中濃度を示すことを覚えておく必要があります。例えば，ロコアテープ（一般名エスフルルビプロフェン）はわずか2枚の貼付で内服薬と同等の血中濃度になります。

②外用薬で効果不十分な場合

➡**提案例**：ジクロフェナク，ロキソプロフェン，アセトアミノフェンなど

外用薬では効果不十分な場合，内服薬のNSAIDsを選択します。鎮痛薬として最も多く使用されているNSAIDsはそれぞれの薬剤で鎮痛薬の強さ，副作用（胃腸障害）の強さ，効果持続時間などが違います。表1に頻用されているNSAIDsの特徴をまとめました。これらをもとに患者背景にあったNSAIDsを選択すると

表1　頻用されるNSAIDsの特徴

成分名	商品名	用法	特徴
ジクロフェナク	ボルタレン	1日3回 (SRは1日2回)	鎮痛作用強いが副作用も強い。坐剤，持続性製剤（SR）あり
ロキソプロフェン	ロキソニン	1日3回	胃腸障害の軽減を目的としたプロドラッグ。鎮痛作用も弱くない
セレコキシブ	セレコックス	1日2回	鎮痛作用はロキソプロフェンと同等。選択的COX-2選択的阻害薬のため消化管障害は少ない

よいでしょう。NSAIDsには腎機能障害，胃腸障害，心血管系障害などの副作用があります。胃腸障害の既往がある患者や長期の内服が予想される患者には胃腸障害の少ないCOX-2選択的阻害薬の方が望ましいでしょう。またアスピリン喘息はアスピリンだけでなく，COX-1阻害作用を持つNSAIDsを投与することでも誘発されるため，必ず既往歴を確認しましょう。これらのNSAIDsの副作用が問題になる患者にはアセトアミノフェンが選択されます。

➡提案後のfollowポイント

・NSAIDs：アラキドン酸カスケードのシクロオキシゲナーゼ（COX）活性を阻害することで，抗炎症，鎮痛作用を示します。COXにはCOX-1とCOX-2のアイソフォームがあり，COX-1は血小板凝集，胃酸分泌抑制，胃粘膜保護，利尿，発熱などの生理作用に関わっており，COX-2は炎症，血管新生，骨吸収，胃潰瘍の修復などに関わっています。非選択的NSAIDsはCOX-1によって産生されるプロスタグランジンE_2を抑制し，胃腸障害や腎機能障害を引き起こす可能性があります。それに対し，COX-2選択的阻害薬はCOX-1をほとんど阻害せず，胃腸障害が少ないとされています。COX-2選択的阻害薬が開発された当初は心筋梗塞や脳血管障害などの増加がCOX-2選択的阻害薬で多いとされていましたが，現在ではそのリスクはすべてのNSAIDsに共通の副作用と考えられています。胃腸障害の防止のために胃粘膜保護剤やPPI，H_2受容体拮抗薬などの併用を行いましょう。

貼付剤では，胃腸障害や腎機能障害などの副作用が内服薬と比べると起こりにくいですが，接触性皮膚炎や光線過敏症を起こす危険性もあるため，詳細な問診と投与時の説明，投与後のモニタリングが必要です。

NSAIDsは汎用されていますが決して副作用が少ない薬剤ではありません。注意して使用しましょう。

・アセトアミノフェン：アセトアミノフェンは中枢神経系においてCOXを阻害し，プロスタノイドの産生を抑制し鎮痛作用を示します。鎮痛作用のほかに解熱作用もありますが，NSAIDsと違い末梢性の抗炎症作用はほとんどありません。以前は承認用量の上限が低く，鎮痛効果が弱かったですが，現在では1回1,000mg，1日4,000mgまで使用でき，十分な鎮痛効果が期待できます。

アセトアミノフェンは一般的な用量では副作用が起きにくく，比較的安全に使用できます。特にNSAIDsのような腎機能障害，胃腸障害，心血管系障害はまず起こらなく，これらのリスクでNSAIDsが使用できない場合の代替薬となり

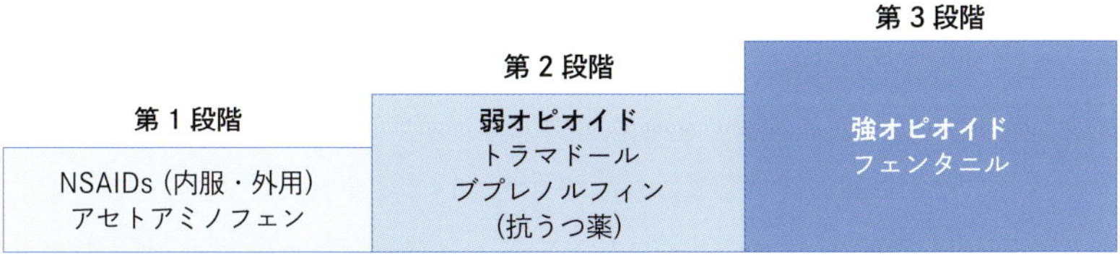

第1段階	第2段階	第3段階
NSAIDs（内服・外用） アセトアミノフェン	弱オピオイド トラマドール ブプレノルフィン （抗うつ薬）	強オピオイド フェンタニル

図1　関節痛・腰痛の治療のステップ

ます。しかし，高用量，長期間使用の場合は肝機能障害が起こる危険性があり，定期的な肝機能チェックが必要です。また高齢，栄養状態の悪化，絶食・食欲不振，CYP2E1の誘導薬，慢性的なアルコールの過剰摂取患者にはより注意が必要です。

③ NSAIDsやアセトアミノフェンで効果不十分な場合

➡**提案例**：デュロキセチン，トラマドール，フェンタニル

関節痛・腰痛鎮痛薬の第1選択はNSAIDsやアセトアミノフェンですが，効果不十分な患者も多く見られます。その場合は抗うつ薬やオピオイドが適応となることがあります。しかし，抗うつ薬は一般的にNSAIDsやアセトアミノフェンより副作用が強いため，慎重に適応を選択する必要があります。オピオイドはトラマドールかブプレノルフィンといった弱オピオイドを用いますが，効果不十分な場合は強オピオイドであるフェンタニルの使用を考慮します（図1）。

➡**提案後のfollowポイント**

・抗うつ薬：デュロキセチンは慢性腰痛症，変形性関節症，線維筋痛症などに適応を持つ抗うつ薬で関節痛・腰痛に使用できます。慢性腰痛ではうつ状態を合併することもあり，そのような患者には著効することもあります。基本的にはNSAIDs，アセトアミノフェンが効果不十分な場合に処方を考える薬剤と考えればよいでしょう。

デュロキセチンはSNRIに分類されます。セロトニンとノルアドレナリンは脳および脊髄の下行性疼痛抑制系の賦活を介して痛みの抑制に関与しており，デュロキセチンはセロトニンとノルアドレナリンの再取り込み阻害作用を介して下行性疼痛抑制系を賦活させ，鎮痛効果を発揮すると考えられています。副作用は傾眠，悪心，便秘，口喝，倦怠感などです。高用量から投与すると副作用が現れやすいので，少量より開始し，効果，副作用を見ながら1週間以上の間隔を空け

て増量します。禁忌はモノアミン酸化酵素（MAO）阻害薬を投与中あるいは投与中止後 2 週間以内の患者，高度の肝障害，腎障害のある患者，コントロール不良の閉塞隅角緑内障の患者となっています。

・オピオイド：日本で関節痛・腰痛に使用できるオピオイドは弱オピオイドのトラマドールとブプレノルフィン，強オピオイドのフェンタニルがあります。オピオイド受容体はμ，δ，κがあり，フェンタニルはμオピオイド受容体を介して鎮痛作用を発現します。トラマドールはフェンタニルと同様μオピオイド受容体を介して鎮痛作用を発現しますが，さらにデュロキセチンのようにセロトニン・ノルアドレナリンなどのモノアミン再取り込みを抑制する作用も持っています。ブプレノルフィンはμオピオイド受容体の部分作動薬です。いずれもオピオイドに特有の副作用である悪心・嘔吐，便秘，傾眠が代表的な副作用です。悪心・嘔吐，傾眠は投与初期に現れ，連用で軽減していきます。投与開始にあたり 1 週間程度の間は制吐剤を併用すると良いでしょう。一方，便秘は連用しても軽減せずに継続するため，排便状況の確認と緩下剤の投与が重要となります。

これらオピオイドは乱用，依存性の問題があり，ブプレノルフィンとフェンタニルは適正使用講習（e-ラーニング）を受講済みの医師しか処方できません。また，フェンタニルは麻薬指定されていますので，e-ラーニングに加え，麻薬処方箋が必要です。さらにフェンタニルにはほかのオピオイドから切り替えて使用するという制限があり，承認条件からも弱オピオイド（トラマドール，ブプレノルフィン）からの切り替えで使用しなければなりません。

繰り返しになりますが，オピオイド，特に強オピオイドは長期連用により乱用や依存性の問題がありますので，開始時は慎重に適応を判断すること，開始後は定期的な評価を行うことが非常に重要となります。

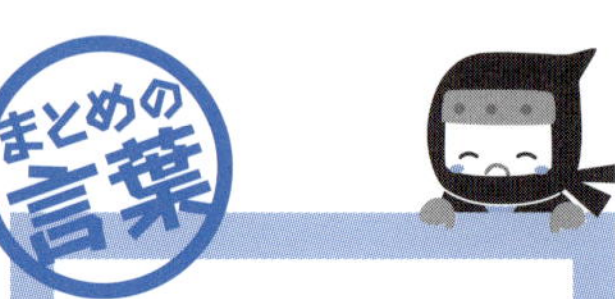

一、痛みの強さによりNSAIDs，弱オピオイド，強オピオイドとステップアップしていくべし

一、NSAIDsはより副作用の出にくいものを選択し，副作用を厳密にモニタリングしていくべし

13. 緑内障の目薬で困ったら何を提案する？ の巻

難易度★★★

白内障は目が白くなる病気なのは知っています

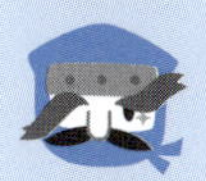
では緑内障がどんな病気か知っておるか

目が青くなる病気なのですか・・・？

緑内障の病態を知ろう

「緑内障」という疾患名の由来には諸説あるようですが，古代ギリシャのヒポクラテスが「目が地中海の海の色のように青くなり，やがて失明状態になる」と記述しています。緑内障の急性発作時には，眼圧が一気に上がることで散瞳し，もともと瞳の色が青い人の瞳孔が広がって，濃い青に見えたそうです。日本人の場合には，緑内障になったからといって瞳が青く見えることはありません。

従来，緑内障は眼圧の上昇が原因となって視神経に障害を来す疾患と捉えられてきました。しかし，眼圧が正常と考えられる範囲にあったとしても，近視，乱視，加齢や高血圧などさまざまな要因が重なって視神経に障害を来すことがわかって，眼圧は“最大の危険因子”として捉えられるようになりました。「緑内障診療ガイドライン第４版」（日本緑内障学会，2018）では，緑内障を「視神経と視野に特徴的変化を有し，通常，眼圧を十分に下降させることにより視神経障害を改善もしくは抑制しうる眼の機能的構造的異常を特徴とする疾患」と定義しています。つまり，緑内障の治療では，眼圧を十分に下降させることが最重要となります。

眼球における房水の流れと眼圧の模式概念図を図１に示します。眼圧とは，眼球の形状を維持するための内圧であり，眼内を還流する房水によって調節されています。毛様体で産生された房水は眼房を抜けて，線維柱帯→シュレム管→静脈へと通じる主

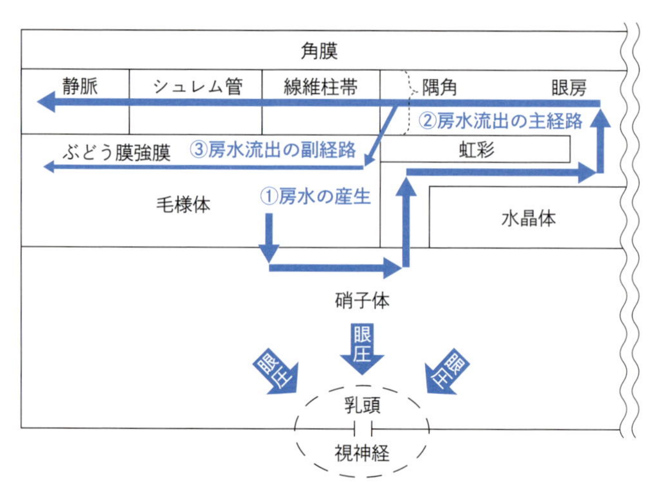

図1　**眼球における房水の流れ（→）と眼圧（模式概念図）**

経路とぶどう膜強膜へと通じる副経路により，流出しています。ここで隅角と呼ばれる空間が閉塞していると，房水の流れが妨げられて滞った結果，眼圧が上昇します。眼圧が上昇すると，視神経の乳頭部が圧迫され，視神経が陥没して視野範囲に障害を来し，最終的には失明に至ることになります。

緑内障は，原発緑内障（原発開放隅角緑内障，原発閉塞隅角緑内障），続発緑内障（ステロイド緑内障，落屑緑内障，血管新生緑内障など），小児緑内障（原発先天緑内障，先天眼形成異常緑内障，先天全身疾患緑内障など）の３つに大別されます。ただし，日本緑内障学会の多治見疫学調査報告 2012 によると，緑内障の 80％は原発開放隅角緑内障であり，そのうちの 90％が正常眼圧範囲（20mmHg 以下）でした。たとえ眼圧が正常範囲であったとしても，緑内障患者では神経と視野に特徴的変化を有しているわけですから，“最大の危険因子” である眼圧を降下させる必要があります（通常，患者でのベースライン眼圧から 20〜30％減少を目標）。したがって，私たちが点眼薬を提案する場面では，ほとんどの対象が原発開放隅角緑内障で，患者の眼圧を 20〜30％降下させる薬物治療の場面ということになります。その他の場面であったとしても，補助的な治療法として，点眼薬により眼圧を低下させる点は同じになります。

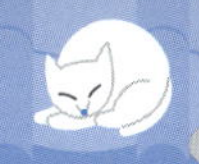

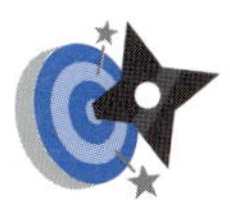

同効薬を提案する時に考えること

現在，臨床使用できる緑内障治療点眼薬は10系統あります（表1）。いずれの薬も結局は，房水の流れをコントロールすることで眼圧をコントロールする点では，同様の作用機序です。眼圧は，眼内を還流する房水によって調節されているためです。

緑内障治療点眼薬は10系統ありますが，まずはそのなかで事実上，標準的に使用されている薬をよく理解しておくことが必要です。繁用薬は，主に眼圧降下作用の強さから，①プロスタグランジン（PG）薬，②β受容体遮断薬，③炭酸脱水酵素阻害薬，④α_2受容体刺激薬，⑤Rhoキナーゼ（ROCK）阻害薬となっています。薬物治療では，抗がん薬のように組み合わせ療法が確立している場合を除いて，まずは単剤で治療を開始し，基本となる単剤が確立してから，その後に治療効果をモニターして，必要に応じて併用薬を追加していきます。

この理由としては，例えば院内採用薬がないからといって，いきなり配合製剤などで併用治療を開始すると，どの成分が効くのか効かないのかが不明となり，余分で非効率な薬が投与されてしまう恐れがあるためです。よって緑内障治療点眼薬でも同様

表1　緑内障治療点眼薬

<table>
<tr><th>系統</th><th>作用機序</th><th colspan="3">代表的な点眼薬・用法</th></tr>
<tr><td>①プロスタグランジン（PG）薬</td><td>房水流出の促進</td><td rowspan="2">⑩配合製剤</td><td colspan="2">ラタノプロスト　1日1回
トラボプロスト　1日1回
タフルプロスト　1日1回
ビマトプロスト　1日1回（単剤のみ）</td></tr>
<tr><td>②β受容体遮断薬</td><td>房水産生の抑制</td><td rowspan="2">⑩配合製剤</td><td>チモロール（0.25%・0.5%）
1日2回
カルテオロール（1%・2%）
1日2回</td></tr>
<tr><td>③炭酸脱水酵素阻害薬</td><td>房水産生の抑制</td><td></td><td>ドルゾラミド（0.5%・1.0%）
1日3回
ブリンゾラミド
1日2～3回</td></tr>
<tr><td>④α_2受容体刺激薬</td><td>房水産生の抑制</td><td colspan="3">ブリモニジン　1日2回</td></tr>
<tr><td>⑤Rhoキナーゼ（ROCK）阻害薬</td><td>房水流出の促進</td><td colspan="3">リパスジル　1日2回</td></tr>
<tr><td>⑥副交感神経刺激薬</td><td>房水流出の促進</td><td colspan="3">ピロカルピン（0.5～4%）　1日3～5回</td></tr>
<tr><td>⑦α_1受容体遮断薬</td><td>房水流出の促進</td><td colspan="3">ブナゾシン　1日2回</td></tr>
<tr><td>⑧イオンチャネル開口薬</td><td>房水流出の促進</td><td colspan="3">ウノプロストン　1日2回</td></tr>
<tr><td>⑨交感神経刺激薬</td><td>房水流出の促進</td><td colspan="3">ジピベフリン（0.04%，0.1%）　1日2回</td></tr>
</table>

に，まずは系統薬①，②，③で治療を進めていき，必要に応じてそれらの配合製剤⑩（PG薬＋β遮断薬，炭酸脱水酵素阻害薬＋β遮断薬）が適用されます。いきなり配合製剤から治療を始めることは避けるべきです。

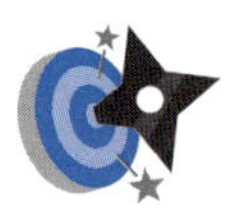

処方提案の考え方とfollowポイント

先述した通り正常眼圧緑内障を対象とする場面が多いとは思われますが，処方提案に際しては，まず患者の診断名・病態を確認することが不可欠です。眼科医は，眼圧検査，隅角検査，眼底検査，視野検査などにより，緑内障の病型と病期を診断しますので，これらを把握することが必要です。眼科以外の診療科に入院した患者が持参した緑内障治療点眼薬を使い切ってしまい，当該診療科主治医に処方してもらう際，必ずしも製剤濃度や系統が同じ点眼薬がないこともあります。その場合には，主治医へ無理に院内採用薬を提案するより，院内眼科医による診療・処方を提案することも、薬剤師の判断として必要であると考えます。また，強い眼圧降下作用から繁用される点眼薬のβ受容体遮断薬，炭酸脱水酵素阻害薬では，全身性の「禁忌」があるため，循環器や腎機能などに基礎疾患を持っていないかどうかの確認が必要です。

緑内障の有病率は年齢とともに増加し，高齢患者が多くなる傾向があるため，眼科以外のさまざまな基礎疾患を有している可能性が高くなり，注意を要します。以下，具体的な場合別で見ていきましょう。

①治療を開始する場合

点眼薬の禁忌に該当しないかを確認したうえで，単剤を用いて治療を開始します。点眼薬の規格が複数ある際には，低濃度製剤から開始して高濃度製剤へと変更していくのが一般的ですが，現在の眼圧が高い，または降圧目標が大きければ，最初から高濃度製剤を使用する方針がとられます。

➡提案例

- PG薬（ラタノプロスト　1日1回，トラボプロスト　1日1回，タフルプロスト　1日1回，ビマトプロスト　1日1回）
- β遮断薬（チモロール0.25％・0.5％　1日2回，カルテオロール1％・2％　1日2回など）

➡提案後のfollowポイント

PG薬は主としてプロスタノイドFP受容体を介するぶどう膜強膜路からの房水

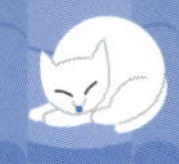

流出を増加させます。眼圧降下作用が強く，用法も1日1回と簡便であるため，標準的な第1選択薬となります。ただし，主な副作用として，使用早期には結膜充血や眼刺激症状，使用中期から長期には，虹彩・眼瞼色素沈着，睫毛・眼瞼部多毛，上眼瞼溝深化などが生じ得るため，継続が困難なケースがあります。眼圧下降作用のより強いビマトプロストでは充血の頻度が高いため，気になる患者では避けるのが無難です。トラボプロストは，点眼液に防腐保存添加剤のベンザルコニウム塩化物を含まないため，眼刺激症状が少なく角膜にやさしい製剤と言えます。

β遮断薬は，毛様体における交感神経β受容体を阻害することによる房水産生を減少させます。眼圧降下作用が強いため，古くから緑内障治療の第1選択薬として使用されてきました。ただし最大の短所は，眼球以外へのβ受容体遮断により，気管支への平滑筋収縮作用や心臓への陰性変時・変力作用により，全身性に作用して有害反応が出てしまう点です。このため，気管支喘息，気管支けいれん，重篤な慢性閉塞性肺疾患のある患者や，心不全，洞性徐脈，房室ブロックのある患者へは禁忌となっています。主な副作用としても，循環器系の症状が認められるため，点眼方法（点眼後に涙嚢すなわち目頭を圧迫して薬液が体内へ流入するのを防止）により改善されることもありますが，最初から副作用が気になる患者では，選択を避けるのが無難です。

眼圧降下作用は強いのですが，PG薬では“局所性”の，β遮断薬では“全身性”の臨床的問題点に留意して提案すべきです。

②治療を継続する場合

➡提案例

・炭酸脱水酵素阻害薬（ドルゾラミド0.5％・1.0％　1日3回，ブリンゾラミド　1日2〜3回）

・α_2 刺激薬（ブリモニジン　1日2回）

・ROCK阻害薬（リパスジル　1日2回）

➡提案後のfollowポイント

先述のPG薬またはβ遮断薬の単剤での治療継続が難しい場合には，ほかの単剤治療を試みます。承認されている効能・効果では「他の治療薬で効果不十分または使用できない場合」となっており，2次的な位置付けとなります。

炭酸脱水酵素阻害薬は，毛様体における炭酸脱水酵素の阻害により房水の産生を抑制します。禁忌は「重篤な腎障害のある患者」です。主に腎より排泄されることから，長期点眼した場合は蓄積の可能性が考えられるためです。また，肝疾患・肝機能障害のある患者では，血中アンモニア濃度を上昇させ，肝性昏睡を誘発する恐れが否定できないとして，慎重に投与する必要があります。

α_2刺激薬は，交感神経α_2受容体に作動し，房水産生を減少し，ぶどう膜強膜路からの房水流出を促進します。全身性に作用して血圧を降下させる可能性もあるため，脳血管障害，起立性低血圧，心血管系疾患のある患者に対しては，慎重に選択する必要があります。

ROCK阻害薬は，線維柱帯路の細胞骨格の変化と細胞外マトリックスの変化により房水流出を促進します。主な副作用は，点眼ごとに生じる一過性の結膜充血，結膜炎，眼瞼炎ですので，気になる患者では避けるべきです。

このような有害事象や患者自身の希望や好みが強い場合には，ほかの選択肢として，副交感神経刺激薬（ピロカルピン0.5～4％　1日3～5回），α_1遮断薬（ブナゾシン　1日2回），イオンチャネル開口薬（ウノプロストン　1日2回），交感神経刺激薬（ジピベフリン0.04％・0.1％　1日2回）を考慮します（表1）。

③治療効果が不十分な場合

治療を開始・継続できるようになってからは，定期的に治療効果をモニターしていきます。眼圧測定がまずは効果指標となりますが，眼科医は眼底検査，視野検査などで緑内障の病期が進行していないかを確認します。治療効果が不十分な場合には，現在使用している単剤に，別系統薬の追加を提案します。

➡提案例

・PG薬＋β遮断薬
・PG薬＋炭酸脱水酵素阻害薬
・β遮断薬＋炭酸脱水酵素阻害薬
・炭酸脱水酵素阻害薬＋α_2刺激薬

➡提案後のfollowポイント

2種類の点眼液を使用することになり，用法がそろっていない場合（1日1回と1日2回）が多いため，薬剤情報の提供・説明と患者への点眼指導が重要となります。薬を併用する際は，同時に点眼してしまうと，お互いに洗い流されて眼内にとどまらず，十分な効果が期待できません。できれば5分間以上の間隔を空けて点眼する必要性を患者に理解してもらい，徹底してもらわなければなりません。

④アドヒアランスが不良と思われる場合

緑内障の治療は長期にわたり，原則，生涯継続していく必要があります。このため，点眼の継続が非常に重要となります。アドヒアランスが良くないのではと感じた場合

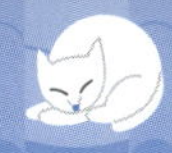

には，患者への指導を強化することが必要となります。この際には，なぜ点眼しなければならないのか，点眼しないとどうなってしまうのか（視野の範囲が欠けて最終的には失明する恐れ）を説明し，患者教育を行うことが重要になります。

PG薬，β遮断薬，炭酸脱水酵素阻害薬の単剤で治療効果が確認され，これらの組み合わせで併用治療が行われている患者では，配合製剤への切り替えを提案します。

➡提案例

・ラタノプロスト＋チモロール0.5％　1日1回
・トラボプロスト＋チモロール0.5％　1日1回
・タフルプロスト＋チモロール0.5％　1日1回
・ラタノプロスト＋カルテオロール2％　1日1回
・ドルゾラミド1％＋チモロール0.5％　1日2回
・ブリンゾラミド＋チモロール0.5％
　1日2回

➡提案後のfollowポイント

1日2回製剤でもアドヒアランスが不良な場合には，1日1回製剤への切り替えを考慮します。

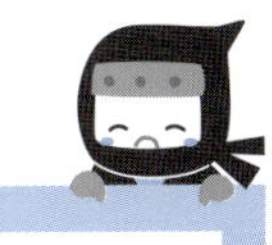

一．禁忌・副作用の観点から，避けるべき点眼薬を知るべし
一．眼圧下降作用の観点から，PG薬またはβ受容体遮断薬の単剤を選択し，効果不十分の場合に併用薬の追加を考慮すべし

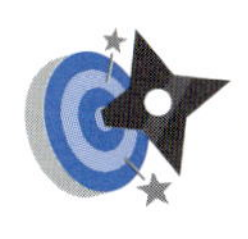

その他の注意事項

緑内障患者に対しての禁忌薬をあらためて注意喚起しておきます。アドレナリン刺激薬は瞳孔散大筋を収縮させることで，抗コリン薬は瞳孔括約筋を弛緩させることで，隅角を狭めて房水の流れを妨げます。多くの患者で隅角は開放しているため，臨床上は重大な問題とならないとの見解もありますが，閉塞隅角緑内障に対しては絶対禁忌です。点眼薬以外で使用される薬も忘れずに再確認していくことが必要です。

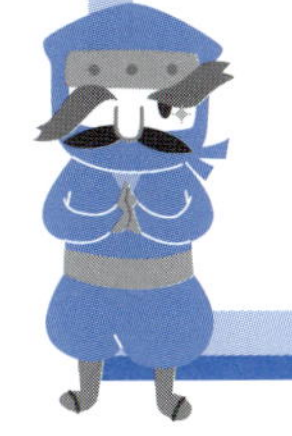

忍法補足の術

合剤の扱い

配合剤ともいわれる合剤ですが，複数の医薬品を１つにまとめた医薬品を言います。合剤のメリットやデメリットは皆さんもおわかりだと思いますが，おさらいしてみます。

○飲み忘れの防止
○薬価が安くなる
○服薬する薬剤数の減少
×副作用が発生した時の原因薬剤の特定が困難
×薬剤の細かい調節が困難
×入院した際に該当する薬剤の採用がなく，一時的に服用する薬剤が増えてしまう

皆さんが一番困るのは合剤の採用薬がない場合の代替薬の提案ではないでしょうか？　特に緑内障の点眼薬は合剤が多く，困ることがよくあります。そのため，採用している点眼薬の一覧表を作成し，眼科医と共同で検討して代替薬を掲載しておくとよいでしょう。また，内服薬は降圧薬や糖尿病薬など合剤が多く発売されているため，いざというときに慌てないように対応策を検討しておきましょう。

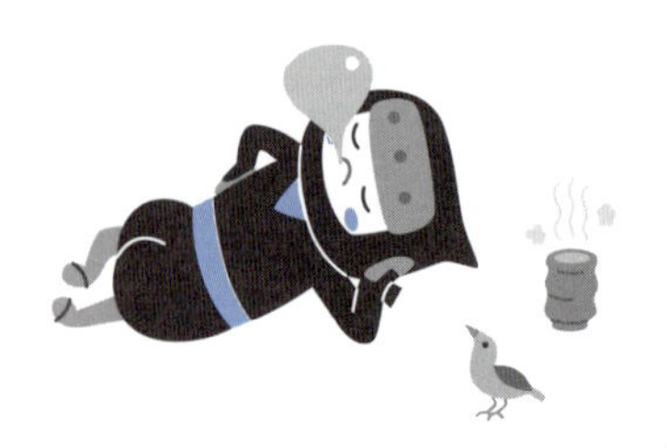

14. 花粉症で困ったら何を提案する？の巻

難易度★☆☆

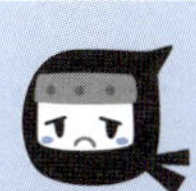
ハ，ハ，ハクショーン！

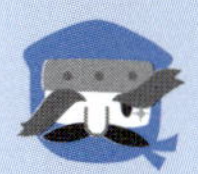
花粉症か？　それとも誰か忍のうわさでもしとるのかのう

山での修行中に花粉がいっぱい飛んでいただけですよ～

花粉症の病態を知ろう

「花粉症の薬をください」。薬局の店頭であれば，春頃から大変耳にする問い合わせではないでしょうか。しかし花粉症の薬といっても，症状によって使用する薬剤が異なります。花粉の刺激によって，涙が出る，鼻水が出る，くしゃみが出るといったアレルギー性の症状に対する薬剤を提案することが大切です。恐らく，初めの問い合わせを皆さんが聞いた場合，「どのような症状でお困りですか？」と質問しますよね。花粉症での同効薬の提案は，まずはその症状によって，内服薬か，点眼薬か，点鼻薬かなど複合的に考える必要があります。本稿では主に内服薬（抗アレルギー薬，抗ヒスタミン薬）についておさらいしていきましょう。

花粉症は，スギやヒノキなどの花粉が原因となって，鼻水やくしゃみ，鼻づまりなどを起こすアレルギー性疾患です。季節性アレルギー性鼻炎とも呼ばれています。国内では，スギ花粉症の有病率が高く，10年間で10％以上増加し国内の26.5％がスギ花粉症である[1]という調査結果があるくらい国民病ともいわれているのが花粉症です。

ここからはアレルギー反応が起こるしくみについて深く見ていきましょう（図1）。

通常，体内に非自己（抗原）が侵入すると，体は抗体を作って，非自己であることを記憶します。再度，同じ抗原が侵入すると，抗原に抗体が結合して，体外へ出そう

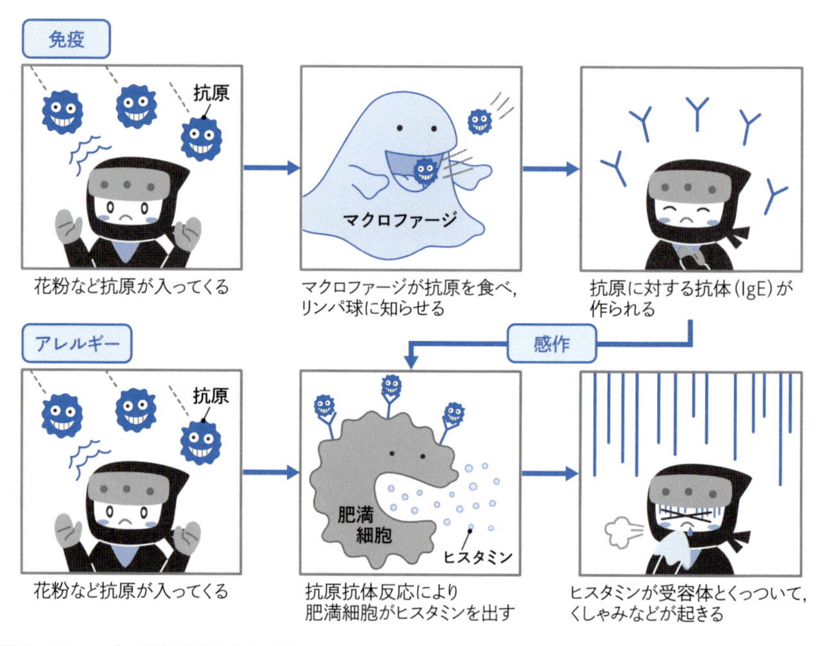

図 1　**アレルギー反応が起こるしくみ**

と働きます。これが抗原抗体反応です。

アレルギーの場合，その原因となる抗原（花粉など）の侵入により生じた抗体は，体内の肥満細胞に結合します。再度侵入した同じ抗原は，肥満細胞上の抗体に結合して，細胞外へ顆粒が放出され，顆粒からヒスタミン等のケミカルメディエーターが組織へ放出されます。これを脱顆粒といいます。一方，肥満細胞内では，刺激によってロイコトリエンなどのケミカルメディエーターが新たに作られ，細胞外へ放出されます。

これらのケミカルメディエーターは細胞の受容体に結合して，ヒスタミンは鼻水やくしゃみを引き起こし，ロイコトリエンは鼻づまり（鼻閉）を引き起こします。

こうしたアレルギーに対する薬剤としては，ヒスタミンと受容体の結合を妨害する抗ヒスタミン薬，ロイコトリンと受容体の結合を阻害する抗ロイコトリエン受容体薬などがあります。なお，花粉症の治療薬として使用される点鼻薬の成分である副腎皮質ホルモン剤は，以下の作用機序が考えられています。①アレルギーの効果細胞，特に粘膜型肥満細胞，好酸球，リンパ球の鼻粘膜局所浸潤の抑制，②サイトカインの産生・放出の抑制，③血管透過性や腺分泌の抑制，④アラキドン酸代謝の阻止によるロ

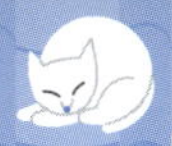

イコトリエン，プロスタグランジン産生の抑制などです[2)]。

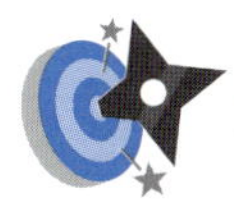

処方提案の考え方とfollowポイント

花粉症の治療においては，花粉が飛散し始める前の初期療法が勧められています。地域の花粉飛散量や個人の反応によって症状の発現時期や症状の強さは異なるため，患者ごとの治療を決定していく必要があります。薬物療法のほかに，アレルゲン特異的免疫療法や外科的治療があります（詳細は「鼻アレルギー診療ガイドライン2016年版」に記載）。本稿においては，薬物療法のうち主に抗ヒスタミン薬について記載します。

アレルギー性鼻炎における症状としてのくしゃみや鼻水は，局所で産生されるケミカルメディエーターによってヒスタミンが放出され，誘発開始後15分程度で出現します。一方，鼻閉は6～9時間後に出現する反応で，放出されたロイコトリエンが鼻粘膜静脈および血管平滑筋に作用して鼻粘膜の腫脹を示します。このように抗ヒスタミン薬はヒスタミンを介して発現するくしゃみや鼻水に効果がある反面，鼻閉に対する抑制作用は弱く，ロイコトリエン受容体拮抗薬（プランルカスト，モンテルカスト）が処方されます。

抗ヒスタミン薬は一般的に第1世代と第2世代に分類されています。第1世代は脂溶性が高く血液脳関門を通過しやすく，中枢神経系に作用して鎮静効果を示します。第2世代とは1983年以降に市販された薬剤をいいます。

第1世代には，ジフェンヒドラミン，クロルフェニラミン，プロメタジン，ヒドロキシジン，シプロヘプタジンなどがあります。第2世代には，鎮静作用を低減するために親水性の官能基（カルボキシル基，アミノ基）を導入して，血液脳関門を通過しにくくしています。ケトチフェン，エピナスチン，ロラタジン，フェキソフェナジン，メキタジン，アゼラスチン，エバスチン，セチリジン，オロパタジン，レボセチリジン，ベポタスチン，デスロラタジン，ビラスチン，ルパタジンがあります。第2世代はケトチフェンを除いて脳内移行性は低いといわれています。

抗ヒスタミン薬は鎮静作用を有するため脳内移行性について研究されています。すなわちH_1受容体占拠率が50％以上をsedating（鎮静性），50％から20％ぐらいをless-sedating（軽度鎮静性），20％以下をnon-sedating（非鎮静性）とされています[3, 4)]。

抗ヒスタミン薬のうち，脳内ヒスタミンH_1受容体占拠率が最も低い（つまり非鎮静性）薬剤はビラスチンやフェキソフェナジンが該当します[5]。

第1世代ヒスタミン拮抗薬の副作用は中枢神経抑制作用による鎮静，認知能力の低下，眠気，抗コリン作用による口渇，尿閉，便秘などが一般的です。抗コリン作用を有するのはアミノ酸配列におけるヒスタミン H_1 受容体とムスカリン M_1 受容体の相同性が30％以上で，他の受容体と比較して最も高いことに起因するためといわれています[6]。

➡**提案例**：第1世代抗ヒスタミン薬

➡**提案後のfollowポイント**

・脂溶性が高いため血液脳関門を通過し，鎮静や眠気，めまいなどを生じます。添付文書では自動車の運転などはしないよう十分注意することと記載されています。

・第1世代は抗コリン作用を有しているため，口渇や排尿困難などの副作用を認めます。よって，緑内障や前立腺肥大を有する患者には禁忌とされています。

➡**提案例**：第2世代抗ヒスタミン薬

➡**提案後のfollowポイント**

第2世代抗ヒスタミン薬を構造式によって分類しました（表1）。ピペリジン／ピペラジン系で効果がない場合は三環系で効果があることもあります。第1世代と比べて親水性を高めているため眠気の副作用は少ないといわれていますが，眠気などの自覚はなくても，「インペアード・パフォーマンス」と呼ばれる集中力，判断力，作業能率の低下が出ることがあり，それらへの影響が現在の課題として注目されています。インペアード・パフォーマンスは仕事のほか，学業や自動車の運転に影響を与えます。自動車運転への注意喚起の記載がない抗ヒスタミン薬は，フェキソフェナジン，ロラタジン，デスロラタジン，ビラスチンの4剤のみです（2018年8月現在）。第1世代では禁忌であった緑内障や前立腺肥大を有する患者にも使

表1　第2世代抗ヒスタミン薬の構造式による分類(2018年8月現在)

ピペリジン／ピペラジン系	三環系
ビラスチン	ケトチフェン
エバスチン	アゼラスチン
フェキソフェナジン	エピナスチン
ベポタスチン	ロラタジン
セチリジン	デスロラタジン
レボセチリジン	オロパタジン
	ルパタジン

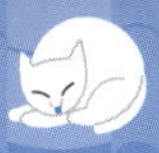

用できます（メキタジンは禁忌)。

・ケトチフェン：血液脳関門を通過し，中枢のヒスタミン受容体に作用し，脳内ヒスタミン神経系を阻害する結果，痙攣閾値を低下させると考えられているため，てんかんまたはその既往のある患者には禁忌であることに注意が必要です[7]。

・セチリジン，レボセチジリン：重度の腎機能障害患者には添付文書上禁忌です。

・フェキソフェナジン：エリスロマイシンとの併用で，P糖蛋白阻害によるクリアランスの低下と吸収率の増大により未変化体や代謝物の血中濃度が上昇します。また，フェキソフェナジンの消化管吸収に関与するOATP（Organic anion transporting poly peptide）1A2の阻害（グレープフルーツジュース，オレンジジュースあるいはリンゴジュース摂取）により，フェキソフェナジンの吸収量が低下し，血中濃度が低下する可能性があることから，朝食に果実ジュースを摂取する患者には特に注意が必要です。

・ビラスチン：即効性と持続性を有する薬剤です。脳内ヒスタミンH_1受容体占拠率が低く，眠気はフェキソフェナジンと同等かそれ以下といわれています。食事の影響を受けるので空腹時に服用します。食事の1時間前から食後2時間までを避けて服用する必要があります。CYPによる代謝の影響は受けません。

・デスロラタジン：ビラスチン同様の特徴を持った薬剤で，食事による影響を受けません。ロラタジンの主要活性代謝物であり，ロラタジンのピペリジン基から，エトキシカルボニル基を除いた構造を有しています。ビラスチン同様，CYPによる代謝の影響は受けません。12歳以上の小児から使用できます。

・ルパタジン：抗ヒスタミン作用に加えて，くしゃみや鼻水，鼻閉などの原因となる血管拡張などを阻害する抗PAF（platelet-activating factor；血小板活性化因子）作用も含まれている薬剤です。肝臓においてCYP3A4により速やかに活性代謝物であるデスロラタジンへ代謝されます。眠気の副作用が約10％出現するため自動車運転などには従事させないよう注意喚起が必要です。またルパタジンはCYP3A4で代謝されるため，エリスロマイシンやクラリスロマイシンなどのCYP3A4阻害剤やグレープフルーツジュースとの併用には注意が必要です。

・その他：OTC医薬品としてフェキソフェナジン，エピナスチン，ロラタジン，セチジリン，エバステチンが販売されているため，医療用医薬品の服用状況の確認をし，重複服用を避けることが大切です。

ところで皆さんは，抗ヒスタミン薬と抗アレルギー薬の違いについて説明できますか？　筆者がまだ駆け出し薬剤師の頃の話です。ちょうど小児科から5歳の子供の処方箋を調剤していました。

Rp1　インタール細粒10％　3g　分3　毎食前　28日分

Rp2　ポララミンシロップ0.04％　8mL　分3　毎食後　7日分

当時は指示通りに調剤することで頭がいっぱいで，抗アレルギー薬と抗ヒスタミン薬の違いを考えてはいませんでした。処方解析としては，インタールは食前に服用する，眠気の副作用がある，が関の山でした。抗アレルギー薬は一般的にアレルギー疾患の長期管理に使用され，H_1 受容体拮抗作用を持たない薬剤で，メディエーター遊離抑制薬（クロモグリク酸ナトリウムなど），トロンボキサン A_2 阻害薬（オザグレル，ラマトロバンなど），ロイコトリエン受容体拮抗薬（プランルカスト，モンテルカスト），Th2サイトカイン阻害薬（スプラタスト）があります。抗ヒスタミン薬は本稿でおさらいしましたが，H_1 受容体拮抗作用以外に抗炎症作用や抗アレルギー作用を持っています。抗アレルギー薬との違いとして抗ヒスタミン薬は，効果発現時間が速いことが特徴です。先ほどの小児科からの処方箋にあるように，抗アレルギー薬は効果発現に時間がかかるため28日分処方になっており，抗ヒスタミン薬は効果発現が速いため7日分（極端な例ではありますが）だったのです。

このように処方箋から得られる情報は，医師の処方意図の理解のほか，患者指導に活かすことができるのです。

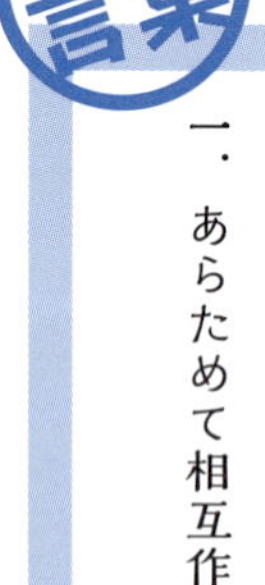

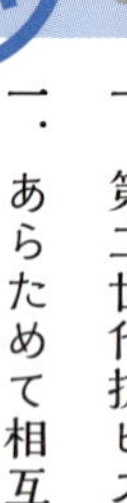
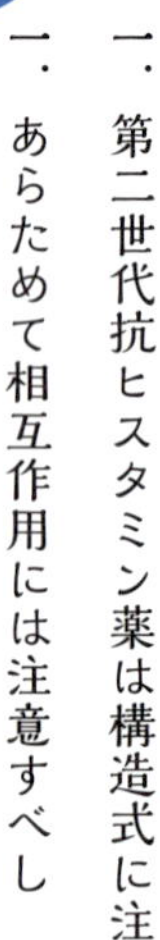

一．第二世代抗ヒスタミン薬は構造式に注目すべし
一．あらためて相互作用には注意すべし

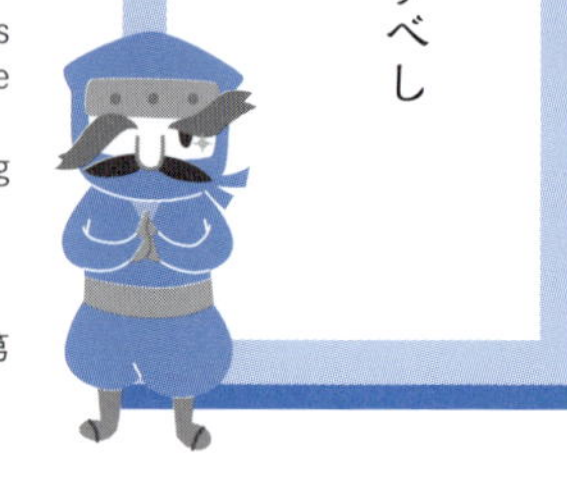

【参考文献】
1）馬場廣太郎　他：鼻アレルギーの全国疫学調査2008（1998年との比較）ー耳鼻咽喉科医およびその家族を対象としてー. Prog. Med, 28(8)：2001-2012, 2008
2）北村正樹：アレルギー性鼻炎と鼻噴霧用ステロイド薬．耳鼻咽喉科展望, 53（6）443-446, 2010
3）Leurs R et al.：The histamine H3 receptor：from gene cloning to H3 receptor drugs. Nat Rev Drug Discov, 4（2）：107-120, 2005
4）Bakker RA et al.：Discovery of naturally occurring splice variants of the rat histamine H3 receptor that act as dominant-negative isoforms. Mol Pharmacol, 69（4）：1194-1206, 2006
5）K.yanai et al.：The clinical pharmacology of non-sedating antihistamines.　Pharmacol Ther, 178：148-156, 2017
6）谷内一彦　他：抗ヒスタミン薬の薬理学．日本耳鼻咽喉科学会会報, 112（3）：99-103, 2009
7）ザジテンカプセル1㎎インタビューフォーム：2016年11月改訂（第4版）

15. めまいで困ったら何を提案する？の巻

難易度 ★☆☆

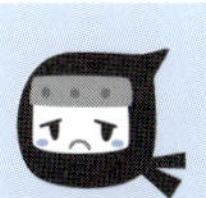
勉強し過ぎてめまいがします

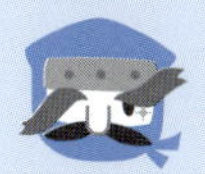
ほー，ぐるぐる回っとるか

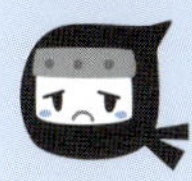
ストレスがかかっているのかもしれません

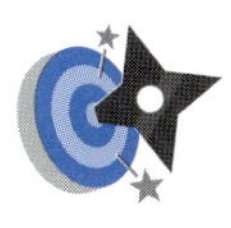

めまいの病態を知ろう

「目が回る忙しさ」。この表現は今の忍にあてはまる状態でしょうか。めまいがするほど忙しい，という意味でよく使われていますね。子供の頃に経験した乗り物酔いや，起立性低血圧（立ちくらみ）もめまいの 1 つです。このようにコモンな症状であるめまいですが，重要な病気が隠れていることもあります。本稿では「動揺病」と「メニエール病」に分けて確認していきましょう。

動揺病は，一般的に乗り物酔いのことを指します。その原因としては，これまでの経験した動作や感覚は脳内に記憶されていますが，乗り物に乗った際にその感覚が一致しないことで脳内が混乱して，情報処理をつかさどっている脳内の扁桃体にサブスタンス P が増加してきます。そして，その信号が視床下部へ伝達され，H_1 受容体を介したヒスタミン性神経によって嘔吐中枢を刺激して，悪心や嘔吐が発生します。

メニエール病は，ストレスなどによって内耳にあるリンパ液が過剰にたまり，むくんだ状態をいいますが，はっきりとした原因はいまだ不明です。めまいのほか，難聴や耳鳴りも代表的な症状の 1 つです。めまい発作は 30 分から 6 時間程度持続した後に治まりますが，不定期で訪れます。

薬物療法では，動揺病ではヒスタミン受容体拮抗薬が使用されます。メニエール病では急性期のめまいに対して点滴加療を行うこともあります。難聴を伴うような場合は，突発性難聴の治療と同様に，副腎皮質ステロイドなどの点滴加療を行います。

なお，中枢性のめまいの場合には脳由来のものが多く，すぐに専門医療機関への受診が必要になることもあります。

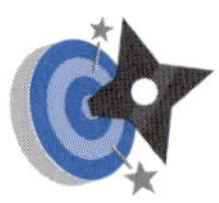

処方提案の考え方とfollowポイント

①乗り物酔い（動揺病）

予防が大切です。乗り物に乗る前は，十分な睡眠をとる，体を圧迫するような衣類は避ける，乗り物に乗っている間は読書をしない，遠くの景色を見るなどの指導を行いましょう。

➡**提案例**：プロメタジン，ジフェンヒドラミン＋ジプロフィリン配合剤（トラベルミン配合錠）

➡**提案後のfollowポイント**：先述した予防法で対処できない場合において，頓用で処方されます。プロメタジンの作用は制吐作用，抗めまい作用（ムスカリン受容体遮断作用）のほか，抗ヒスタミン作用（ヒスタミンH_1受容体遮断作用：モルモットではジフェンヒドラミンの約30倍），抗パーキンソン作用（ムスカリン受容体遮断作用：マウスではトリヘキシフェニジルの約2.8倍）を有することから，眠気の副作用には注意が必要です。規格が複数存在すること，適応症により用量が異なることから，提案後の処方監査まで確認しておくことが大切です。総合感冒薬のPL配合顆粒に1g当たりプロメタジン13.5mg含有されているため，重複投与を避けるために服用薬の確認も行っておきましょう。

トラベルミン配合錠は，めまい･頭痛の原因となる内耳迷路の興奮を抑制し，悪心･嘔吐の原因となる嘔吐中枢の興奮を鎮静する作用を発揮します。ジプロフィリンの配合目的は，ジフェンヒドラミンの作用を補うとともに，眠気などの副作用を軽減するために配合されています[2)]。かみ砕くと苦みと舌のしびれ感が現れることがあるので，かまないように指導します。

②メニエール病

メニエール病の発症にはストレスが大きく関わっていることから，睡眠方法やリフレッシュ方法について家族のサポートを得ながら検討していきます。

➡**提案例**：イソソルビド，アデノシン三リン酸二ナトリウム，カリジノゲナーゼ，ベタヒスチン，ジフェニドール，炭酸水素ナトリウム

➡提案後のfollowポイント

・イソソルビド：浸透圧利尿薬であり，経口投与によって速やかに吸収されますが，代謝を受けないため，血漿浸透圧を高めた結果，利尿作用のほか内リンパ圧低下作用を示します。またイソソルビドの用量比較試験では[1]，120mL/日投与群と90mL/日投与群で，30mL/日投与群と比較して有意に治療効果が高かったが，120mL/日投与群で副作用の発現率は高かったことが報告されています。イソソルビドの長期投与においては，浸透圧の上昇に伴う利尿効果から，脱水には注意するよう説明しておきます。
・アデノシン三リン酸二ナトリウム：内耳循環改善作用を有し，めまいや発作の頻度を低下させます。またアデノシン三リン酸（ATP）には血管拡張作用があり，臓器の血流を増加させる作用があります。効果的な用量としては1日量として300mgで投与する必要があります。注意点としては，顆粒剤にのみ「メニエール病および内耳障害に基づくめまい」の適応があり，ほかの剤形では適応がありません。
・カリジノゲナーゼ：ブタの膵臓由来の降圧物質であり，キニンによる末梢血管拡張作用のほか，PGE_2量やPGI_2量を増加させ，マイルドな降圧作用を示します。
・ベタヒスチン：内耳血流改善作用を有し，ヒスタミン類似作用による末梢血管拡張作用を持った創薬化合物です。有効用量に関しては，36mg/日の臨床試験にて有効性が示されていることから，用量には注意が必要です。ヒスタミン類似作用を有するため，消化性潰瘍や気管支喘息，褐色細胞腫の患者には症状増悪するおそれがあるため慎重投与になっています。
・ジフェニドール：もともと米国で悪心・嘔吐抑制薬として承認されていました。その後研究・開発が進められ，椎骨動脈血流改善作用と前庭神経路の調整作用により，めまいを改善することが確認されました。その強い制吐作用から，嘔気を認めているめまいの患者に対しては有効の可能性があります。重篤な腎障害患者への投与は，本剤の蓄積が起こるため禁忌になっています。抗コリン作用を有するため，緑内障や前立腺肥大症を合併した患者への投与には十分注意が必要です。OTC医薬品では，乗り物酔いに「トラベルミン」シリーズが発売されています（表1）。本シリーズには一部ジフェニドールが成分として含まれている商品があります。個々の含有量のほか，含有成分が異なっていることは薬剤師として知っておいた方がよいでしょう。
・炭酸水素ナトリウム：アルカリ化薬であり，アシドーシスの治療で使用されます。

表1 「トラベルミン」シリーズ（すべて第2類医薬品，2018年8月現在）

商品名	成分
トラベルミン（大人用）	ジフェンヒドラミン40mg，ジプロフィリン26mg
トラベルミン1（大人用）	メクリジン* 50mg，スコポラミン0.25mg
トラベルミン ファミリー	メクリジン* 25mg，スコポラミン0.16mg
トラベルミン・ジュニア	ジフェンヒドラミン20mg，ジプロフィリン13mg
トラベルミン チュロップ	*d*-クロルフェニラミン1.33mg，スコポラミン0.166mg
トラベルミンR	ジフェニドール16.6mg，スコポラミン0.16mg，無水カフェイン30.0mg，ピリドキシン（ビタミンB_6）5.0mg

＊第1世代抗ヒスタミン薬

めまいに対する作用機序は，耳石に作用して動揺による加速度刺激を抑制します。そのほかに，CO_2による血管拡張作用，虚血に対する抵抗性の増加，虚血による局所アシドーシスの改善，高浸透圧作用や，中枢・末梢血管の血流促進作用と自律神経への作用もあるといわれています。炭酸水素ナトリウム注射液7%のpHは7.0～8.5，生理食塩液に対する浸透圧比は約5であることから，血管外に漏出した場合には組織の壊死を生ずることがあるので，慎重に投与します。また，アルカリ性であることから，配合変化を起こしやすく，カルシウムイオンと沈殿を生じるのでカルシウム塩を含む製剤と混合しないよう注意が必要です。

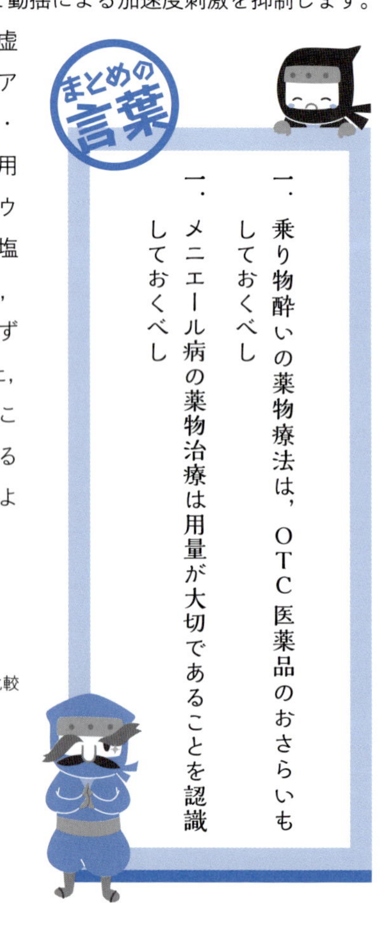

【参考文献】
1）北原正章 他：Isosorbideのメニエール病に対する用量比較試験．薬理と治療，15（7）：2975-2990，1987

16. 湿疹に対する塗り薬で困ったら何を提案する？ の巻

難易度 ★☆☆

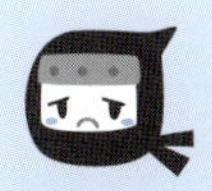
気がついたら腕がかゆくて…。見てください，師匠！

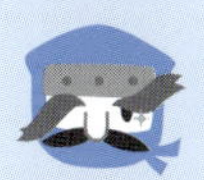
それは蕁麻疹じゃなくて湿疹じゃな

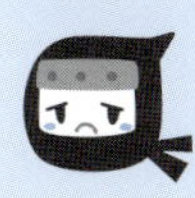
（メモを取って）何が違うのかな？？

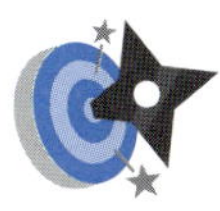

湿疹の病態を知ろう

蕁麻疹と湿疹。この両者の違いについて，すぐに回答できる皆さんはどれくらいいるでしょうか？　筆者はすぐには回答できませんでした。いろいろ調べていくと，両者の違いは次に示すような点が異なります。

・症状の長さが異なる（蕁麻疹は数時間以内に治まるが，湿疹は数日ぐらいかかる）

・色素沈着の有無（蕁麻疹は数時間で消退するが，湿疹は残ることがある）

・皮疹の出現方法が異なる（蕁麻疹は膨疹が特徴でかゆみを伴う。湿疹は赤いブツブツした発疹がかゆみを伴い，水疱を形成することがある）

ちなみに，発疹という言葉は皮膚に現れる症状全般のことを指します。さて皆さん，うまく回答できましたでしょうか？　本稿では，主に湿疹の際に使用する塗り薬についておさらいしていきましょう。

湿疹は，乳幼児から老人までさまざまな年代に発症し，また，体の特定の場所にしかできないもの，全身のどこにでもできるものがあります。また，原因がはっきりわかっているもの，わからないものがあります。

湿疹の種類には，アトピー性皮膚炎，接触皮膚炎，主婦湿疹（手湿疹），脂漏性湿疹，ビダール苔癬，貨幣状湿疹などがあります。

湿疹の症状としては，急性期では皮膚にかゆみを伴った赤い斑（紅斑）が現れ，さらには細かい水ぶくれ（小水疱），ブツブツとした盛り上がり（丘疹），膿の溜まった状態（膿疱）などさまざまな症状が，同時に，または時期を変えて認められます。また，こうした症状を繰り返していると慢性化し，皮膚の表面の厚みが増して，強いかゆみを伴うようになります。

原因としては，洗剤や化粧品など化学物質によるもの（接触性），こすれたりひっかいたり，紫外線や寒冷によって起こるもの（刺激性），飲食物や花粉などのアレルゲンによるもの，乾燥肌など体質によるものなどさまざまです。

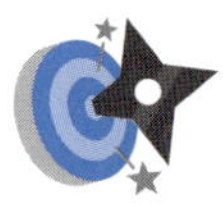

処方提案の考え方と follow ポイント

湿疹の治療では，まずかゆみや炎症を抑える外用薬を使用します。一般的に湿疹は，皮膚をかけばかくほどかゆみが増し，病態はさらに悪化して感染症にかかるリスクも高くなるため，皮膚をかかないことが重要です。急性期には入浴を避けた方がいい場合もあります。入浴する際には，低刺激性のせっけんを少量だけ使うようにします。

皮膚に炎症を起こしている原因がアレルギーの時はステロイド薬で過剰な免疫反応を抑え，細菌感染の時は抗菌薬で細菌を抑えます。強い炎症がなく，かゆみだけなら抗ヒスタミン薬や鎮痒成分（クロタミトンなど）を配合したものを選択します（図1）。

➡**提案例**：ステロイド外用薬

➡**提案後の follow ポイント**

ステロイド外用薬には，Strongest から Weak まで 5 段階の強さがあります。医師から処方された外用薬の強さはきちんと把握してから塗布方法などの指導を行いましょう。ステロイド外用薬は塗布する部位によって吸収率が異なることが知られており，角質層の厚い足底と頬では 100 倍近い吸収率の違いがあります（図 2）。塗布する部位によってステロイド外用薬の強さが調整されているか，処方内容の確認をしましょう。

ステロイド外用薬の副作用として，皮膚の乾燥があります。アトピー性皮膚炎など皮膚のバリアが脆弱な時に乾燥を予防する目的で，保湿剤を併用することがあります。

剤形の選択においては，頭皮などの部位はローション剤を使いますが，溶媒としてエタノールが含有されていることがあるため，刺激性には注意が必要です。ク

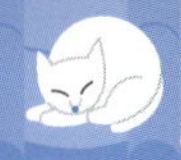

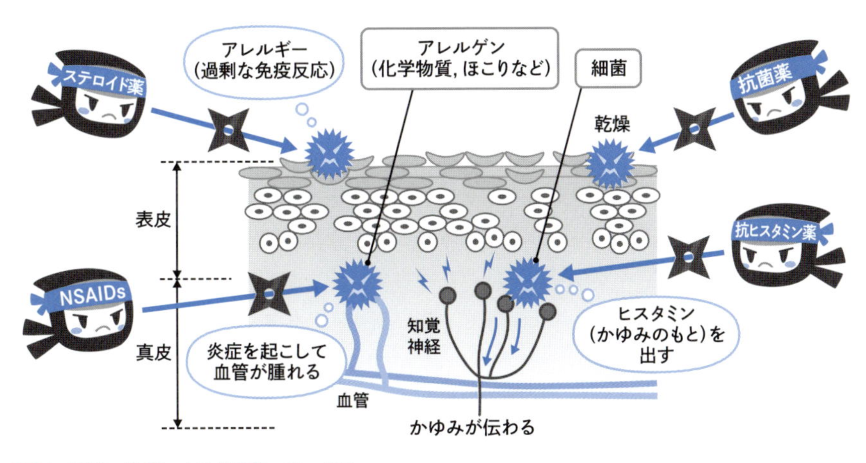

図1　湿疹の症状による外用薬の使い分け

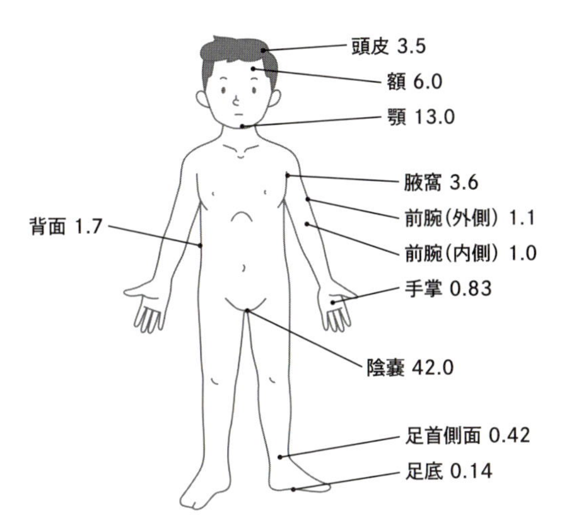

(Feldmann RJ et al.：Regional variation in percutaneous penetration of 14C cortisol in man. J. Invest. Dermatol, 48：181-183, 1967 をもとに作成)

図2　ヒトにおけるヒドロコルチゾンの部位別吸収率

リーム剤はべたつきの少なさから夏場などによく用いられますが，湿潤した部位などには適しません。

➡**提案例**：抗菌薬配合ステロイド外用薬（フラジオマイシン硫酸塩，クロラムフェニ

コール，ゲンタマイシン硫酸塩）

➡**提案後の follow ポイント**

配合されている抗菌薬の濃度が低いともいわれており，世の中の AMR（薬剤耐性）対策の関係もあってか，使用頻度は少なくなっています。または，ステロイド外用薬と抗菌薬外用薬単独での処方が散見されています。

抗菌薬によって感作されることがあるので感作されたことを示す兆候（そう痒，発赤，腫脹，丘疹，小水疱等）が現れた場合には使用を中止することが，重要な基本的注意に記載されていることに留意する必要があります。

OTC 医薬品では抗菌薬配合外用薬は汎用されていることもあり，服薬指導時には処方薬との重複の有無について丁寧な聞き取りが症状改善につながることがあります。

➡**提案例**：抗ヒスタミン薬配合ステロイド外用薬（ジフェンヒドラミン），鎮痒剤（クロタミトン）

➡**提案後の follow ポイント**

・ジフェンヒドラミン：ジフェンヒドラミン単剤の場合は，ステロイドを塗布しにくい顔面などのかゆみに使用します。夏場には内容物が溶けて不均一になることもありますが，かきまぜて使用すれば効果に変わりがないことを服薬指導時に伝えておきます。

・クロタミトン：塗布直後，軽い熱感を生じることがありますが，通常短時間のうちに消失することを服薬指導時に患者に伝えておきます。

（注）ジフェンヒドラミンおよびクロタミトンともに目の周囲への塗布は控えることが添付文書に記載されています。クロタミトンに関しては，刺激作用があるため，目，口の近く，その他の粘膜，または皮のむけた皮膚に使用されるべきではないとの記載があります[1]。

湿疹に主に使用される外用薬についておさらいしてきましたが，処方箋上のことは理解できても，肝心の塗布方法について患者に指導できないと，期待された効果が出ません。ここは薬剤師の腕の見せ所と考えます。

軟膏やクリームの塗る量を説明する場合，FTU（finger-tip unit）という単位が用いられることが多くなりました[2]。チューブに入ったステロイド外用薬の場合，大人の人差し指の先端から第 1 関節までチューブから出した量を 1FTU といいます（図 3）。ローションでは 1 円玉大に相当します。これは人差し指の先端から第 1 関節までチューブから絞り出した量が約 0.5g で，両方の手のひらに塗る量に相当するという塗り方です。この場合，絞り出した量が約 0.5g になるのは 25g や 50g の大きい

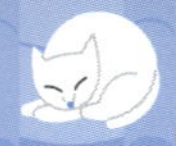

25gチューブの場合

軟膏・クリーム

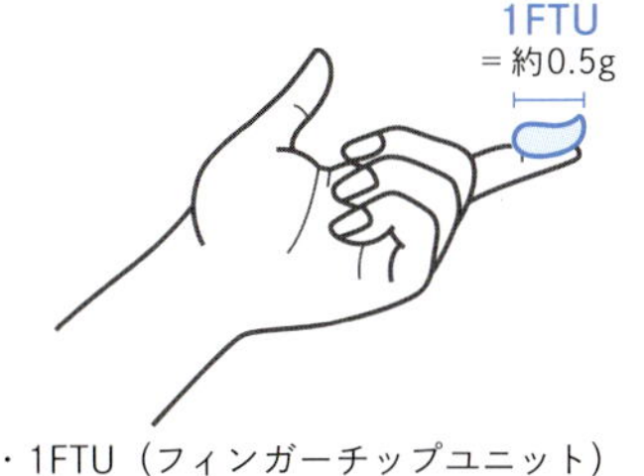

・1FTU（フィンガーチップユニット）
成人の人差し指の先から第1関節の長さまで出した量

↓

1FTUで，成人の両手のひらに塗れます

25gチューブの場合のFTU目安

両手のひら	両足の裏
1FTU分	2FTU分
顔と首	背中
4～5FTU分	5～6FTU分

1FTUの量はチューブの口径（開けた穴の大きさ）により異なる

- 5gチューブ → 0.2g程度（25FTU分）
- 10gチューブ → 0.3g程度（33FTU分）
- 25gチューブ → 0.5g程度（50FTU分）

図3　外用薬塗布方法の患者指導例

チューブです。5gのチューブでは人差し指の先端から第1関節までを2回絞り出した量が約0.5gとなります。1FTUを用いた塗る量は少し多いなと感じると思いますが，軟膏やクリームはたっぷり塗ることで十分な効果が得られます。ティッシュペーパーなどをくっつけて，逆さにしても落ちてこないぐらいのベタベタさがちょうどいいともいわれています。なお，保湿剤の場合はステロイド外用薬より多めに塗布します。

患者に応じた塗布方法を図式化して指導することで，患者の理解が深まりアドヒアランスの向上および症状の緩和につながっていくことが期待されます。

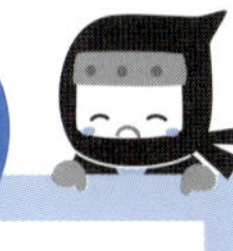

一．ステロイド外用薬の塗布方法を習得すべし
一．蕁麻疹と湿疹は異なるものと心得るべし

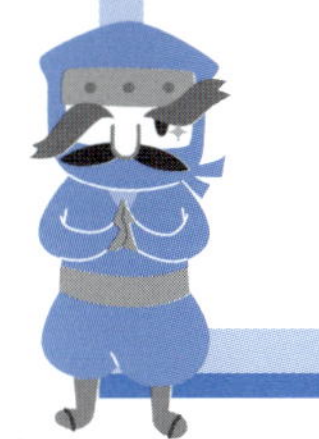

【参考文献】
1）オイラックスクリーム10％インタビューフォーム：2018年1月（改訂第7版）
2）Long CC et al.：The finger-tip unit–a new practical measure. Clin Exp Dermatol. 16（6）：444-447, 1991

17. 不眠で困ったら何を提案する? の巻

難易度★☆☆

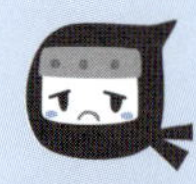
最近，寝つきが悪くて…。アルコールを飲んだら寝つきが良くなるのでしょうか？

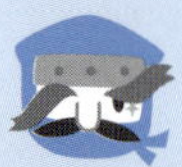
忍よ，アルコールを飲むと睡眠の質が下がってかえってよくないのじゃ

えっ，それではどうしましょう

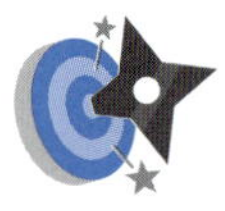

不眠の病態を知ろう

皆さんは，患者から「眠れない」という訴えを聞くことがよくあるのではないでしょうか？　そういった患者には睡眠薬が処方されますが，薬が効かないということも多く経験すると思います。一方，高齢者の場合，睡眠薬による転倒が問題となっており，睡眠薬は注意深く使用しなければなりません。本稿では睡眠薬の使い分けについて学びましょう。

前述の「眠れない」という不眠の訴えが，そのまま不眠症につながるわけではありません。「睡眠障害国際分類第２版」によると不眠症とは，「睡眠の開始と持続，一定した睡眠時間帯，あるいは眠りの質に繰り返し障害が認められ，眠る時間や機会が適当であるにもかかわらずこうした障害が繰り返し発生して，その結果何らかの昼間の弊害がもたらされる状態」と定義されています。

不眠症はさまざまな原因で起こります。原因は，①身体的原因（Physical），②薬理学的原因（Pharmacological），③精神医学的原因（Psychiatric），④心理学的原因（Psychological），⑤生理学的原因（Physiological）に分けられ，それぞれの頭文字を取って，５つのＰと呼ばれます（表１）。不眠の患者の薬物治療を考える場合はまず５つのＰに沿って当てはまるものがないかチェックしていくことが重要です。そのうえで不眠の原因を可能な限り取り除くことが根本的な治療となります。例えば疼

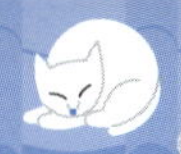

表1　不眠の原因

分類	不眠を引き起こす原因
①身体的原因	痛み，かゆみ，咳，頻尿，発熱などの身体的症状
②薬理学的原因	アルコール，カフェイン，治療薬（ステロイドなど）の副作用など
③精神医学的原因	不安，パニック障害，うつ病など
④心理学的原因	ストレス，緊張など
⑤生理学的原因	時差ぼけ，短期の入院，騒音などの環境変化，好ましくない生活習慣など

痛だけが不眠の原因なら鎮痛薬の服用で痛みがなくなれば睡眠薬なしで眠ることができるかもしれません。あくまで睡眠薬は原因を治す薬ではなく，症状を和らげる補助的な薬だということを理解しましょう。そして，睡眠が改善されたら睡眠薬の服用を漫然と続けず，減薬・休止を試みることも適切な睡眠薬の使用において重要になります。

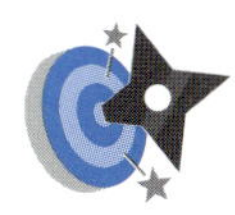

処方提案の考え方

①まずは睡眠衛生指導

睡眠衛生指導とは，睡眠に関連する問題を解消し，良好な睡眠を促進あるいは妨害するような生活習慣や環境要因についての正しい知識や情報を提供して，睡眠の改善を図る治療法です。厚生労働省から発行されている「健康づくりのための睡眠指針2014～睡眠12箇条～」が参考になります。

②不眠のタイプにあった睡眠薬を選択

睡眠衛生指導を行ったうえで薬物治療を行うことになりますが，薬剤を選択するには不眠症のタイプを把握しておくことが重要です。不眠症のタイプは以下の4つがあり，それぞれ対応する作用持続時間のベンゾジアゼピン系薬を用います（表2）。これ以外には時差ぼけや昼夜逆転など概日リズム異常にはメラトニン受容体作動薬が第1選択とされています。

③患者背景に合った薬剤を選択する

脱力やふらつきが出やすい高齢者の場合，より筋弛緩作用が弱い薬剤の方が適しています。不安が強い患者にはロラゼパムなど抗不安作用が強いものを選択します。また，ベンゾジアゼピン系薬のほとんどはCYPにより代謝されますが，ロルメタゼパムは代謝酵素ではなくグルクロン酸抱合により代謝されますので，肝臓への負担が少

表 2　不眠症のタイプとベンゾジアゼピン系薬の使い分け

不眠症のタイプ		睡眠薬	提案薬剤例
入眠障害	なかなか寝付けない，眠りにつくのに 30 分～1 時間かかる	超短時間作用型 短時間作用型	ゾルピデム，エスゾピクロン
中途覚醒	夜中に何度も目が覚める，そのあと寝付けない	短時間作用型 中間作用型	エスタゾラム
早朝覚醒	朝早く目が覚めて，もう 1 度寝られない	中間作用型 長時間作用型	ニトラゼパム，クアゼパム
熟眠障害	ぐっすり眠った感じがしない，眠りが浅いと感じる	超短時間作用型 短時間作用型 中間作用型	上記を状況に合わせて
概日リズム障害	昼夜のサイクルと体内時計のリズムが合わないため，自ら望む時間帯に睡眠をとることができない	メラトニン受容体作動薬	ラメルテオン

ないとされています。

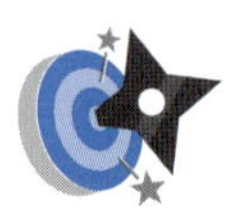

提案後の follow ポイント

不眠に最も多く使用されているベンゾジアゼピン系薬はふらつきなどの副作用発現の頻度も多く，長期連用では依存が生じる可能性もあります。そのため，症状が改善したら薬剤の減量・中止も考慮し，漫然とした連用は避けましょう。

①ベンゾジアゼピン系薬，非ベンゾジアゼピン系薬

大脳辺縁系などに分布するベンゾジアゼピン受容体—GABA 受容体—Cl^-チャネル複合体は，GABA が結合すると Cl^-が細胞内に流入し，脳機能の抑制が起こります。ベンソジアゼピン系薬はベンゾジアゼピン受容体に結合し，GABA の作用を増強します（図 1）。

ベンゾジアゼピン受容体にはω_1～ω_3のサブタイプがあります。ω_1受容体は鎮静・催眠作用，ω_2受容体は筋弛緩作用・抗不安作用に関与しています。そして，これらのサブタイプへの親和性の違いによって，抗不安作用や筋弛緩作用に差が出てきます。一方，非ベンゾジアゼピン系薬は概ねベンゾジアゼピン系薬よりもω_1選択性が高いとされています。特にゾルピデムは Ki 値（ω_2/ω_1）が 13.3 と非常に高く，安全性が高いと言われています。

ベンゾジアゼピン系薬，非ベンゾジアゼピン系薬は急性狭隅角緑内障，重症筋無力

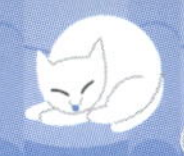

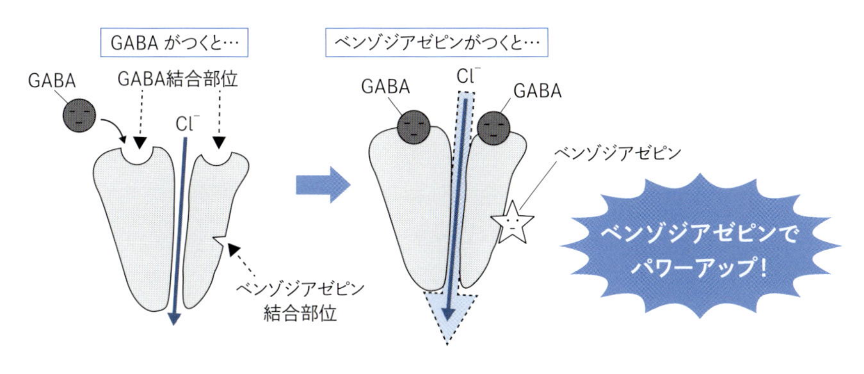

図 1　**ベンゾジアゼピン系薬の作用機序**

表 3　**ベンゾジアゼピン系薬の副作用**

副作用	症状・対処・服薬指導時のポイント
持ち越し効果	作用時間が長い睡眠薬や高齢者に起きやすい
精神運動機能の低下	注意力・集中力の低下など。患者に車の運転などの危険を伴う作業は行わないよう説明する
転倒	夜間に起きた時や高齢者に起こりやすい。筋弛緩作用の弱い薬剤を使用する
前向性健忘	服用後から寝つくまでの記憶，夜間に起きた時の記憶，起床時の記憶などが思い出せなくなる。アルコールとの併用で発現しやすいため，患者にアルコールを控えるよう説明する
反跳性不眠・退薬症候	睡眠薬の減量，中止により不眠や不安，痙攣が現れる。減量，中止の場合は徐々に減量する。患者に用法・用量を守り，自己中断は行わないよう説明する

症の患者に禁忌となっているため，投与前に確認が必要となってきます。ただし，エスタゾラムは緑内障の発生の報告がなく，急性狭隅角緑内障でも使用できます。

ベンゾジアゼピン系薬は主に CYP3A4 で代謝されるので，CYP3A4 阻害薬，誘導薬との併用によって血中濃度が変化する可能性があるため併用薬は必ず確認しましょう。主な副作用は睡眠薬の持ち越しによる日中の眠気，ふらつき，健忘，それらの副作用による転倒，反跳性不眠・退薬症状などがあります（表 3）。さらにベンゾジアゼピン系薬はせん妄を引き起こす薬剤の代表格です。せん妄リスクの高い患者へはできるだけ使用を避けた方がよいでしょう。また，使用患者でせん妄が起きた場合は，基本的にはすぐに中止します。

②メラトニン受容体作動薬

生理的な睡眠には「メラトニン」というホルモンが関わっています。メラトニンは脳内の松果体から分泌され，深部体温を下げたり，副交感神経を優位にして人間の体を眠りに導きます。メラトニン受容体作動薬はメラトニン受容体に作用することにより，メラトニンと同様の薬理活性を発現します。2018 年 5 月現在，ラメルテオンが発売されています。メラトニン受容体作動薬の特徴として，ベンゾジアゼピン受容体作動薬のような反跳性不眠や依存などが起きないため安全性が高いこと，睡眠―覚醒リズムを改善し自然に近い睡眠が得られることです。睡眠―覚醒リズムの改善はほかの機序の睡眠薬にはない特徴で，概日リズム障害の第 1 選択薬とされています。また，ラメルテオンはせん妄を予防するという報告もあり，注目されています。

ラメルテオンは CYP1A2 で代謝されるため，CYP1A2 阻害作用のあるフルボキサミンとの併用や高度肝機能障害のある患者には禁忌となっています。食事と同時または食直後の服用は，血中濃度の低下の可能性があるため避けなければなりません。主な副作用は傾眠，頭痛，倦怠感，不動性めまいなどです。また，ラメルテオン投与によりプロラクチン上昇が現れることがあるので，月経異常，乳汁漏出または性欲減退等が認められた場合には投与を中止しなければなりません。

③オレキシン受容体拮抗薬

オレキシン受容体拮抗薬は，オレキシンという覚醒状態に関与する神経ペプチドが受容体に結合するのをブロックし，脳を覚醒状態から睡眠状態へ変化させ，睡眠作用を発揮します。2018 年 5 月現在，スボレキサントが発売されています。

スボレキサントは主に CYP3A で代謝されるため，CYP3A を強く阻害する薬剤（イトラコナゾール，クラリスロマイシンなど）を投与中の患者には禁忌です。安全性は比較的高いとされていますが，入眠時幻覚や悪夢が報告されています。入眠効果の発現が遅れるおそれがあるため，食事と同時または食直後の服用は避ける必要があります。

まとめの言葉

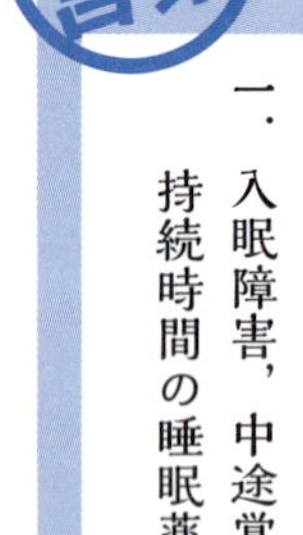

一．薬物治療だけでなく，必ず睡眠衛生指導も行うべし

一．入眠障害，中途覚醒，早朝覚醒にはそれぞれ適した作用持続時間の睡眠薬を使うべし

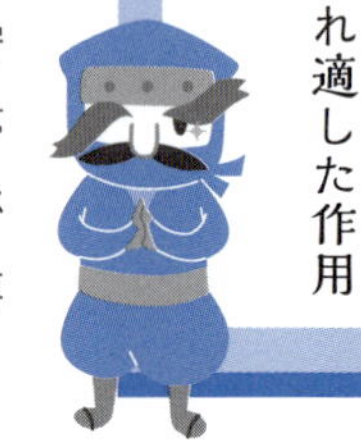

18. 更年期障害で困ったら何を提案する？の巻

難易度★★★

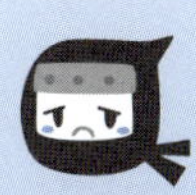
母上が最近汗をかきやすいと困っていました

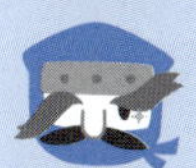
もしかしたら，更年期障害の症状かもしれないのう

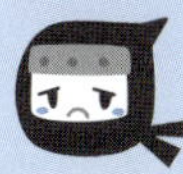
更年期…。聞いたことはありますが…，薬はあるんですか？

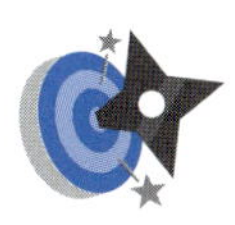

更年期障害の病態を知ろう

閉経前後の5年間を更年期と呼びます。この期間に現れるさまざまな症状を更年期症状，なかでも症状が重く日常生活に支障を来すものを更年期障害と呼びます。ただし，更年期と間違いやすい疾患もありますので，注意が必要です。また，更年期障害には個人差があり，その症状も多種多様です。近年，男性の更年期障害（LOH症候群）も注目されるようになってきました。

日本産科婦人科学会では，更年期障害を次の3つに分類しています[1)]。

①自律神経失調症状：のぼせ，汗，寒気，冷え症，動悸，胸痛，息苦しさ，疲れやすい，頭痛，肩こり，めまい

②精神症状：イライラや怒りっぽいなどの情緒不安定，抑うつ気分

③その他の症状：腰痛や関節痛，嘔気や食欲不振，皮膚の乾燥感やかゆみ，尿が近く外陰部の不快感

まずは，更年期障害の病態について確認していきましょう。前述の通り，更年期とは閉経の前後5年間を指すといわれています。40歳頃を過ぎると卵巣の機能が低下し，エストロゲンの分泌量が急激に減ってくることで自律神経の不調を来し，体にさまざまな症状が現れてきます。病院を受診すると，問診のほか，血液検査でホルモンレベルやコレステロール値を測定し，更年期障害と診断されたら薬物療法が開始され

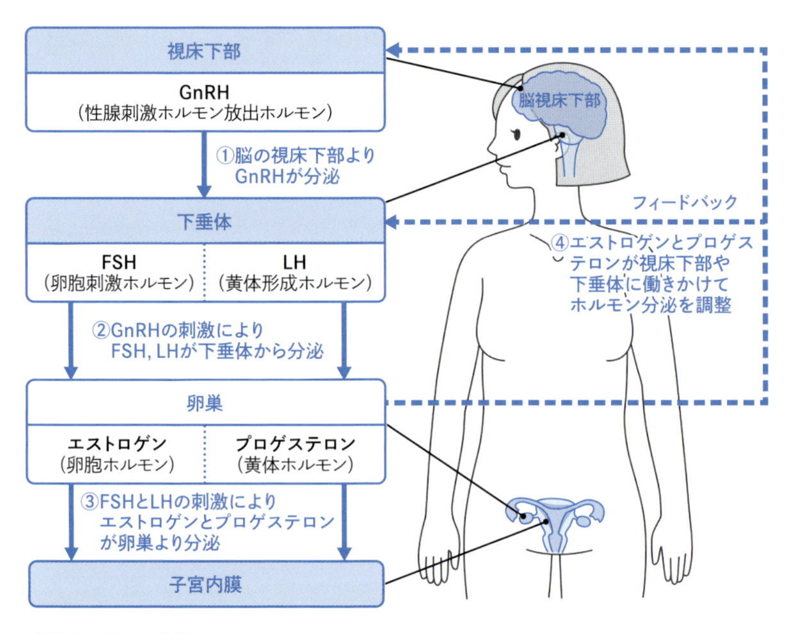

図１　女性ホルモンの分泌

ます。

もう少し女性ホルモンについて詳しくみていきましょう。皆さんも薬理の授業で習ったことがありますよね。まずは図１を見てみましょう。

女性ホルモンにはエストロゲンとプロゲステロンの２種類があり，脳内の視床下部からの指令によってどちらも卵巣から分泌されています。更年期になると卵巣の機能が低下しているため，性腺刺激ホルモン（FSH・LH）が多く分泌されてもエストロゲンの量は増えていきません。このようにして何度も繰り返していくうちにホルモンバランスや自律神経のバランスが乱れてしまい，更年期症状が現れます。

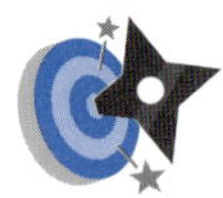

処方提案の考え方と follow ポイント

更年期障害と診断された場合は，ホルモン補充療法（Hormone Replacement Therapy：HRT）や漢方薬，抗うつ薬などの薬物療法が開始されます。

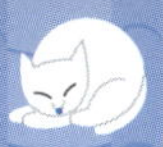

①自律神経失調症状

低下した卵巣機能を月経があったころのホルモン状態に近づけるように，ホルモンを補充するHRTを行います。剤形には，内服薬，貼付薬，ジェルの3種類あります。また自律神経の乱れなどを回復させる目的で漢方薬が処方されることもあります。

➡提案例（主な商品名）

・エストロゲン単剤：プレマリン錠0.625mg，ジュリナ錠0.5mg，エストラーナテープ0.72mg，ル・エストロジェル0.06%，ディビゲル1mg

・エストロゲン／黄体ホルモン配合剤：ウェールナラ配合錠（閉経後骨粗鬆症の適応のみ），メノエイドコンビパッチ

・黄体ホルモン単剤：プロベラ2.5mg，ヒスロン5mg，プロゲストン錠2.5mg・5mg，デュファストン5mg，ルトラール錠2mg

➡提案後のfollowポイント

子宮の摘出歴の有無や閉経の有無によって，HRTの方法が異なるため細かい服用方法の確認が必要です（図2）。

通常，子宮のある人は子宮体がんを予防するために，黄体ホルモンという女性ホルモンを一緒に使用します。図2のように投与方法は多様であり，患者の生活スタイルなどに合わせて処方されます。ただし，乳がん患者や妊娠が疑われる場合など禁忌症例に該当する場合には投与ができません。

HRTにおける副作用は，治療開始初期に乳房緊満感や下腹部のはり，吐き気，不正性器出血が起きることがあります。症状が強く出た場合は主治医へ連絡するよう説明します。また，長期間にわたる女性ホルモンの投与は，子宮体がん，乳がん，卵巣がんのリスクを高めることがあるため，定期的な検診を勧奨します。

ここからは，主な薬剤の注意事項について具体的に解説していきます。

・エストラーナテープ：2日おきに下腹部か臀部に貼付するよう指示されますが，かぶれやすいため同じ部位には貼付しないよう説明します。腰回りの貼付ではベルトなどにあたるため注意が必要です。

・ディビゲル：かぶれにくいのが特徴の塗り薬の製剤で，1包を1日1回左右いずれかの大腿部または下腹部に，自分の手で約400cm^{2}の範囲に塗ります。アルコールを含んでいるため，アルコールでかぶれやすい患者には注意が必要です。また塗布後の乾燥が必要なこと，塗布部位は1時間以内は血中濃度が安定しないので洗い流さないことなどの注意事項があります。

・ル・エストロジェル：皮膚のかぶれが少ない製剤で，2プッシュを1日1回，両

エストロゲン・黄体ホルモン併用療法（子宮のある人）

周期的併用法（主に閉経前後の女性に用いる）

間欠法

エストロゲン（21～25日服用）｜5～7日休薬｜エストロゲン（21～25日服用）｜5～7日休薬｜エストロゲン（21～25日服用）

黄体ホルモン（10～12日）　出血　黄体ホルモン（10～12日）　出血　黄体ホルモン（10～12日）　出血

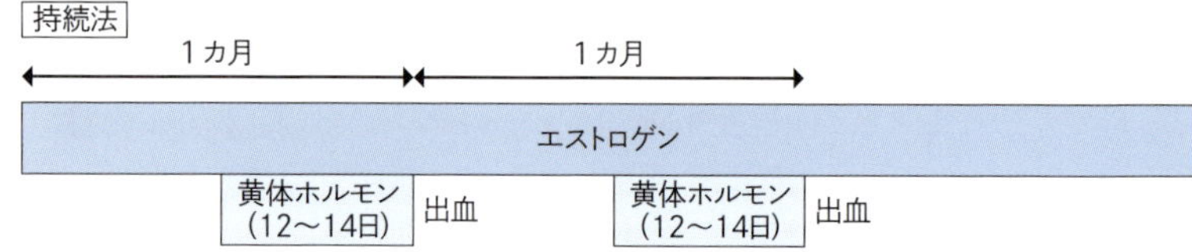

持続的併用法（主に閉経後数年経った女性に用いる。3～6カ月間は性器出血を伴うことがある）

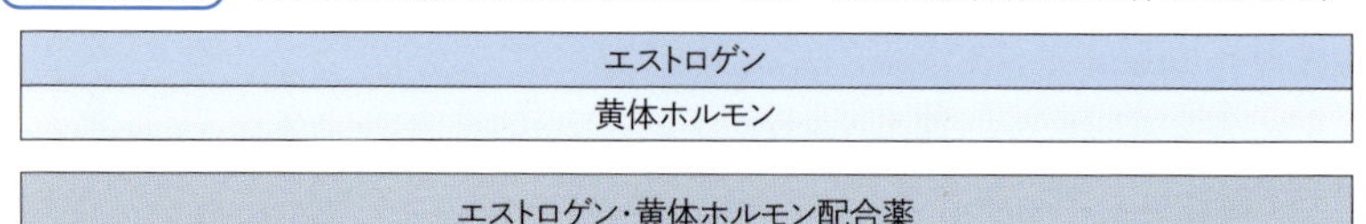

エストロゲン・黄体ホルモン配合薬

エストロゲン単独療法（子宮を摘出した人）

持続的投与法

エストロゲン

間欠的投与法

エストロゲン（21～25日服用）｜5～7日休薬｜エストロゲン（21～25日服用）｜5～7日休薬｜エストロゲン（21～25日服用）

図2　**ホルモン補充療法の処方例**

腕の手首から肩までの広い範囲に塗布します。持ち運びにも便利な容器に入っています。注意事項はディビゲルと同様です。

・メノエイドコンビパッチ：配合剤になっているので服薬の煩雑さが解消されています。週2回（3～4日ごと）の貼付で安定した血中濃度が得られるように設計されています。

・黄体ホルモン製剤：別名プロゲスチン（人工的に合成され黄体ホルモンの作用を持つ物質）ともいいます。3カ月以上エストロゲン製剤を使用する際は，子宮内膜保護作用のため，黄体ホルモン製剤を併用します。

・漢方薬：桂枝茯苓丸（比較的体力があり，肩こり，頭痛，めまい，のぼせて足冷えなどのある人の更年期障害，肩こりなど），加味逍遥散（体力中等度以下で，のぼせ感があり，肩がこり，疲れやすく，精神不安やいらだちのある人の更年期障害，不眠症など），当帰芍薬散（体力虚弱で，冷え症で貧血の傾向があり疲労しやすい人の更年期障害，むくみ，冷え症など）が婦人科３大漢方薬として使用されています。患者と漢方薬がぴったり合えばよく効きますが，合わない場合はなかなか症状が改善されないということもあります。

②精神症状

➡**提案例**：精神的なストレスが強い場合は抗うつ薬や抗不安薬が使用されます。

➡**提案後の follow ポイント**

抗うつ薬では選択的セロトニン再取り込み阻害薬（SSRI）やセロトニン・ノルアドレナリン再取り込み阻害薬（SNRI）が副作用が少なく第１選択薬として使用されます。また，SSRI や SNRI は更年期障害特有のホットフラッシュ（のぼせやほてりによる大量の汗をかく症状）への効果が認められており，特にパロキセチン（国内保険適応外）はアメリカ食品医薬品局（FDA）より更年期障害のホットフラッシュに対する適応が認められ最も一般的に処方されています[2)]。ただし，これらの薬剤は，内服開始後２週間程度は効果発現に時間を要するほか，副作用として嘔気を認めやすく，患者への事前の説明が必要になります。

抗不安薬ではジアゼパム，トフィソパム，クロキサゾラムが更年期障害に対する不安などの適応症を有しています。トフィソパムはほかのベンゾジアゼピン系薬剤よりも依存性が低く，筋弛緩作用も弱い薬剤です[3)]。

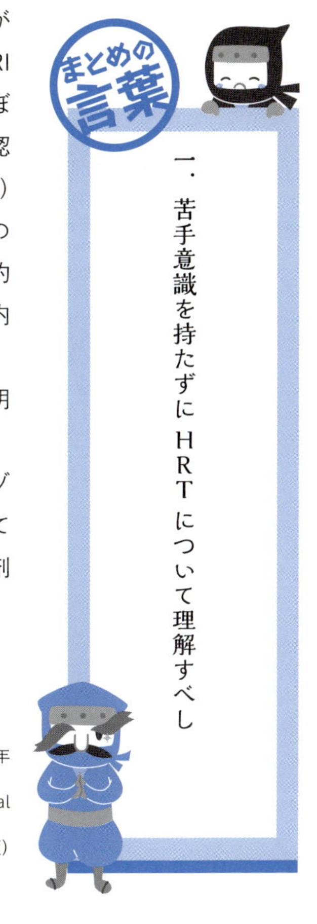

【参考文献】
1）http://www.jsog.or.jp/public/knowledge/kounenki.html（2018 年６月 25 日アクセス）
2）Orleans RJ　et al.：FDA approval of Paroxetine for menopausal Hot flushes. N Engl J Med, 370(19)：1777-1779, 2014
3）グランダキシン錠インタビューフォーム：2017 年 10 月（改訂第５版）

其の四　まとめ

いよいよ臨床的な核心に迫ってきました。今まで学んだ薬理学的な特徴を総合して，臨床的症候についての対応を学びましょう。

薬剤に鍵と鍵穴があるように，臨床症候についても病態生理という作用機序がわかっています。病態生理には薬剤が効果を示す複数の作用点があります。だから，まずは，便秘や下痢，不眠などといった臨床症状について，薬剤の病態生理のどこに作用させるのかについて理解することが重要になります。

同効薬は，同じ作用点の薬剤を考えるだけでなく，病態の作用機序のほかの作用点に作用する薬剤も知っておくことが必要になります。ということは，病態生理を理解することが，同効薬を提案するための第一歩になるわけです。

病態生理を学ぶためにはどうしたらいいのでしょうか？　それは，実際の症状を聞いてみることです。

ベッドサイドで患者の様子を聞くこと，見ることがとても大切です。窓口での調剤に業務しているのであっても薬剤の説明を行う際に，単に薬効を説明するだけでなく，①いつから，②どこに，③どれくらいの期間，④どんな症状が出現しているのかを聞くことを習慣にしておくと，病態生理に対する理解を深めることができます。薬を処方される患者に興味を持ちましょう。

同じ「眠れない」という症状でもさまざまです。寝つきが悪い，寝つきは良いが中途覚醒する，ひたすら眠れない…。実際に症状を聞かないとわからないものです。「血圧が高い」や「血糖が高い」といって見た目の症状がはっきりしなくても，糖尿病であっても，ただ高血糖が持続するだけでない，例えばステロイド糖尿病であれば早朝血糖は低くなり，その後，高血糖になるとか，治療がうまくいっていない高血圧症であれば手足がしびれる，頭が痛いなどの症状が出現したりします。話を聞いてみなければわからないことだらけです。

まずは，患者の話を聞いてみましょう。本章で学んだ病態生理の知識を総動員して，病態生理の原因が何であるのかを確認して，どの点に作用させる薬剤が最適なのかを考えることが重要です。

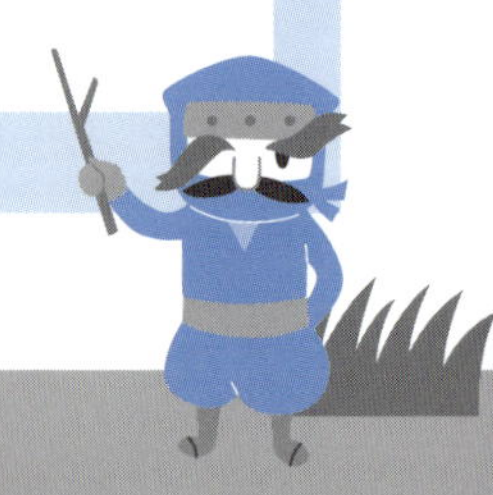

其の伍

同効薬選択時のピットフォール

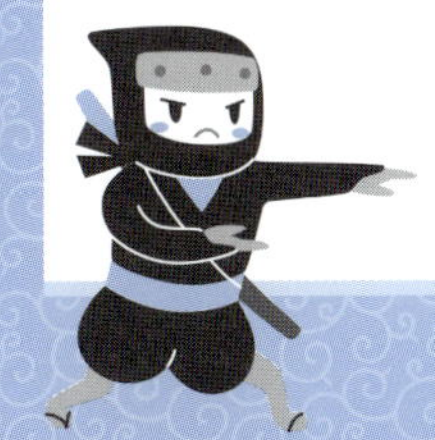

1. 内服薬の場合 の巻

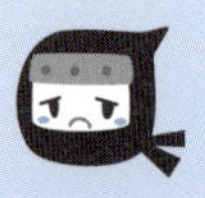
だいぶ同効薬の理解が進んできた気がします

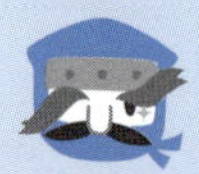
まだまだ青いな，忍よ。同効薬の提案をしても，注意しないと予期せぬことが起こってしまうのじゃ

予期せぬことって。うーん何だろう…

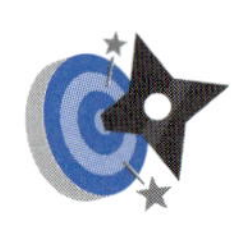

まず同効薬の重複処方に注意しよう

本書「其の壱」から「其の四」まで読み進んできた皆さんは，だいぶ知識の整理ができたことでしょう。「其の伍」では，同効薬を選択・提案する中で注意が必要な事項について，具体例を挙げて考えていきます。提案したところまではよかったのに…と後悔しないように学んでいきましょう。

まずは同効薬を提案する場面を想像してみましょう。

- 新任の医師から採用している下剤や咳止めの問い合わせがあった
- 抗がん薬をミキシング中に，「○○薬はしびれに効果がなかったので，ほかに効果のある薬はないか」と電話がかかってきた
- 病棟業務中に，仲の良い医師から違う病棟に入院している患者の内服薬について問い合わせがあった

このような場面は，皆さんも経験されたことがあるでしょう。対応するケースによっては急いで返答しなくてはいけません。このような時に，提案する同効薬についてどこまで情報提供するかは個々の判断に任せられています。実はここに大きな落とし穴がありそうです。

日本医療機能評価機構では同種同効薬のヒヤリ・ハット事例について，集計値を公開しています[1)]。その内訳では，2013年1月1日から同年12月31日に報告され

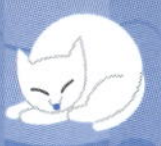

表1　重複した同種同効薬の「主な薬効」の種類および報告回数（一部抜粋）

主な薬効	報告回数（回）
消化性潰瘍用剤	68
その他のアレルギー用薬*	46
解熱鎮痛消炎剤*	22
去たん剤*	16
血圧降下剤*	12
その他の血液・体液用薬	8
その他の泌尿生殖器官および肛門用薬*	8
血管拡張剤	7
催眠鎮静剤，抗不安剤*	6
他に分類されない代謝性医薬品	6
抗ヒスタミン剤*	5

＊：本書「其の四」で取り上げている薬効

た事例5,820件中126件（2.2％）が同種同効薬のヒヤリ・ハットでした（表1）。

本結果より消化器系の薬剤や抗アレルギー薬を提案するときは，薬効が重複して処方箋が発行されることがあるので，（特に医師から問い合わせがあった際すぐに診療録や薬歴が確認できない場合は）次の2点を確認しておくとより良い薬物療法につながっていくでしょう。

・現在どのような薬物治療がされているか

・提案する同効薬の予測される副作用

なお，この結果はあくまでも処方箋が発行されて，処方箋を応需した薬局からの報告であるため，処方箋が発行される前に重複処方を防いだ事例は含まれていません。

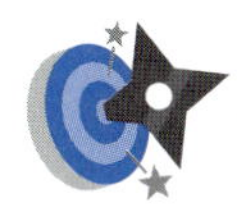

次に服用している薬剤について確認

まずは3つのケースを見ていきましょう。

【ケース1】

下痢をしている患者にタンニン酸アルブミンを提案し，内科から処方された

➡実はその患者は婦人科から鉄剤が処方されていた！

【ケース 2】

熱も認めた患者のかぜ症状を緩和するために，PL 配合顆粒を提案し服用している

➡腰痛治療のため，整形外科受診しカロナール錠（アセトアミノフェン）1 回 500mg を 1 日 4 回処方されていることがカンファレンス時に判明！

【ケース 3】

不眠を訴える患者がブロチゾラムを定期的に服用しており，主治医の回診時，もう少し眠れるようにしてほしいと訴えた。担当医から入眠剤としてほかにないかと質問され，新規作用のオレキシン受容体拮抗薬（スボレキサント）を提案

➡別の医師から「抗真菌薬を飲んでいるから避けた方がよいのでは？」と言われてしまった！

これらのケースはいずれも筆者が経験した苦い症例です。どうしても質問されると，答えを探すことのみに思考が偏ってしまい，患者が何を服用しているのか全体像を把握することまでできませんでした。

ケース 1 では，鉄剤とタンニン酸アルブミンと同時服用すると，鉄の吸収量が落ちてしまうことがあるので，服用する際は間隔を空けての服用など処方医と協議します。

ケース 2 では，PL 配合顆粒を服用している段階での，アセトアミノフェン追加処方の症例でした。PL 配合顆粒には 1g 中アセトアミノフェンが 150mg 含まれており，添付文書の警告欄には，「重篤な肝障害が発現するおそれがあるため，他のアセトアミノフェン製剤との併用は避けること」と記載されています。

ケース 3 では，血液疾患に対する化学療法中の真菌感染予防のために，抗真菌薬であるイトラコナゾールを服用している患者にスボレキサントを提案しました。イトラコナゾールはスボレキサントの代謝酵素である CYP3A4 を強力に阻害するため，併用することでスボレキサントの血中濃度が上昇して副作用が出現します。

このように，少ない情報の中で提案してしまうとケースのような“落とし穴”に落ちてしまうことがあります。安全な薬物療法を行っていくうえで，服用薬の確認は必ず行っていきましょう。

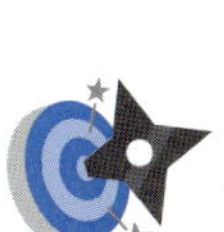

最後に提案した薬剤の効果について主治医に確認

筆者が同効薬を提案した時にいつも行っていることとして，薬物療法を提案した患者のその後の経過について確認していることが挙げられます。

理由として，薬剤師として提案した薬物療法がどのように貢献できていたか，そして活かされなかった場合にはどのようなことを次回以降考慮しないといけないのか，振り返るためです。そして，担当医と「あの患者さんのことなんですけど…」という形で一緒に振り返ることで，さまざまな視点を共有することが可能になり，医師との信頼関係の構築につながります。こういったことを繰り返していくことが大切だと感じます。

保険薬局の場合，提案した薬物療法が実施されているか，処方箋を受け付けた際にある程度判断が可能ですので，お薬手帳に指導内容の記載をして主治医と情報共有していくほか，次回来局時に関わる薬剤師にも内容を伝えていくことで切れ目のない薬物療法を実践できるのではないかと考えます。

医薬分業が進んでいる現在，私たち薬剤師の業務は大きな転換期を迎えています。病院では病棟常駐しながら医師や看護師とともに薬物療法の支援を行い，保険薬局ではかかりつけ薬局としての機能を果たしていく，そしてお互いの施設が患者へシームレスな医療を提供できることが求められています。医師をはじめ，患者に関わる支援者とのコミュニケーションを積極的にとり，薬物療法の要になれるよう日々勉強することが大切です。

一．内服している薬剤の薬効と提案した同効薬の薬効が重ならないよう注意すべし

一．期待されている効果が得られているか，医師と意見交換をすべし

【参考文献】
1）薬局ヒヤリ・ハット事例収集・分析事業平成 25 年年報（日本医療機能評価機構　薬局ヒヤリ・ハット事例収集・分析事業トップページ http://www.yakkyoku-hiyari.jcqhc.or.jp/）

2. 外用薬の場合 の巻

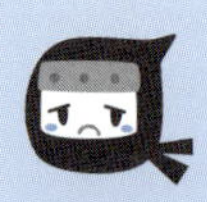
外用薬の同効薬ってなかなか提案しにくいですよね

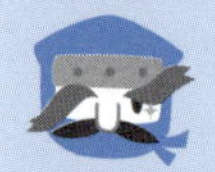
有効成分が似て非なるものもあるからのう

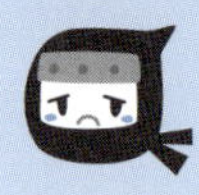
はい。落とし穴に落ちないようにしますね…

外用薬には，いくつも剤形が存在しています。皆さんも吸入薬の使い方や軟膏の塗布方法などについて指導したことがあるでしょう。では，外用薬の場合，同効薬の選択におけるピットフォールとはどのようなものがあるのでしょうか。

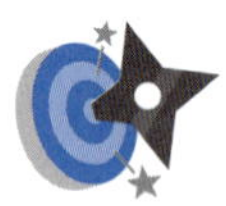

添加剤に注意

緑内障などの治療に用いる点眼薬は，従来は数種類に分けて点眼していましたが，最近では配合剤が使われるようになってきました。患者の利便性を考えると，点眼間隔を空けなくても1度で点眼が完了することは喜ばしいことです。しかし，施設によっては配合剤が採用されていない場合など（其の四　13. 緑内障の目薬で困ったら何を提案する？の巻），院内採用薬へ切り替える必要があります。そういった場合に注意しないといけないのが点眼薬に含まれている防腐剤などの添加物です。

防腐剤は開封後の点眼薬の品質を保つために配合されており，塩化ベンザルコニウムやクロロブタノール，パラオキシ安息香酸メチル，パラオキシ安息香酸プロピルなどが用いられます。医薬品医療機器総合機構の「重篤副作用疾患別対応マニュアル」の「角膜混濁」には，この塩化ベンザルコニウムなどが原因に挙げられています。安定剤として濃度が濃くなってくると，角膜の障害を招いてしまうことがあります。コンタクトレンズを装着している場合は，レンズに防腐剤が吸着することにより角膜の

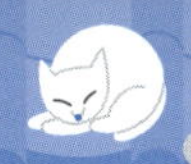

障害が懸念されることから，外してから点眼するように指導します。ほかに次のようなケースにも注意が必要です。

【ケース１　提案した点眼薬には防腐剤が…】

コンタクトレンズ装着に伴う角膜障害のために使用する点眼薬について医師より相談がありました。その患者は「精製ヒアルロン酸ナトリウム」の点眼薬を持参していました。施設内で採用していたこともあり，同効薬を提案し処方開始となりました。しかし，患者から防腐剤が入っているので変更してほしいとクレームがありました。

同じ成分であったため，当初は施設内採用薬を提案していましたが，よくよく確認すると，持参薬は「防腐剤フリー」の点眼薬であり，一方施設内の採用薬は防腐剤が含まれていました。入院中はコンタクトレンズを外して点眼するよう指導しました。

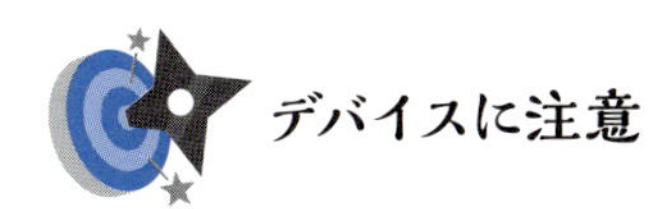

デバイスに注意

最近の薬物治療は内服薬だけではなく，注射薬や外用薬の進歩が目立っています。特に喘息やCOPDの治療では「吸入薬」が，第１選択薬として多く利用されています。吸入薬はデバイスの操作に十分慣れていないと，期待された薬効が発揮できないだけではなく，見かけ上疾患の増悪につながり，正しい診断がつかなくなります。またGLP-1アナログ製剤は従来の１日１回固定打ちだけではなく，週に１回の製剤が発売されています。薬物治療効果を高めるために薬剤師によるデバイス指導が重要な技能となってきています。

そんな中，こういった薬剤の同効薬を提案するうえで陥りやすいピットフォールとして下記のようなことがあります。

・同効薬を提案したが，以前のデバイスと吸入手技が異なり患者コンプライアンスの低下を招いてしまった
・抗インフルエンザ薬で吸入薬を提案したが高齢の患者でうまく吸入できなかった
・週１回製剤が採用されておらず，入院中から１日１回製剤が開始されたが，家族への指導がうまく伝わらず，退院後も週に１回のみの投与で管理されていた

では，どういったところに気を付けたらいいのでしょうか？　筆者が大切にしていることは，医師から指導依頼が来た際や，同効薬を提案する際は，「患者背景を考える」ということです（其の伍　5．患者背景を考えるの巻）。そうすれば，ただ指導する

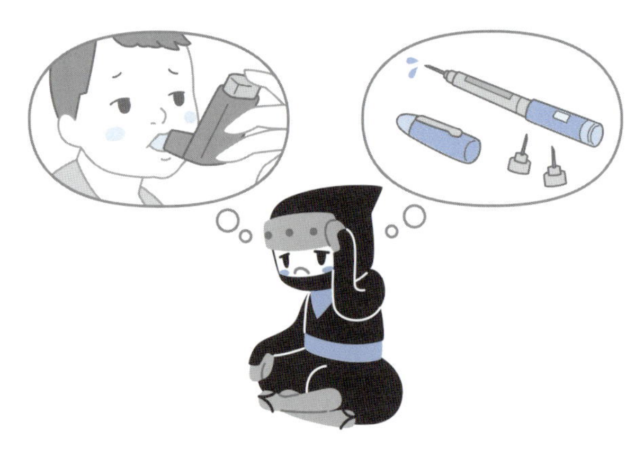

せっかく指導したのに…

だけではなく，入院している患者なら退院後も継続できるかどうか，手技が怪しそうな患者なら家族のサポートが得られるかどうか，こういった患者の周りの環境についても確認しておくとうまくいくことが多いです。処方する医師もそういった情報は限られた時間ではなかなか得られにくい状況ですので，そこは薬剤師の出番と認識し安全な薬物療法に寄与することが求められます。

内服薬から外用薬への切り替えに注意

私たちは，患者の状態によって錠剤が飲めない場合は粉薬へ，粉薬が飲めない場合は水薬や外用薬へ，などといった服用方法の切り替えについて相談を受ける場合があります。なかなか 1 人ずつの患者背景を細かくとらえての提案というのは難しいでしょう。ここでは，同効薬の提案後，処方された薬剤に関するピットフォールについてケースごとに確認しながらおさらいします。

【ケース 2　手術後一定期間内服できないため，外用薬への変更を提案した例（ビソノテープ）】

狭心症を合併している胃がんの患者が，手術目的で入院されました。入院時の持参薬のうち，ビソプロロール錠 2.5mg を 1 日 1 回服用中でした。手術前のカンファレンスの際に，内服できない間は同一成分である「ビソノテープ」の使用を提案し，手

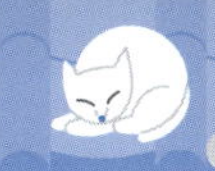

術翌日より処方されることになりました。錠剤からテープ剤への換算としては，錠剤2.5mgに対してテープ剤4mgが相当することから，採用規格であった8mgを半分にして使用するよう伝えたつもりでした。

以下が，処方された処方箋です。

Rp1　ビソノテープ8mg　4枚　1日1回貼付　8日分 　　　　コメント：手術翌日より胸に貼付

このような処方箋を見慣れている皆さんは，「合計枚数4枚で8日分だから，1回当たり半分に切って貼付するのだな」と考えるでしょう。しかし，この自分だけが理解できる処方箋というのは，実は危ないのです。処方医は同一施設で勤務するわけではなく，施設を変わっていくたびにその施設でのオーダ方法などに対応していきます。処方医と薬剤師のみが理解できる処方内容には注意が必要で，看護師などのスタッフにもきちんと使用方法を伝えておくことが大切です。まだまだ患者への薬の投与は看護師が担っている施設がほとんどでしょう。このままの指示では1回に1枚貼付してしまい（看護師が半分に切って薬を使用するという薬剤は鎮痛目的の貼付薬以外ではあまりない），過量投与につながるかもしれません。

本ケースでは，処方する際に，1回0.5枚（半分に切って使用）など細かい指示を反映することが必要ですし，薬剤師はこういったコメントの記載依頼など，薬に関する責任者としての自覚が重要となってきます。

【ケース3　経口消炎鎮痛剤から外用薬へ変更になった例】

3カ月前にあなた（薬剤師）から胃腸障害が気になるなら飲み薬と同等なテープ剤があると聞いた変形性関節症のTさんが保険薬局へやってきました。

Tさん：今日から薬が変わっていますよね。これで膝の痛みが少しでもよくなればいいのですが…。教えてくれてありがとう。胃腸も心配だったし。

薬剤師：この薬はロコアテープといって，1日1回2枚膝に貼るよう指示されています。今までの飲み薬と違って胃腸障害が少なくなっています。…あれ，今までの鎮痛剤はそのまま処方されていますね。先生からは何か聞いていらっしゃいますか？

Tさん：新しい薬にしておいたから，といわれましたが…。

ロコアテープは経皮吸収を高めたことで，全身への移行を良くし，2枚貼付した際の曝露量はフルルビプロフェンの内服時の通常投与量と同程度になることがわかっています。ロコアテープの添付文書の用法・用量に関連する使用上の注意として，「本剤投与時は他の全身作用を期待する消炎鎮痛剤との併用は可能な限り避けることとし，やむを得ず併用する場合には，必要最小限の使用にとどめ，患者の状態に十分注意すること」と記載されているため，長期処方の場合などは確認が必要になってきます[1)]。

患者のためを思ってとった行動が，処方箋上ではうまく意図が伝わっていないことはたくさんあります。

これら3つのケースを読んで皆さんも「あるある」と感じていただけたのではないでしょうか？　外用薬は，内服薬や注射薬と違って，薬物動態が明確である分，主成分以外の添加剤には注意が向かないことがあります。さらに，近年市販化されている外用薬の中には，製剤技術の向上によりはさみで切って使用する薬剤が出てきています。特に在宅や病棟で看護師が薬剤を管理している場合は，貼付薬を切って使用することは御法度と教えられている場合もあるでしょう。そういった背景を考慮し，あらかじめ，看護スタッフ向けに取り扱いに注意が必要な薬剤の勉強会を実施するなど，医療従事者の知識向上に努める場面も出てくるでしょう。このほか，提案した同効薬が最終投与されるまで，薬剤師が確認していくことが大切です。決して，言いっ放しにならないようにしたいものです。

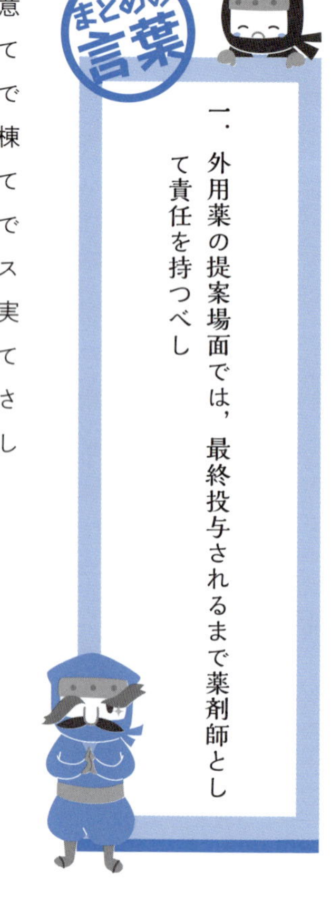

【参考文献】
1）ロコアテープ添付文書（第3版），2017年2月

3. 注射薬の場合 の巻

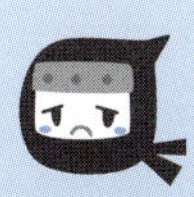
注射薬の同効薬ってさらに難しい気がします

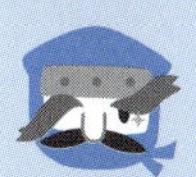
忍よ，考え方は内服薬と同じじゃ。薬物動態を理解しておくのじゃ

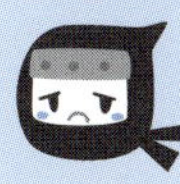
師匠，やってみないといけませんね

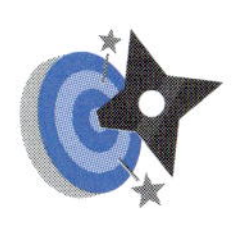

まずは注射薬の投与方法を確認

注射薬は本書では取り上げてきませんでしたが，提案する際に注射薬しかない場合もあります。その場合，どのような点に注意しないといけないのかをまとめました。

ただし，注射薬は内服薬とは異なり少し吸収過程が違ってきます。注射には，静脈注射や筋肉注射，皮下注射などの投与方法があります。それぞれの投与方法における吸収の仕方についておさらいしていきましょう（図 1）。

静脈注射：腕などの静脈内に注射します。持続点滴の場合はルートを留置して点滴をします。直接薬剤を血管内に注射するため吸収過程がなく効果発現が早いです。

筋肉注射：上腕の三角筋や臀部や大腿部の横紋筋に注射します。筋肉は血流が豊富なので作用は比較的早く発現します。

皮下注射：皮下組織を通り抜け，毛細血管から大静脈へ流れていくので，その分だけ効果発現が遅くなります。1 回に注入できる量は最大でも 2mL ぐらいといわれています。

皮内注射：表皮のすぐ下の真皮に少量注射する方法で，アレルギー反応の確認やツベルクリン反応などを目的に施行されます。真皮からの吸収はとてもゆっくりです。

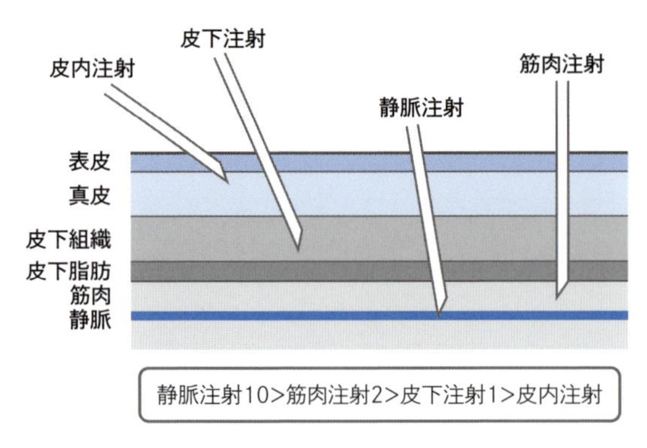

図１　各注射部位と吸収速度

臨床で遭遇する注射薬の提案場面

注射薬は投与方法によって効果発現時間が異なることをおさらいしました。注射薬の投与方法は処方箋に必ず示されているので，投与したい注射薬が正しい投与方法で処方されているか，薬剤師は確認する必要があります。もし誤った投与方法であった場合は，その投与方法の違いなどを理解していなければ処方鑑査も通り抜けてしまい，結果的に不慮の事故につながりかねません。

ここからは臨床で遭遇するであろう注射薬の提案場面を想定し，ピットフォールの解説をしていきます。

【ケース１　中心静脈栄養提案のはずが…】

術後の栄養管理の目的で，しばらく経静脈的に維持輸液を投与していた患者がいました。なかなか離床が進まず術後の影響か食事に関しても思うように摂取できていなかったため，主治医から相談されました。

A 医師：なかなか食事がとれなくて，もう２週間近くになるから中心静脈からの栄養に切り替えようと思うのだけど，採用薬には何がありますか？

薬剤師：当院では，高カロリー輸液としてエルネオパ１号，２号が採用されています。規格は 1,000mL と 2,000mL の２種類あります。

A 医師：わかりました。では，まずは１号液から始めて，明日以降は２号液で様子

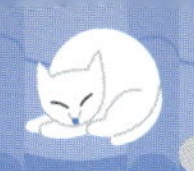

を見ることにします。ありがとうございました。

季節はちょうど5月という新入職員がそろそろ実務を始める頃でした。あなたは医師からの相談を受けた後，患者へ点滴が変わることを説明し，病棟業務を行っていました。次の日，朝の病棟ミーティングでアクシデント報告がありました。内容は，中心静脈栄養輸液が末梢静脈から点滴されたということでした。

どうでしょうか。皆さんの施設でもこのようなヒヤッとしたことはあるかもしれません。このアクシデントは，医師がオーダした際に，投与方法が中心静脈ではなく，「末梢ルートより投与」でオーダされており，そこに薬剤師や看護師も気づかず末梢から投与され，朝，患者の状態を見に来た主治医により発覚したものでした。通常，高カロリー輸液は高浸透圧のため組織障害性があり，末梢血管では血管炎を起こすため，中心静脈から投与することになっています。最近は，中心静脈で投与される点滴バッグに「中心静脈専用」と記載され，注意喚起が行われていますが，調剤する際あるいは病棟業務で薬歴を確認する際は，この点滴でこの投与方法は間違っていないか？　などしっかり鑑査していくことが大切です。

【ケース2　情報提供したアルブミン製剤を使用後に，ある値が上昇してしまった…】

皆さんの施設でも血漿分画製剤であるアルブミン製剤は採用しているでしょう。医療制度改革の影響で，ジェネリック品など安価な医薬品への変更を考え中またはすでに変更された施設も多いのではないでしょうか。今回のケースでは，安価な医薬品へ切り替えることによって注意しないといけない場合があることを，症例から学んでみましょう。

B医師：肝硬変を合併している患者さんが腹膜炎で入院してきました。炎症は落ち着いてきましたが，低アルブミン血症を認めるのでアルブミン製剤を投与しようと思っています。最近，薬価の安い製剤に替わったんですよね。オーダ方法は同じですか？

薬剤師：前の商品名で検索したら，切り替え品が選択できるようになっていますので，いつも通りオーダしてください。

B医師：ありがとう。3日後に採血してアルブミン値の確認もしますね。

(3日後)

B医師：アルブミン値はまずまず戻っていたけれど，一緒に測定していたβDグルカンの値が3ケタになっていました。入院時は正常だったのですが真菌感染があったのかな。抗真菌薬の処方を考えないといけないですね。感染源の確認も必要ですね。

ちょうどこちらの施設では，アルブミン製剤が国内製品から海外製品へ切り替えられたところでした。海外製品の採用で薬価が安くなってよかったのですが，βDグルカンなどの混入割合が国内製品に比べて高いことが示唆されており，そういった背景を踏まえた検査結果の解釈が必要となってきます[1)]。

今回のケースでは抗真菌薬は投与されず，経過観察となりましたが，もし投与されていればせっかくアルブミン製剤の薬価が下がっても，高い抗真菌薬の投与で医療経済的に台なしになってしまいます。情報共有が不十分であると新たに治療が始まってしまい入院期間の延長のほか，患者の負担も増加してしまいます。

薬の専門家である薬剤師には，同効薬の提案のほか，どういった点が異なっているのか，従来のフォローでよいのかなど，より深く薬物療法に関わることが望まれるでしょう。

【ケース3　止血剤のセットを提案したところ…】

ケース3は筆者が最近経験したケースです。早速症例を見ていきましょう。

C医師：消化管出血の患者さんに止血剤を処方しようと思うのですが，維持輸液の中に混ぜることができる止血剤って何がありますか？

薬剤師：アドナやトランサミンですね。

C医師：ありがとうございます。

病棟業務やDI業務でこういった問い合わせは多いのではないでしょうか？　服薬の調剤で頻繁に処方される止血剤は，アドナ錠やトランサミン錠・カプセルではないでしょうか。その注射薬が採用されていれば，先ほどのような問い合わせにもついつい患者背景を考えずに答えてしまうこれらの薬剤ですが，トラネキサム酸は腎排泄型の薬剤で，腎不全患者さんでは血中濃度が上昇することが報告されているため慎重投与と添付文書で記載されています。また，透析患者では本剤との因果関係が否定できない重篤な痙攣が報告されています[2)]。

問い合わせ後，患者の検査値などを確認すると腎機能低下患者であったため，慌てて医師へ以下のように連絡しました。

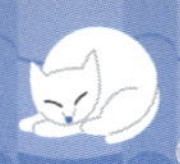

薬剤師：先ほどの患者さんですが，トランサミン注は腎機能低下患者さんでは減量する必要がありました。今日の腎機能の検査結果はクレアチニンクリアランスが 35mL/min だったので，用量は初回のみ 500mg，以降は 250mg を隔日投与になります[3)]。

C 医師：そうだったのですね。知らなかったなあ。

皆さんは減量など意識したことがない薬剤があると思いますが，1 度は専門書など眺めてみましょう。必ず新しい発見があります。

ピットフォールに落ちないために

注射薬について 3 つのケースで同効薬を提案する場面を振り返りました。個々の事例ではまだまだ多くの懸案事項がありますが，だいたいのパターンをおさらいしました。

ケース 1 では，注射薬提案まではよかったのですが，投与方法が誤っていたため処方鑑査もしっかりしないといけない，これは 1 人のスタッフだけではなく薬剤師全員で意識を持っておくことが必要です。

ケース 2 では，同効薬ではあるのですが，製造過程の話題やそれが検査値へ与える影響，そして治療に反映されてしまうといったことを勉強しました。なぜ入院契機病名と異なる治療が開始されたのか，そういった内容まで踏み込むともっと医療の適正化が進むかもしれません。

ケース 3 では，臨床で頻用されている薬剤にこそピットフォールがあったことを勉強しました。同効薬が把握できたとしても，それをうまく臨床に反映できなければせっかくの提案も不十分のままとなってしまいます。

このように，注射薬はその場限りの使用も多く，医師への回答をする段階でいろいろなチェック機能を働かせる必要があります。

また，病棟業務を行っていると，看護師からの注射薬の質問が多いことに皆さんも気付かれるでしょう。「え，こんな指示いつ出たんだろう？」，「この点滴内容はどの患者か？」と，私たちが服薬指導などを行っている中で，医師からの指示が看護師へ伝わっていきます。

看護師から，処方された注射薬の投与方法について質問され，初めて気付くこともあります。看護師が注射薬をミキシングした後で疑義照会を行ってしまうと，万が一処方が不適切であったとしても医薬品管理の点からは返品できなくなります。自分が把握していない注射薬を病棟で確認した際には，看護師にどのような状況でそのような指示が出たのか必ず確認するようにしましょう（「24時間の尿量が少なかったので，輸液の負荷が追加されたのですか」，「さっき医師と話していた患者の点滴ですね。腎機能低下患者の抗菌薬について問い合わせがあったんです」など）。

そうすれば，自分が医師へ処方提案した内容であるのか最終確認が可能になりますし，看護師も普段病棟で見慣れない薬剤であったとしても「薬剤師が医師と協議して提案した薬剤なんだな」，「このルートから投与して問題ないんだ」と安心して投与することが可能になります。さらに，看護師が注射薬のDIなどを確認していた際に，その薬剤についての特徴や投与時の注意事項や投与後の観察項目などを薬剤師から情報提供できれば，安全な薬物療法のゴールキーパー的な役割を私たち薬剤師が担うことができるでしょう。また，看護師から医師への配合変化や投与方法の確認など，薬剤師が担うことで，結果的には医師や看護師の業務負担軽減につながります。

こういった「目」を養うためには，日々DIの収集に努めるほか，新人薬剤師や薬学部実習生へ繰り返し指導していくことが大切です。決して自分１人の知識や満足にならないよう，薬剤部や保険薬局全体でのボトムアップも大切な私たちの業務の１つです。

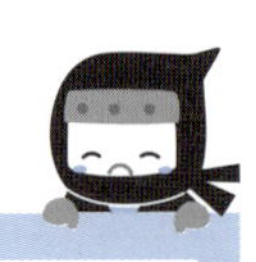

一、注射薬の提案場面では，個々の薬剤の特徴のほか投与方法に注意すべし

一、今一度患者の背景を確認して，有害事象や投与量の確認を行うべし

【参考文献】
1）本田義輝　他：人血清アルブミン製剤の国内製品と輸入製品に関する品質比較．新薬と臨床，59:1834-1844，2010
2）第一三共メディカルライブラリー，よくある質問（Q & A）トランサミン注
3）秋澤忠男　他　監，日本腎臓病薬物療法学会腎機能別薬剤投与方法一覧作成委員会編：腎機能別薬剤投与量 POCKETBOOK 第２版，じほう，2018

4. 処方薬とOTC医薬品の場合の巻

この前，かぜをひいてしまったので，薬局で薬を買いました

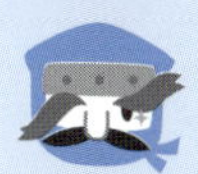
ほほう。まさにセルフメディケーションじゃな

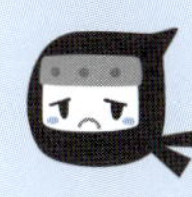
何ですか，セルフ？

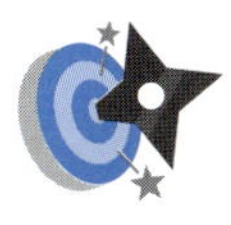

OTC医薬品の注意事項を確認しよう

世界保健機関（WHO）は，「セルフメディケーション」を次のように定義しています。「自分自身の健康に責任を持ち，軽度な身体の不調は自分で手当てすること」。

つまり，セルフメディケーションが推進されることで，自分の健康管理ができるようになる，医療や医薬品に関する正しい知識が身につく，医療機関を受診する手間と時間が省ける，医療費の軽減につながる，そういった効果が期待できます。

一方，OTC医薬品の販売にあたっては，さまざまな注意事項の確認を薬剤師が担うことも求められています。最近はロキソプロフェンやフェキソフェナジン，ロラタジンなどのスイッチOTC医薬品が要指導医薬品として，薬剤師から購入できるようになりました。また第1類医薬品として，ファモチジンやニコチン貼付剤が販売されています（表1）。

これらは，医療用医薬品として処方されることがあるため，患者からの医療機関受診歴や処方された薬剤がないかの聞き取りのほか，お薬手帳での確認，家族が窓口に来ている場合で服用薬が不明の場合は家族に確認してもらうなど，薬剤師としての積極的な関わりが求められます。

では，ここからは2つの具体的なケースで，処方薬とOTC医薬品の同効薬選択時のピットフォールについて確認していきましょう。

表1　OTC医薬品の分類　(2018年8月現在)

分類	対応する専門家	販売者からの説明	購入者からの相談への対応	代表的な医薬品
要指導医薬品	薬剤師	対面で書面による情報提供（義務）	義務	ロラタジン，フェキソフェナジン（小児用のみ），イコサペント酸エチル
第1類医薬品	薬剤師	書面による情報提供（義務）	義務	ファモチジン，ニコチン，テオフィリン
第2類医薬品	薬剤師または登録販売者	努力義務	義務	フェキソフェナジン（小児用以外），ロペラミド，ブロムワレリル尿素，センノシド
第3類医薬品	薬剤師または登録販売者	法律上の規定なし	義務	アズレン，ウルソデスオキシコール酸，ビフィズス菌

【ケース1　OTC医薬品が手術に影響を及ぼす？】

Kさんは健康診断で中性脂肪の値が正常よりやや高めであったため，前から気になっていた中性脂肪の値を改善する医薬品を購入しようと保険薬局にやってきました。

Kさん：（有効成分イコサペント酸エチルの商品を指差して）この薬について教えてください。

薬剤師：このお薬は，有効成分がイコサペント酸エチルといって…（書面により，使用方法や相互作用，副作用などの説明を行いました）

Kさん：1度試してみようかな。

Kさんは満足げな顔をして帰りました。この時あなたは，Kさんに今後手術予定があるか確認していましたが，実はKさんは2週間後に大腸ポリープの切除術を受ける予定になっていたのです。Kさんは，手術は全身麻酔して行うものと考えていたようで，ポリープ切除手術のことは話さなかったのです。

さて，皆さんはもうおわかりですね。イコサペント酸エチルは高脂血症や閉塞性動脈硬化症に伴う潰瘍，疼痛および冷感の改善などで医療用として処方されることがあります。抗血小板作用を有することから，手術前は7〜10日間休薬する必要があります。通常，検査や手術を受ける病院で薬が処方されていれば，こういったヒヤリハットは防げたのかもしれませんが，本ケースのようにOTC医薬品として発売されていることを知らない医療従事者はいるでしょう。そこの最後の砦となるのは，手術に影響を及ぼすことがあることを知っている，保険薬局やドラッグストアの薬剤師です。患者自身も検査程度であれば影響しないだろうと誤った自己判断をすることもあり，

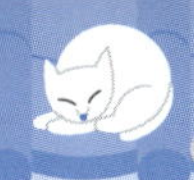

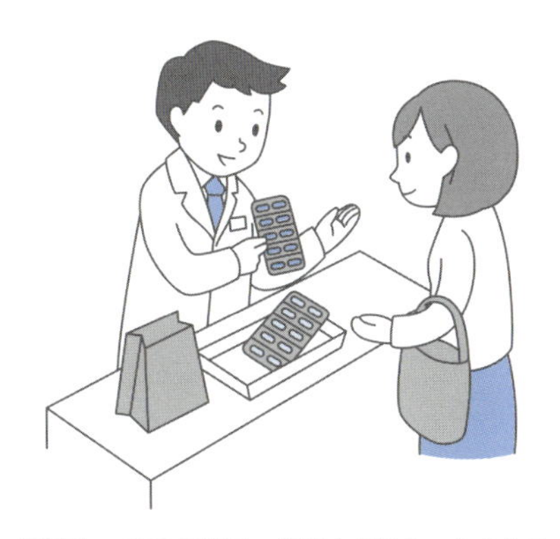

調剤時に OTC 医薬品の相談を受けることもある

また，一口に手術といっても，ポリープ切除から全身麻酔の手術まであるため，より具体的に質問することが必要だと考えます。

【ケース 2　総合感冒薬の成分は知っていますか？】

Cさんは家族全員がかぜ気味とのことで，かぜ薬を購入しようとドラッグストアにやってきました。Cさん自身はすでに病院を受診済みで，現在は処方薬により急性気管支炎の治療中でした。

Cさん：家族全員がかぜ気味で…。私がうつしたのかもしれません。解熱剤をください。高校生の子供も熱があるので，私も子供も飲めるような薬がいいです。

薬剤師：そうですね，アセトアミノフェンが含まれているこの薬はちょうどいいと思います。熱があるときに1回2錠服用してください。もちろん，効果がないときは早めに病院を受診してくださいね。

Cさん：1日3回まで服用できるのですね。よかった。これにします。

受験などの季節では特に見かける光景ではないでしょうか？　Cさんはインフルエンザではなかったようですが，まだ熱が下がらないようで，購入した解熱剤に加えて処方されたPL配合顆粒を1日4回服用していたそうです。ここでピンと来たなら，皆さんはもう本書の内容をマスターしたのも同然です。

PL配合顆粒には，アセトアミノフェンが1g中150mg含まれています。1回1gを1日4回服用することが，一般的な用法・用量であるため，アセトアミノフェンとしては1日600mg服用していることになります。一方，OTC医薬品でもアセトアミノフェンは胃腸障害が少なく，安全性の高い解熱鎮痛剤としてよく配合されています。しかしこの安全性ゆえに，医療従事者の安全性に関するハードルが下がってしまい，過量投与などにつながることがあります。2011年1月，アメリカ医薬食品局（FDA）からアセトアミノフェン含有製剤による肝障害についてSafety announcementが発出されたことを受けて，2011年4月にPL配合顆粒の添付文書に以下のような【警告】欄が設けられました[1]。

1. 本剤中のアセトアミノフェンにより重篤な肝障害が発現するおそれがあるので注意すること。
2. 本剤とアセトアミノフェンを含む他の薬剤（一般用医薬品を含む）との併用により，アセトアミノフェンの過量投与による重篤な肝障害が発現するおそれがあることから，これらの薬剤との併用を避けること。[「過量投与」の項参照]

まだまだ総合感冒薬として処方されることが多いPL配合顆粒ですが，このような警告欄がある医薬品であることを，私たち薬剤師は認識しておかなくてはいけません。そして，OTC医薬品の購入を希望する消費者本人に適切なOTC医薬品かどうか，この状況では医療機関への受診が必要なのではないか，といった内容を薬剤師として判断し，説明することが大切です。場合によっては，ドーピング問題などOTC医薬品に含まれている成分に注意しなければならないこともあるため，どういった目的で消費者がOTC医薬品を必要としているのか，状況に合わせたヒアリングができる知識と技術を身に付けておくことが望まれます。

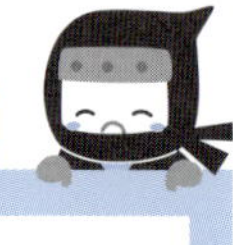

一．OTC医薬品の分類について今一度理解しておくべし
一．症状から服用しているかもしれない処方薬を考慮し，患者に確認するべし

【参考文献】
1）PL配合顆粒添付文書（第18版），2014年4月

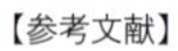

5. 患者背景を考える場合 の巻

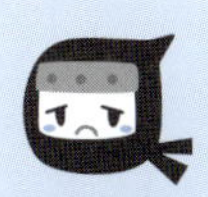

同効薬の選択はいろいろ注意が多くて大変です

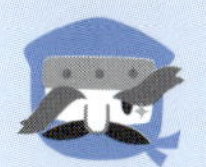

薬剤師として，どれだけ患者さんの身になって考え，行動するかじゃ

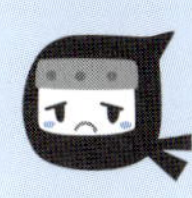

そうですね，師匠！（キラ〜ン）

姉妹書である『抗菌薬おさらい帳』では「患者背景を理解する」，『抗がん薬おさらい帳』では「患者の家族背景を理解する」という内容で，薬物治療を進めていくうえで薬剤師が求められている内容についておさらいしてきました。本書でも同様に，同効薬を選択するにあたって考慮しておいた方がよい点についてまとめてみました。

消化器手術後の機能について知る

私たちが普段接している患者の中には，人工肛門（ストーマ）を造設した患者，胃を全摘した患者など，一見すると機能障害を有しているようには見えない患者が多く受診しています。筆者は服薬指導等で下記のような顔が赤くなるようなことがありました。

- 人工肛門を有する患者に対して「下痢があった場合の対処方法として」と伝えたら，「ストーマつけてから常に下痢ですが…」との返答があり，慌てた
- 胃を全摘しているとは知らず，「胃酸の分泌を抑えます」と説明し，「胃は全部ないのですが効果はあるのですか？」と聞かれ，冷や汗をかいた
- 短腸症候群の患者の服薬指導時に，「腸ほとんどないけど，この薬は吸収されるの？」と質問され，頭の中が真っ白になった

このように患者の背景を考えていれば，上記のようなやり取りはなく，もう少し違っ

表 1　主な消化器手術と術後考えられる症状および薬物療法

患者背景	術式（例）	薬物療法の適応として考慮される症状	薬物療法
膵臓がん	膵頭十二指腸切除術	膵外分泌機能不全による消化不良	膵消化酵素補充薬
胃がん	胃全摘術	消化液による逆流性食道炎	PPI
腸閉塞，クローン病	小腸切除術	短腸症候群（吸収不良症候群の 1 つ）	TPN（高カロリー輸液）や電解質補正
大腸がん（結腸，直腸）	腹会陰式直腸切断術＋ストーマ造設術	ストーマからの便の性状	便秘薬や下痢止め

た説明ができていたかもしれません。今まで薬のことは勉強してきましたが，病態や生理機能などあまり関連付けて勉強してきていなかったことを後悔しました。

表 1 のような患者背景や術式，その後の症状などがわからない状態で服薬指導すれば，先ほどの失敗例は今後も続いていくでしょう。例えば，短腸症候群の患者の場合は，残っている小腸がどのくらい機能を持っているか，残存している小腸の長さによって栄養の吸収や薬剤の吸収に差が出てきます。この辺りは，栄養管理を任されている栄養士の方が詳しいかもしれませんが，処方されているまたは，これから処方される医薬品の吸収部位などについてはしっかり情報を得ておいた方がよいでしょう。

このように患者背景をよく考えて，薬物療法につながる情報を引き出せれば，必ず納得のいく服薬指導が可能となり，患者のアドヒアランス向上にもつながっていくでしょう。

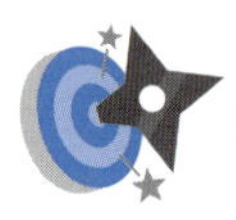

生活状況について考える

同効薬を提案する際に注意しておきたいことの 2 つ目として，患者の生活状況について情報を得ておくことです。医師から問い合わせを受けた際などに，ただ質問に対する返答で完了する場面もありますが，年齢や性別，または腎機能などにより用量を調節することがあります。また，当該患者が仕事をしているのか，1 人暮らしなのか，といった生活状況まで踏み込んだ返答が可能になれば，医師は処方する際に患者へ的確な指導を行うことができるでしょう。これもチーム医療です。

以下に，一例を紹介します。

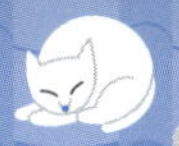

・花粉症の薬であれば，仕事や生活で自動車の運転をしているかどうか
　➡眠気の副作用により運転は控えるように指導が必要
・ストーマを有する患者で，緩下薬を希望する場合は 1 日の摂取する水分量なども確認
　➡ストーマからの排液量が急激に増加することで，体内水分量が減少し脱水に至ることがあるため，適切な水分摂取を励行するよう指導する
・合剤の点眼薬から各単剤の点眼薬へ変更する場合，点眼手技が可能かどうか。家族のサポートが得られるか
　➡種類が増加するため，5 分空けて点眼するなど，点眼手技ができるか，家族の協力は得られるかの確認が必要

医療費の問題に関心を持つ

最後に同効薬を提案する際の注意点として，医療費の問題について関心を持ちましょう，ということです。ジェネリック医薬品の普及に伴って，施設内での採用薬は大きく変わってきています。特に抗がん薬のジェネリック医薬品はどんどん市場が大きくなってきているようです。バイオシミラーの開発も進んでいることから，さらに医療費の負担に関する話題が身近な問題となってくるでしょう。

もう少し詳しくみていくと，70 歳未満の現役世代の医療費の自己負担は 3 割と

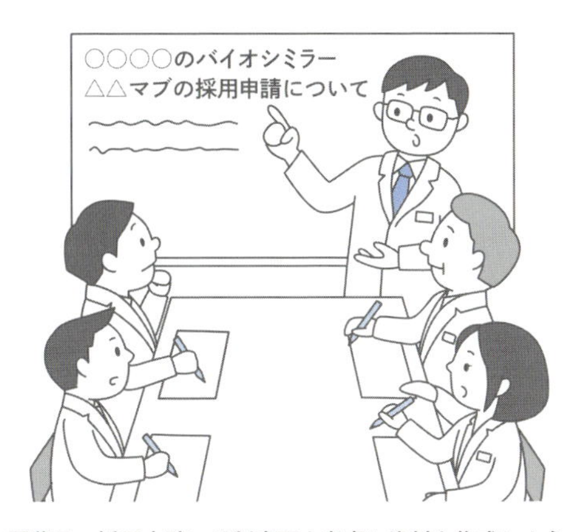

医薬品の採用申請には制度面も考慮し資料を作成しよう

なっており，関節リウマチに使用するバイオ製品やがん化学療法における免疫チェックポイント阻害薬などを使用する場合，高額な薬価の影響で高額療養費制度を活用して治療している患者が多くなっています。

このような状況下で，バイオシミラーやジェネリック品などを導入すると，一部の患者で自己負担額の逆転現象が起こるという報告もあります。これは，高額な薬剤が長期投与される場合に，ジェネリック医薬品やバイオシミラーへの採用薬変更によって薬剤費が低下し，患者の治療スケジュールごとの自己負担額は軽減されます。しかし，高額療養費制度の「多数回該当」から外れてしまい，負担額が増加するケースがあります。自己負担が増加するケースは，患者の所得や年齢，薬剤費などの治療状況によって異なり複雑です。

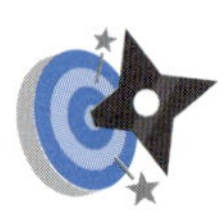

ある病院内での会議光景

薬剤師：今回の議題は○○○○のバイオシミラーである△△マブの採用申請が上がっています。適応は全く同じです。薬価は安くなります。

委　員：薬価が安くなることはいいですね。患者さんの自己負担も減りますしね。

薬剤師：この薬剤の治療スケジュールですと，今まで高額療養費制度の「多数回該当」に含まれていた患者さんは，もしかしたら，外れてしまうかもしれませんね。切り替える際には，患者さんへの説明が必要になりますね。

このように，高額な医薬品の同効薬としてジェネリック医薬品やバイオシミラーへ切り替える際は，医療費の試算など行っておくと，こういった会議や患者への指導にも活かすことができるでしょう。この高額療養費制度ですが，70歳以上からの限度額が段階的に引き上げられています。医事課など担当部署とも連携して情報収集に努めていきたいですね。

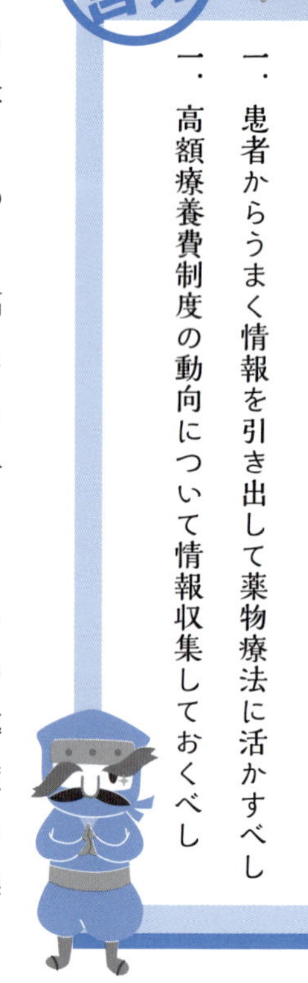

其の伍 まとめ

薬剤を投与することは，症状を改善させたり，緩和してもらったりすることです。これまでの薬剤師としての薬理学的な知識を総動員して，直接話を聞いて，最適な薬剤を選択します。

せっかく処方された内服薬も飲んでもらえなければ，意味がないわけです。内服できなかった理由が単なる飲み忘れなのか，何か理由があるのかは知っておきたいところです。

処方された内服薬を飲んでもらえなかった理由が，「飲みにくいから」とか，「飲むのがしんどくなったから」などということであれば，適切な投与経路を考えることも同効薬を知っている薬剤師の腕の見せ所です。

重症度や患者背景を総動員することは言うまでもありませんが，例えば，高齢で，ものを飲み込むたびに誤嚥しているような人であれば，薬を内服できない状況が発生します。同効薬に外用薬や点滴薬があって，変更することができるのならば，患者の苦痛を和らげ，症状を改善，緩和に向かわせることができます。

投薬する疾患が慢性疾患になればなるほど，「飲み疲れ」という現象が起きてきます。飲み疲れを回避するためには薬剤を服用する人の負担を減らすように考えなければなりません。薬剤を服用する人の負担を減らすための１つの改善点としては，適切な剤形を考えることが必要になると考えます。適切な剤形を知るためには，内服薬や外用薬，注射薬，OTC医薬品などの剤形や特徴を知っておくことが，飲み疲れを軽快させることにつながります。

同効薬を知っておくことはもちろんですが，薬剤を処方された人に直接話を聞いて，適切な薬剤が投与されているのかを確認し，同効薬の重なりをチェックして１錠でも錠数を減らすこと，同効薬を提案して飲み疲れなど薬を飲む人の負担を軽減することこそが，これからの薬剤師に求められる専門性の１つであると考えます。さあ，同効薬の理解を深めていきましょう。

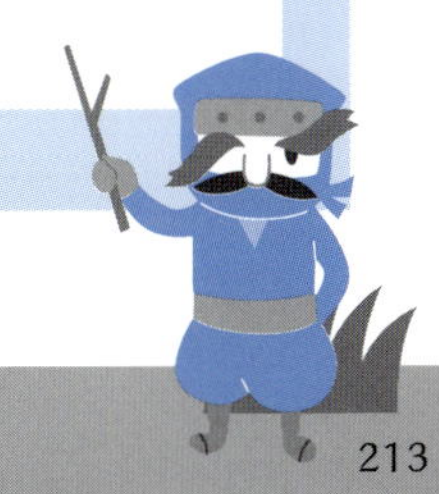

あとがき

ある病棟での出来事です。

医師：薬剤師さん，咳止めって院内で何が採用されていますか？

あなた：○○錠と○○カプセル，そして粉薬は○○散があります。

医師：ありがとうございました。

そして，医師は病棟にあった医薬品情報一覧で，先ほどあなたが答えた薬剤の DI を確認していきました。

さて，いかがでしょうか？ 「この対応で十分でしょう」と考えた読者もいるでしょう。「いやいや，私だったら漢方薬についても提案します」，「咳の原因っていったい何なんでしょうと医師と一緒になって考えます」などの対応を考えた読者もいると思います。従来私たち薬剤師が行っていた DI 業務は，DI 室にかかってくる医師や看護師など医療従事者や患者からの問い合わせに対する“受動的情報提供”でした。しかも，業務としてはそれで成立していました。

しかし，医療を取り巻く環境の変化により，薬剤師の業務は多様化しています。保険薬局では，在宅をはじめとした地域社会への貢献を求められるとともに，かかりつけ薬剤師として患者に寄り添った医療の提供が始まっています。病院では，病態に応じたチーム医療活動が活発になり，病棟薬剤師として患者の入院診療計画に携わり，他職種とコミュニケーションを取りながら，薬学的視点による薬剤の適正使用が求められています。このように，調剤室で処方箋調剤を行うだけではなく，能動的な関わりが私たちに与えられた役割であると認識しています。

本書『同効薬おさらい帳』は，これから能動的な関わりを持って業務にまい進しようとしている読者の背中を“やさしく”押してくれる，虎の巻のような書籍を意識しています。日常，医師や他職種からの質問や，他職種同士の会話を聞くシチュエーションを想定し，難易度別に「其の四」を執筆しました。また，医師からは専門書には掲載されていないような薬学的視点を持った回答を求められることもあることから，医薬品の作用部位である代表的な受容体についても「其の弐」に，どのように同効薬が開発されていくのか，その薬理学的特徴は何かについて「其の壱」，「其の参」におさらいしています。そして「其の伍」には，同効薬提案後に陥りがちなピットフォールについてケースで示しながら解説しています。

また,「薬剤師の腕の見せ所」となる場面が本書では記載されています。従来の“受動的情報提供”から“能動的情報提供”へと，少しずつ視点を変えていくことが可能になるのが本書であると確信しています。

最後に，執筆にあたり毎回粘り強く編集いただきました，じほうの安達さやか氏の支援に深謝します。

2018年9月

眞継 賢一

同効薬おさらい帳

定価　本体2,800円（税別）

2018年 9 月19日　発　行
2021年 7 月20日　第 2 刷発行

著　者　眞継(まつぎ) 賢一(けんいち)　木元(きもと) 貴祥(たかよし)　倉橋(くらはし) 基尚(もとなお)
猪川(いかわ) 和朗(かずろう)　鈴木(すずき) 克典(かつのり)

発行人　武田 信

発行所　株式会社　じ ほ う

101-8421　東京都千代田区神田猿楽町 1-5-15（猿楽町SSビル）
電話　編集　03-3233-6361　販売　03-3233-6333
振替　00190-0-900481
＜大阪支局＞
541-0044　大阪市中央区伏見町 2-1-1（三井住友銀行高麗橋ビル）
電話　06-6231-7061

デザイン　齋藤州一（sososo graphics）　組版・印刷　(株)日本制作センター
Printed in Japan

ISBN 978-4-8407-5127-8